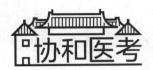
协和医考

骨科住院医师规范化培训结业专业理论考核指导

吴春虎 编

U0277024

中国协和医科大学出版社
北京

图书在版编目（CIP）数据

骨科住院医师规范化培训结业专业理论考核指导／吴春虎编．—北京：中国协和医科大学出版社，2023.9

（协和医考）

ISBN 978 - 7 - 5679 - 2074 - 3

Ⅰ．①骨…　Ⅱ．①吴…　Ⅲ．①骨科学－岗位培训－自学参考资料　Ⅳ．①R68

中国版本图书馆 CIP 数据核字（2022）第 189937 号

协和医考

骨科住院医师规范化培训结业专业理论考核指导

编　　者：	吴春虎
责任编辑：	魏亚萌　涂　敏
封面设计：	邱晓俐
责任校对：	张　麓
责任印制：	张　岱

出版发行：中国协和医科大学出版社
（北京市东城区东单三条 9 号　邮编 100730　电话 010 - 65260431）

网　　址：www. pumcp. com
经　　销：新华书店总店北京发行所
印　　刷：三河市龙大印装有限公司
开　　本：850mm × 1168mm　　1/16
印　　张：15.25
字　　数：360 千字
版　　次：2023 年 9 月第 1 版
印　　次：2023 年 9 月第 1 次印刷
定　　价：62.00 元

ISBN 978 - 7 - 5679 - 2074 - 3

PREFACE 前 言

住院医师规范化培训的目标是培养具有良好职业道德和专业能力的合格临床医师，通过考核者可获得"住院医师规范化培训合格证书"。

一、考试介绍

住院医师规范化培训考核由过程考核和结业考核（包含理论考核和临床实践技能考核）组成，目的在于考查医师的专业基础知识和临床基本技能。

1. 时间安排　结业理论考核一般实行全国统一考试，由国家卫生健康委人才交流服务中心制定统一考试时间。临床实践技能考核，由各省级卫生健康行政部门根据《住院医师规范化培训结业考核实施办法（试行)》自行制定时间。

2. 考试形式、题型　结业理论考核采用计算机答题的形式，考试题型包括单选题、共用题干单选题和案例分析题（不定项选择题）。答题时，共用题干单选题和案例分析题不能退回上一问，只能进入下一问。临床实践技能考核的考站设计、考核内容等根据基地实际情况进行调整。

二、本书特色

为了帮助考生更方便、更有效地复习，编者以最新住院医师规范化培训结业理论考核大纲为框架，根据大纲对不同考点的要求，在充分研究历年考试内容的基础上，总结考试要点，精心编写本书。

本书合理安排内容，全面覆盖重要知识点，重点突出、详略得当，可帮助考生提高应试能力。在正文部分穿插部分思维导图，简洁明了，有助于梳理知识脉络，加深记忆。部分章节设置"考点直击"板块，通过经典例题引出相应考点，以点带面地帮助考生梳理知识，为考生提供考查角度和解题思路，利于考生循序渐进地复习。

希望广大考生能合理复习，充分利用本书，顺利通过住院医师规范化培训结业理论考核。由于编写人员经验水平有限，书中难免有疏漏或不足之处，恳请各位考生与学者批评指正。如有疑问，可扫描下方二维码，会有专属微信客服解答。

编　者
2023 年 6 月

CONTENTS

第一篇 公共理论

第一章 政策法规 ……………………………………………………………… 3
　　第一节 卫生法基本理论 …………………………………………………… 3
　　第二节 医疗机构管理法律制度 …………………………………………… 3
　　第三节 医师法律制度 ……………………………………………………… 4
　　第四节 医疗事故与损害法律制度 ………………………………………… 5
　　第五节 母婴保健法律制度 ………………………………………………… 6
　　第六节 传染病防治法律制度 ……………………………………………… 6
　　第七节 药品及处方管理法律制度 ………………………………………… 7
　　第八节 血液管理法律制度 ………………………………………………… 8
　　第九节 突发公共卫生事件的应急处理条例 ……………………………… 9
第二章 循证医学与临床科研设计 …………………………………………… 10
第三章 医学伦理学 …………………………………………………………… 14
　　第一节 医学伦理学的理论基础和规范体系 ……………………………… 14
　　第二节 医患关系伦理 ……………………………………………………… 14
　　第三节 临床诊疗中的伦理问题 …………………………………………… 15
　　第四节 死亡医学伦理 ……………………………………………………… 15
　　第五节 生命科学发展中的伦理问题 ……………………………………… 15
　　第六节 健康伦理 …………………………………………………………… 15
　　第七节 医学道德的评价、监督和修养 …………………………………… 15

第二篇 专业理论

第四章 骨科基础理论 ………………………………………………………… 19
　　第一节 骨科影像学 ………………………………………………………… 19
　　第二节 骨折概论 …………………………………………………………… 24
　　第三节 骨科康复 …………………………………………………………… 31
第五章 骨科学的常见病种 …………………………………………………… 32
　　第一节 上肢骨、关节损伤 ………………………………………………… 32
　　第二节 手外伤 ……………………………………………………………… 42

第三节　下肢骨、关节损伤 ……………………………………………… 50

第四节　脊柱及骨盆骨折 …………………………………………………… 65

第五节　腰腿痛及肩颈痛 …………………………………………………… 69

第六节　骨关节病 …………………………………………………………… 78

第七节　运动医学 …………………………………………………………… 91

第八节　关节脱位 …………………………………………………………… 96

第九节　周围神经损伤 ……………………………………………………… 98

第十节　骨软组织肿瘤 ……………………………………………………… 100

第十一节　小儿骨科 ………………………………………………………… 104

第三篇　基本技能

第六章　基本急救技能 ……………………………………………………… 107

第一节　心肺复苏 …………………………………………………………… 107

第二节　骨科急救 …………………………………………………………… 108

第七章　骨科专业基本技能 ……………………………………………… 110

第一节　常见骨科症状体征识别、检查方法及操作 …………………… 110

第二节　骨科治疗操作与常见手术操作 ………………………………… 113

第四篇　外科通用部分

第八章　普外科 ……………………………………………………………… 121

第一节　甲状腺和甲状旁腺疾病 ………………………………………… 121

第二节　乳房疾病 …………………………………………………………… 127

第三节　动脉性疾病 ………………………………………………………… 131

第四节　周围静脉疾病 ……………………………………………………… 133

第五节　腹外疝 ……………………………………………………………… 136

第六节　腹部损伤 …………………………………………………………… 138

第七节　急腹症 ……………………………………………………………… 144

第八节　胃、十二指肠疾病 ……………………………………………… 146

第九节　小肠和结肠疾病 ………………………………………………… 151

第十节　阑尾疾病 …………………………………………………………… 157

第十一节　肛管、直肠疾病 ……………………………………………… 159

第十二节　腹膜和腹膜腔感染 …………………………………………… 162

第十三节　肝脏疾病 ………………………………………………………… 165

第十四节　门静脉高压症 ………………………………………………… 169

第十五节　胆道系统疾病 ………………………………………………… 171

第十六节　胰腺疾病 ………………………………………………………… 173

第十七节　消化道大出血 ………………………………………………… 175

第十八节　外科重症监护室 ……………………………………………… 178

第十九节　基本技能操作 ……………………………………………………… 178

第九章　泌尿外科 ………………………………………………………… 183

第一节　肿瘤 …………………………………………………………………… 183

第二节　结石 …………………………………………………………………… 185

第三节　前列腺及排尿功能障碍 ……………………………………………… 188

第四节　尿路感染 ……………………………………………………………… 190

第五节　泌尿系统损伤 ………………………………………………………… 193

第六节　泌尿外科基本技能 …………………………………………………… 195

第十章　胸心外科 ………………………………………………………… 201

第一节　胸部损伤 ……………………………………………………………… 201

第二节　肺部疾病 ……………………………………………………………… 205

第三节　纵隔及膈肌疾病 ……………………………………………………… 209

第四节　先天性心脏病 ………………………………………………………… 209

第五节　获得性瓣膜疾病 ……………………………………………………… 213

第六节　冠状动脉粥样硬化性心脏病及并发症的外科治疗 ………………… 217

第七节　胸主动脉疾病 ………………………………………………………… 218

第八节　心脏肿瘤 ……………………………………………………………… 219

第九节　心血管手术后常见并发症的防治 …………………………………… 220

第十节　胸心外科基本技能 …………………………………………………… 221

第十一章　神经外科 ……………………………………………………… 225

第一节　脑病理生理学 ………………………………………………………… 225

第二节　颅脑及脊髓损伤 ……………………………………………………… 227

第三节　脑和脊髓血管性疾病 ………………………………………………… 228

第四节　颅脑外伤 ……………………………………………………………… 230

第五节　神经外科常用操作 …………………………………………………… 232

第一篇　公共理论

第一章 政策法规

第一节 卫生法基本理论

1. 卫生法的主要形式 ①宪法中卫生方面的规范。②卫生法律。③卫生行政法规。④地方性法规、自治法规中卫生方面的规范。⑤卫生行政规章。⑥卫生标准。⑦有关卫生方面的法律解释。⑧卫生方面的国际条约。

2. 卫生法的效力

（1）卫生法对人的效力：人包括自然人和法所拟制的人。

（2）卫生法的空间效力：指卫生法效力的地域范围。

（3）卫生法的时间效力：指卫生法的效力的起止时间和对其实施前的行为有无溯及力。卫生法的溯及力指新法对施行前已经发生的行为或事件是否有适用效力。

第二节 医疗机构管理法律制度

1. 医疗机构执业

（1）任何单位或个人，未取得"医疗机构执业许可证"或者未经备案，不得开展诊疗活动。

（2）必须将"医疗机构执业许可证"、诊疗科目、诊疗时间和收费标准悬挂于明显处所。

（3）必须按照核准登记或者备案的诊疗科目开展诊疗活动。

（4）不得使用非卫生技术人员从事医疗卫生技术工作。

（5）工作人员上岗工作，必须佩戴载有本人姓名、职务或者职称的标牌。

（6）未经医师（士）亲自诊查患者，医疗机构不得出具疾病诊断书、健康证明书或死亡证明书等证明文件；未经医师（士）、助产人员亲自接产，医疗机构不得出具出生证明书或死产报告书。

2. 医疗机构的法律责任

（1）未取得"医疗机构执业许可证"擅自执业的，依照《中华人民共和国基本医疗卫生与健康促进法》的规定予以处罚。《中华人民共和国基本医疗卫生与健康促进法》规定，未取得"医疗机构执业许可证"擅自执业的，由县级以上人民政府卫生健康主管部门责令停止执业活动，没收违法所得和药品、医疗器械，并处违法所得 5 倍以上 20 倍以下的罚款，违法所得不足 1 万元的，按 1 万元计算。

诊所未经备案执业的，由县级以上人民政府卫生行政部门责令其改正，没收违法所得，并处 3 万元以下罚款；拒不改正的，责令其停止执业活动。

（2）医疗机构逾期不校验"医疗机构执业许可证"仍从事诊疗活动的，由县级以上人民政府卫生行政部门责令其限期补办校验手续；拒不校验的，吊销其"医疗机构执业许可证"。

（3）医疗机构违反规定，出卖、转让、出借"医疗机构执业许可证"的，依照《中华人民共和国基本医疗卫生与健康促进法》的规定予以处罚。《中华人民共和国基本医疗卫生与健康促进法》规定，伪造、变造、买卖、出租、出借"医疗机构执业许可证"的，由县级以上人民政府卫生健康主管部门责令改正，没收违法所得，并处违法所得 5 倍以上 15 倍以下的罚款，违法所得不足 1 万元的，按 1 万元计算；情节严重的，吊销"医疗机构执业许可证"。

（4）医疗机构违反规定，诊疗活动超出登记或者备案范围的，由县级以上人民政府卫生行政部门予以警告、责令其改正，没收违法所得，并可以根据情节处以 1 万元以上 10 万元以下的罚款；情节严重的，吊销其"医疗机构执业许可证"或者责令其停止执业活动。

（5）医疗机构违反规定，使用非卫生技术人员从事医疗卫生技术工作的，由县级以上人民政府卫生行政部门责令其限期改正，并可以处以 1 万元以上 10 万元以下的罚款；情节严重的，吊销其"医疗机构执业许可证"或者责令其停止执业活动。

（6）医疗机构违反规定，出具虚假证明文件的，由县级以上人民政府卫生行政部门予以警告；对造成危害后果的，可以处以 1 万元以上 10 万元以下的罚款；对直接责任人员由所在单位或者上级机关给予行政处分。

第三节　医师法律制度

1. 参加医师资格考试的条件

（1）具有下列条件之一的，可以参加执业医师资格考试。

1）具有高等学校相关医学专业本科以上学历，在执业医师指导下，在医疗卫生机构中参加医学专业工作实践满 1 年。

2）具有高等学校相关医学专业专科学历，取得执业助理医师执业证书后，在医疗卫生机构中执业满 2 年。

（2）具有高等学校相关医学专业专科以上学历，在执业医师指导下，在医疗卫生机构中参加医学专业工作实践满 1 年的，可以参加执业助理医师资格考试。

2. 医师在执业活动中享有的权利

（1）在注册的执业范围内，按照有关规范进行医学诊查、疾病调查、医学处置、出具相应的医学证明文件，选择合理的医疗、预防、保健方案。

（2）获取劳动报酬，享受国家规定的福利待遇，按照规定参加社会保险并享受相应待遇。

（3）获得符合国家规定标准的执业基本条件和职业防护装备。

（4）从事医学教育、研究、学术交流。

（5）参加专业培训，接受继续医学教育。

（6）对所在医疗卫生机构和卫生健康主管部门的工作提出意见和建议，依法参与所在机构的民主管理。

（7）法律、法规规定的其他权利。

3. 医师在执业活动中履行的义务

（1）树立敬业精神，恪守职业道德，履行医师职责，尽职尽责救治患者，执行疫情防控等公共卫生措施。

（2）遵循临床诊疗指南，遵守临床技术操作规范和医学伦理规范等。

（3）尊重、关心、爱护患者，<u>依法保护患者隐私和个人信息</u>。

（4）努力钻研业务，更新知识，提高医学专业技术能力和水平，提升医疗卫生服务质量。

（5）宣传推广与岗位相适应的健康科普知识，对患者及公众进行健康教育和健康指导。

（6）法律、法规规定的其他义务。

4. 不予注册的情形　①无民事行为能力或限制民事行为能力。②受刑事处罚，刑罚执行完毕不满 2 年或被依法禁止从事医师职业的期限未满。③<u>被吊销医师执业证书不满 2 年</u>。④因医师定期考核不合格被注销注册不满 1 年。⑤法律、行政法规规定不得从事医疗卫生服务的其他情形。受理申请的卫生健康主管部门对不予注册的，应当自受理申请之日起 <u>20 个工作日</u>内书面通知申请人和其所在医疗卫生机构，并说明理由。

5. 医师考核　国家实行医师定期考核制度。

（1）县级以上人民政府卫生健康主管部门或其委托的医疗卫生机构、行业组织应当按照医师执业标准，对医师的<u>业务水平</u>、<u>工作业绩</u>和职业道德状况进行考核，考核周期为 3 年。

（2）对考核不合格的医师，县级以上人民政府卫生健康主管部门应当责令其暂停执业活动 <u>3 个月至 6 个月</u>，并接受相关专业培训。

第四节　医疗事故与损害法律制度

1. 医疗事故的预防与处置　发生下列重大医疗过失行为的，医疗机构应当在 <u>12 小时内</u>向所在地卫生行政部门报告：①导致患者死亡或者可能为二级以上的医疗事故。②导致 3 人以上人身损害后果。③国务院卫生行政部门和省、自治区、直辖市人民政府卫生行政部门规定的其他情形。

2. 医疗机构承担赔偿责任的情形　①未尽到说明义务。②未尽到与当时医疗水平相应的诊疗义务。③泄露患者隐私。

3. 病历资料的填写、复制、封存和启封

（1）因紧急抢救未能及时填写病历的，医务人员应当在抢救结束后 <u>6 小时内</u>据实补记，并加以注明。

（2）患者有权查阅、复制其门诊病历、住院志、体温单、医嘱单、化验单（检验报告）、医学影像检查资料、特殊检查同意书、手术同意书、手术及麻醉记录、病理资料、护理记录、医疗费用以及国务院卫生主管部门规定的其他属于病历的全部资料。

（3）发生医疗纠纷需要封存、启封病历资料的，应当在医患双方在场的情况下进行。封存的病历资料可以是原件，也可以是复制件，由医疗机构保管。

（4）病历资料封存后医疗纠纷已经解决，或者患者在病历资料封存满 3 年未再提出解决医疗纠纷要求的，医疗机构可以自行启封。

4. 尸检　患者死亡，医患双方对死因有异议的，应当在患者死亡后 48 小时内进行尸检；具备尸体冻存条件的，可以延长至 7 天。

第五节　母婴保健法律制度

1. 产前诊断　孕妇有下列情形之一的，医师应当对其进行产前诊断，即对胎儿进行先天性缺陷和遗传性疾病的诊断：①羊水过多或过少的。②胎儿发育异常或胎儿有可疑畸形的。③孕早期接触过可能导致胎儿先天缺陷的物质的。④有遗传病家族史或曾经分娩过先天性严重缺陷婴儿的。⑤初产妇年龄超过 35 周岁的。

2. 医疗保健机构许可　医疗保健机构依照《中华人民共和国母婴保健法》规定开展婚前医学检查、遗传病诊断、产前诊断以及施行结扎手术和终止妊娠手术的，必须符合国务院卫生行政部门规定的条件和技术标准，并经县级以上地方人民政府卫生行政部门许可。

3. 母婴保健工作人员许可　从事遗传病诊断、产前诊断的人员，必须经过省、自治区、直辖市人民政府卫生行政部门的考核，并取得相应的合格证书。从事婚前医学检查、施行结扎手术和终止妊娠手术的人员，必须经过县级以上地方人民政府卫生行政部门的考核，并取得相应的合格证书。

4. 法律责任

（1）出具虚假医学证明文件的法律责任：从事母婴保健技术服务的人员出具虚假医学证明文件的，依法给予行政处分；有下列情形之一的，由原发证部门撤销相应的母婴保健技术执业资格或者医师执业证书。①因延误诊治，造成严重后果的。②给当事人身心健康造成严重后果的。③造成其他严重后果的。

（2）违反规定进行胎儿性别鉴定的法律责任：违反规定进行胎儿性别鉴定的，由卫生行政部门给予警告，责令停止违法行为；对医疗、保健机构直接负责的主管人员和其他直接责任人员，依法给予行政处分。进行胎儿性别鉴定两次以上的或者以营利为目的进行胎儿性别鉴定的，并由原发证机关撤销相应的母婴保健技术执业资格或者医师执业证书。

第六节　传染病防治法律制度

1. 概述

（1）方针和原则：国家对传染病防治实行预防为主的方针，防治结合、分类管理、依靠科学、依靠群众的原则。

（2）分类：见表 1 - 6 - 1。

表 1 - 6 - 1　传染病分类

分类	疾病种类
甲类传染病	<u>鼠疫、霍乱</u>
乙类传染病	<u>新型冠状病毒感染</u>、人感染 H7N9 禽流感、炭疽、传染性非典型肺炎、艾滋病、病毒性肝炎、脊髓灰质炎、人感染高致病性禽流感、麻疹、流行性出血热、狂犬病、流行性乙型脑炎、登革热、细菌性和阿米巴性痢疾、肺结核、伤寒和副伤寒、流行性脑脊髓膜炎、百日咳、白喉、新生儿破伤风、猩红热、布鲁氏菌病、淋病、梅毒、钩端螺旋体病、血吸虫病、疟疾、猴痘
丙类传染病	流行性感冒（包括甲型 H1N1 流感）、流行性腮腺炎、风疹、急性出血性结膜炎、麻风病、流行性和地方性斑疹伤寒、黑热病、包虫病、丝虫病、除霍乱、细菌性和阿米巴性痢疾、伤寒和副伤寒以外的感染性腹泻病、手足口病

（3）甲类传染病预防控制措施的适用：除甲类传染病外，对乙类传染病中<u>传染性非典型肺炎、炭疽中的肺炭疽</u>，采取甲类传染病的预防、控制措施。

2. 控制措施

（1）医疗机构发现甲类传染病时，应及时采取的措施：①对患者、病原携带者，予以隔离治疗，隔离期限根据医学检查结果确定。②对疑似患者，确诊前在指定场所单独隔离治疗。③对医疗机构内的患者、病原携带者、疑似患者的密切接触者，在指定场所进行医学观察和采取其他必要的预防措施。

（2）对拒绝隔离治疗或隔离期未满擅自脱离隔离治疗的，可由公安机关协助医疗机构采取强制隔离治疗措施。

3. 紧急措施　传染病暴发、流行时，县级以上地方人民政府应当立即组织力量，按照预防、控制预案进行防治，切断传染病的传播途径，必要时，报经上一级人民政府决定，可以采取下列紧急措施并予以公告：①限制或停止集市、影剧院演出或其他人群聚集的活动。②停工、停业、停课。③封闭或封存被传染病病原体污染的公共饮用水源、食品以及相关物品。④控制或者扑杀染疫野生动物、家畜家禽。⑤封闭可能造成传染病扩散的场所。

第七节　药品及处方管理法律制度

1. 药品管理

（1）**按假药处理的情形：**①药品所含成分与国家药品标准规定的成分不符。②以非药品冒充药品或以他种药品冒充此种药品。③变质的药品。④药品所标明的适应证或功能主治超出规定范围。

（2）**按劣药处理的情形：**①药品成分的含量不符合国家药品标准。②被污染的药品。③未标明或更改有效期的药品。④未注明或更改产品批号的药品。⑤超过有效期的药品。⑥擅自添加防腐剂辅料的药品。⑦其他不符合药品标准的药品。

2. 处方书写规则

（1）患者一般情况、临床诊断填写清晰、完整，并与病历记载相一致。

（2）每张处方限于 1 名患者的用药。

（3）<u>字迹清楚，不得涂改</u>；如需修改，应当在修改处签名并注明修改日期。

（4）药品名称应当使用规范的中文名称书写，没有中文名称的可以使用规范的英文名称书写；药品用法可用规范的中文，英文、拉丁文或缩写体书写，但不得使用"遵医嘱""自用"等含混不清字句。

（5）患者年龄应当填写实足年龄，新生儿、婴幼儿写日、月龄，必要时要注明体重。

（6）西药和中成药可以分别开具处方，也可以开具一张处方，<u>中药饮片应当单独开具处方</u>。

（7）开具西药、中成药处方，每一种药品应当另起一行，每张处方<u>不得超过 5 种药品</u>。

（8）中药饮片处方的书写，一般应当按照"君、臣、佐、使"的顺序排列。

（9）开具处方后的空白处画一斜线以示处方完毕。

3. 处方开具

（1）处方开具当天有效。特殊情况下需延长有效期的，由开具处方的医师注明有效期限，但有效期最长<u>不得超过 3 天</u>。

（2）处方一般<u>不得超过 7 天</u>用量；急诊处方一般不得超过 3 天用量。

（3）除需长期使用麻醉药品和第一类精神药品的门（急）诊癌症疼痛患者和中、重度慢性疼痛患者外，麻醉药品注射剂仅限于医疗机构内使用。

（4）为门（急）诊患者开具的麻醉药品注射剂、第一类精神药品注射剂，每张处方为一次常用量；控缓释制剂，每张处方不得超过 7 天常用量；其他剂型，每张处方不得超过 3 天常用量。第二类精神药品一般每张处方不得超过 7 天常用量。

（5）为门（急）诊癌症疼痛患者和中、重度慢性疼痛患者开具的麻醉药品，第一类精神药品注射剂，每张处方不得超过 3 天常用量；控缓释制剂，每张处方不得超过 15 天常用量；其他剂型，每张处方不得超过 7 天常用量。

（6）对于需要特别加强管制的麻醉药品，盐酸二氢埃托啡处方为一次常用量，仅限于二级以上医院内使用；盐酸哌替啶处方为一次常用量，仅限于医疗机构内使用。

（7）医疗机构应当要求长期使用麻醉药品和第一类精神药品的门（急）诊癌症患者和中、重度慢性疼痛患者每 3 个月复诊或随诊一次。

4. 处方管理 医疗机构应对出现超常处方 3 次以上且无正当理由的医师提出警告，限制其处方权；限制处方权后，仍连续 2 次以上出现超常处方且无正当理由的，取消其处方权。

5. 处方保存 处方由调剂处方药品的医疗机构妥善保存。普通处方、急诊处方、儿科处方保存期为 1 年，医疗用毒性药品、第二类精神药品处方保存期限为 2 年，麻醉药品和第一类精神药品处方保存期限为 3 年。

第八节　血液管理法律制度

1. 献血 国家实行无偿献血制度。国家提倡 18 周岁至 55 周岁的健康公民自愿献血。血站对献血者每次采集血液量一般为 <u>200ml</u>，最多不得超过 <u>400ml</u>，两次采集间隔期不少于 <u>6 个月</u>。

2. 医疗机构临床用血申请管理

（1）同一患者一天申请备血量<u>少于 800ml</u> 的，由具有中级以上专业技术职务任职资格的医师提出申请，<u>上级医师核准签发后</u>，方可备血。

（2）同一患者一天申请备血量在 <u>800~1600ml</u> 的，由具有中级以上专业技术职务任职资格的医师提出申请，经上级医师审核，<u>科室主任核准签发后</u>，方可备血。

（3）同一患者一天申请备血量<u>达到或超过 1600ml</u> 的，由具有中级以上专业技术职务任职资格的医师提出申请，科室主任核准签发后，<u>报医务部门批准</u>，方可备血。

（4）上述规定不适用于急救用血。

第九节　突发公共卫生事件的应急处理条例

1. 医疗卫生机构职责　突发事件监测机构、医疗卫生机构和有关单位发现下列需要报告情形之一的，应当在 2 小时内向所在地县级人民政府卫生行政主管部门报告：①发生或可能发生传染病暴发、流行。②发生或发现不明原因的群体性疾病。③发生传染病菌种、毒种丢失。④发生或可能发生重大食物和职业中毒事件。接到报告的卫生行政主管部门应当在 2 小时内向本级人民政府报告，并同时向上级人民政府卫生行政主管部门和国务院卫生行政主管部门报告。

2. 法律责任　医疗卫生机构有下列行为之一的，由卫生行政主管部门责令改正、通报批评、给予警告；情节严重的，吊销"医疗机构执业许可证"；对主要负责人、负有责任的主管人员和其他直接责任人员依法给予降级或撤职的纪律处分；造成传染病传播、流行或对社会公众健康造成其他严重危害后果，构成犯罪的，依法追究刑事责任：①未依照规定履行报告职责，隐瞒、缓报或谎报的。②未依照规定及时采取控制措施的。③未依照规定履行突发事件监测职责的。④拒绝接诊患者的。⑤拒不服从突发事件应急处理指挥部调度的。

第二章 循证医学与临床科研设计

1. 循证医学

（1）概念：循证医学是将最优的研究证据与临床医师的技能、经验和患者的期望、价值观三者完美结合，并在特定条件下付诸临床治疗、预防，诊断、预后等医学实践的实用性科学。

（2）实践步骤：①提出明确的临床问题。②系统全面查找证据。③评估证据的真实性和有效性。④应用最佳证据指导临床决策。⑤进行后效评价。

（3）系统评价：是寻求证据的最常用也最有效的方法。

1）过程与步骤：①确立题目。②收集文献。③选择文献。④评价文献。⑤收集数据。⑥分析数据。⑦解释结果。⑧更新系统评价。

2）Meta 分析：是运用定量统计学方法汇总多个研究结果的系统评价。其中不同研究间的各种变异称为异质性。异质性来源：临床异质性、方法学异质性和统计学异质性。处理方法：①采用随机效应模型可对异质性进行部分纠正。②亚组分析。③多元回归模型。④Meta 回归。⑤混合效应模型来解释异质性的来源。⑥若异质性过大，特别在效应方向上极其不一致，不宜做 Meta 分析。

2. 合理的临床研究设计 合理的临床研究设计，正确的研究实施与过程管理，科学评价临床研究结果是保证实施高质量临床研究的基本原则。不同的临床问题，需要不同的研究设计：疗效评价、治疗的不良反应——随机对照试验（RCT）；诊断或筛查试验——与金标准进行盲法比较；预后评价，无法进行 RCT 或有伦理问题的疗效评价——队列研究；暴露不良环境的危害——病例对照研究。

3. 病因及危险因素

（1）概述：病因和疾病的关系，从本质上讲，属于哲学上的因果关系；从广义上讲，探索疾病的病因和危险因素、评估医学干预措施的效果和安全性，都属于寻找和验证因果关系的研究。

（2）病因学研究的测量指标

1）发病率：即暴露有关可疑病因或危险因素后，发病人数占可能发病总人数的百分比。计算具体见表 2 – 0 – 1。

表 2 – 0 – 1 基于结局是二分类变量的发病率计算

分组	结局情况			累积发病率
	发病人数	未发病人数	总人数	
暴露组或治疗组	a	b	n_e	$I_e = a/n_e$
非暴露组或对照组	c	d	n_0	$I_0 = c/n_0$

2）效应指标：用于测量效应大小的指标称为效应指标。如在临床试验里，分析的目的可能是估计治疗可以降低死亡的百分数及其可信区间。这个治疗引起的在有益结局上的变化就是效应指标。病因学研究最常用的是基于结局是二分类变量的各种相对和绝对指标。

3）相对危险度（RR）：在队列研究和随机对照试验研究中，是指暴露组（干预组）发病或死亡的危险性与非暴露组（对照组）发病或死亡的危险性之比，即病因暴露组的发病率与未暴露组发病率的比值，或者治疗组副作用的发生率与非治疗组副作用发生率的比值，其反映的是病因对疾病危险作用的相对大小，或者治疗对结局事件作用的相对大小。计算公式：$RR = I_e/I_0$。

4）比值比（OR）：队列研究和临床试验的数据多可以直接计算相对危险度，但一般病例对照研究数据则只能估计比值比。当结局事件发生率比较低时（如低于10%，比值比的大小和临床意义与 RR 相同，可将比值比当作 RR 的近似值来解释和应用。计算公式：$RR = ad/bc$。

5）归因危险度（AR）：是暴露组发病率与对照组发病率相差的绝对值。它表示危险特异地归因于暴露因素的程度。计算公式：$AR = I_e - I_0$，>0 的 AR 称此为绝对危险增加，<0 的 AR 称此为绝对危险减少。

6）归因危险度百分比（ARP，$AR\%$）：是指暴露人群中的发病或死亡归因于暴露的部分占全部发病或死亡的百分比。计算公式：$ARP = (I_e - I_0) / I_e$，$ARP > 0$ 称之为相对危险增加率，$ARP < 0$ 称之为相对危险减少率。

7）人群归因危险度百分比（$PAR\%$）：指人群归因危险度（PAR）占总人群全部发病（或死亡）的百分比。计算公式：①$PAR\% = (I_t - I_0)/I_t$，I_t 代表全人群的率，I_0 为非暴露组的率。②$PAR\% = P_e(RR - 1) / [P_e(RR - 1) + 1] \times 100\%$，$P_e$ 表示人群中有某种暴露者的比例。

8）估计可信区间：可信区间（CI）可用来表达由随机误差引起的效应估计的不确定性，一般用95%可信区间表达。95%可信区间的含义是真实效应有95%可能在这个区间之内。

（3）常用病因学研究设计类型：见表2-0-2。

表2-0-2　常用病因学研究设计类型

研究设计类型			特点
观察性研究	描述性研究	病例报告	①快、无对照、无设计。②用于提供病因线索
		横断面研究	①有设计、无对照。②描述分布，寻找病因线索
	分析性研究	病例对照研究	①按有无疾病分组。②由果及因，可初步验证因果关系
		队列研究	①按暴露状况分组。②由因及果，验证因果关系
实验性研究	随机对照试验		①随机化分组，人为干预。②可验证因果关系，研究疗效、副作用

1）病例对照研究：①只客观收集研究对象的暴露情况，而不给予任何干预措施，属于观察性研究。②研究方向是回顾性的，由"果"至"因"。③可以观察一种疾病与多种因素之间的关联。

2）队列研究：①研究结局是亲自观察获得，一般较可靠。②论证因果关系的能力较强。③能直接估计暴露因素与发病的关联强度。④一次可观察多种结局。⑤观察时间长，易发生失访偏倚。⑥不宜用于研究发病率很低的疾病。

（4）偏倚：指在研究或推论过程中所获得的结果系统地偏离真实值，属于系统误差，包括选择性偏倚、信息偏倚和混杂偏倚。

4. 诊断试验

（1）概述：诊断试验是指应用临床各种试验、医疗仪器等检查手段，对就诊的患者进行检查，从就诊者实验室检查结果来诊断和鉴别诊断疾病的试验。

（2）准确性评价的试验统计及常用指标：见表2-0-3、表2-0-4。

表2-0-3　准确性评价的试验统计

试验	有病人数	无病人数	合计
阳性	a	b	$a+b$
阴性	c	d	$c+d$
合计	$a+c$	$b+d$	$a+b+c+d$

表2-0-4　准确性评价的常用指标

指标	又称	含义	计算公式
灵敏度	敏感度或真阳性率	一项诊断试验能将真正有病的人正确诊断为患者的能力，或采用金标准诊断为"有病"的病例中，此项诊断试验检测为阳性例数的比例	灵敏度 $= a/(a+c) \times 100\%$
漏诊率	假阴性率	一项诊断试验将真正有病的人错误地诊断为非患者的比率	漏诊率 $=1-$ 灵敏度
特异度	真阴性率	指一项诊断试验能将真正无病的人正确判断为非患者的能力；或采用金标准诊断"无病"的例数中，诊断试验结果为阴性的比例	$d/(b+d) \times 100\%$
误诊率	假阳性率	指一项诊断试验将实际无病的人错误诊断为患者的比率	误诊率 $=1-$ 特异度
准确性		指诊断试验中真阳性和真阴性在总检例数中的比例	准确性 $=(a+d)/(a+b+c+d)$

（3）临床应用评估指标及意义

1）阳性预测值：是指诊断试验阳性结果中真正有病的概率。计算公式：阳性预测值 $= a/(a+b)$。

2）阴性预测值：是指诊断试验阴性结果中真正无病的概率。计算公式：阴性预测值 $= d/(c+d)$。

3）阳性似然比（$LR+$）：是诊断试验中，真阳性率与假阳性率的比值。比值越大，则患病的机会越大。一般认为 $LR+ \geqslant 10$ 预示该诊断试验具有较高的临床价值。计算公式：阳性似然比 $=$ 灵敏度/误诊率。

4）阴性似然比（$LR-$）：是诊断试验中，假阴性率与真阴性率的比值。比值越小，试验的价值越大。计算公式：阴性似然比 $=$ 漏诊率/特异度。

5）患病率：指诊断试验的全部例数中，真正"有病"例数所占的比例。

6）其他：验前概率、验后概率、ROC曲线。绘制ROC曲线可用来决定正常值，还可以通过曲线下面积比较不同诊断试验的优劣。

5. 随机对照试验（RCT） 三大基本原则：①设立对照，对照组的类型包括安慰剂对照、空白对照和阳性对照。②随机分组，随机化的基本类型包括简单随机、区组随机和分层随机。③采用盲法，按设盲程度不同可分为双盲、单盲和开放性。

第三章 医学伦理学

第一节 医学伦理学的理论基础和规范体系

1. 医学伦理的基本原则 尊重原则、不伤害原则、有利原则和公正原则。

2. 医学伦理基本规范的内容 ①以人为本，践行宗旨。②遵纪守法，依法执业。③尊重患者，关爱生命。④优质服务，医患和谐。⑤廉洁自律，恪守医德。⑥严谨求实，精益求精。⑦爱岗敬业，团结协作。⑧乐于奉献，热心公益。

3. 医务人员的行为规范 ①尊重科学。②规范行医。③重视人文。④规范文书。⑤严格报告。⑥认真履责。⑦严格权限。⑧规范试验。

第二节 医患关系伦理

1. 医患关系伦理的特征 ①明确的目的性和目的的统一性。②利益的相关性和社会价值实现的统一性。③人格权利的平等性和医学知识上的不对称性。④医患冲突或纠纷的不可避免性。

2. 医患关系模式 见表3-2-1。

表3-2-1 医患关系模式

模式	适用对象
主动-被动模式	昏迷、休克、精神病患者发作期、严重智力低下者及婴幼儿等难以表达主观意志者
指导-合作模式	多数患者
共同参与模式	有一定医学知识背景或长期的慢性病患者

3. 患者的道德权利 ①平等医疗权。②知情同意权。③隐私保护权。④损害索赔权。⑤医疗监督权。

4. 患者的道德义务 ①配合医师诊疗。②遵守医院规章制度。③给付医疗费用。④保持和恢复健康。⑤支持临床实习和医学发展。

5. 构建和谐医患关系的伦理要求 ①医患双方应密切地沟通与交流。②医患双方应自觉维护对方的权利。③医患双方应自觉履行各自的义务。④医患双方应加强道德自律并遵守共同的医学道德规范。

第三节　临床诊疗中的伦理问题

医务人员在临床诊疗中应遵守的伦理原则　患者至上原则、最优化原则、知情同意原则、保密守信原则。

第四节　死亡医学伦理

1. 脑死亡哈佛标准　①对外部的刺激和内部的需要无接受性、无反应性。②自主的肌肉运动和自主呼吸消失。③诱导反射消失。④脑电波平直或等电位。凡符合以上 4 条标准，持续 24 小时测定，每次不少于 10 分钟，反复检查多次结果一致者，可宣告死亡。但体温过低（<32.2℃）或刚服用过大剂量巴比妥类等中枢神经系统抑制药物者除外。

2. 脑死亡标准的伦理意义　①有利于科学准确判定人的死亡。②有利于维护死者的尊严。③有利于节约卫生资源和减轻家属的负担。④有利于器官移植技术的开展。

第五节　生命科学发展中的伦理问题

1. 基因诊断的伦理争议　基因取舍、基因歧视、基因隐私问题。

2. 基因治疗的伦理争议　疗效的不确定性、卫生资源分配公平性问题、基因设计问题。

3. 基因诊疗的伦理原则　①坚持人类尊严与平等原则。②坚持知情同意原则。③坚持科学性原则。④坚持医学目的原则。

第六节　健康伦理

1. 健康伦理　是关于人们维护自身健康、促进他人健康和公共健康等过程中的伦理问题进行研究的学问，公共健康伦理是其重要的内容。

2. 健康权利　人人有权享受为维持他本人和家属的健康和福利所需的生活水准，包括食物、衣着、住房、医疗和必要的社会服务；在遭到失业、疾病、残废、守寡、衰老或在其他不能控制的情况下丧失谋生能力时，有权享受保障。

第七节　医学道德的评价、监督和修养

1. 医学道德评价的具体标准　①是否有利于患者疾病的缓解和康复（首要标准）。②是否

有利于人类生存环境的保护和改善。③是否有利于优生和人群的健康、长寿。④是否有利于医学科学的发展和社会的进步。

2. 医学道德评价的方式　社会舆论、传统习俗、内心信念。

3. 医学道德修养的根本途径　坚持实践。

4. 医学道德修养的方法　自我反省、见贤思齐、坚持慎独。

第二篇　专业理论

第四章　骨科基础理论

第一节　骨科影像学

一、全身骨关节的正常解剖学图像

1. X线平片

（1）成人管状骨

1）骨干：见图4-1-1。

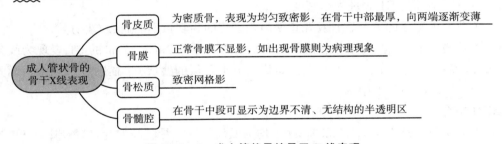

图4-1-1　成人管状骨的骨干X线表现

2）骨端：横径大于骨干，骨皮质一般较菲薄且多光滑锐利，其内可见清晰的骨小梁。

（2）儿童管状骨

1）骨干：表现与成人相似，较成人细小，随年龄增长而逐渐粗大。

2）干骺端：为骨干两端增宽的部分，主要由骨松质组成。X线片上骨小梁彼此连接和交叉形成海绵状结构影，干骺端骺侧可见一横行致密带，为先期钙化带。

3）骨骺：为未完成发育的管状骨末端。在胎儿及幼儿期为骺软骨，X线片上不能显示；儿童发育期，骺软骨中心开始出现二次骨化中心，表现为小点状致密影，单发或多发；随年龄增长，二次骨化中心逐渐增大，边缘由不规则逐渐变得光整，最后与干骺端融合。

4）骺板或骺线：为干骺端与骨骺之间软骨的投影，呈横行透亮带，称为骺板；随年龄增长逐渐变窄，呈线状透亮影，称为骺线；最终骨骺与干骺端融合，骺线消失，完成骨发育，原骺线所在的部位有时可见横贯骨干的不规则线样致密影，为骺板遗迹。

（3）关节：活动关节在X线片上可见关节间隙、骨性关节面、关节囊、韧带和关节内外脂肪层（活动关节X线片的结构及特点见表4-1-1）。关节面上覆盖的关节软骨及儿童期尚未骨化的骺软骨在X线片上不能分辨。

表 4-1-1　活动关节 X 线片的结构及特点

结构	特点
关节间隙	两个骨性关节面之间的透亮间隙，是关节软骨、关节盘和真正的关节腔的投影
骨性关节面	在 X 线片上表现为边缘光滑整齐的线样致密影
关节囊	一般在 X 线片上不能显影
韧带	膝、髋和踝关节等大关节周围的韧带，在脂肪的衬托下可显示。其他关节的韧带，除非发生钙化，一般不能显示
关节内脂肪	在关节囊内外层之间，多见于大关节，如肘关节前后两个脂肪块及膝关节前的髌下脂肪垫。关节外脂肪位于关节囊和肌肉之间，层次清晰，可衬托出关节囊的轮廓

2. CT 检查

（1）骨皮质为致密线状或带状影，骨小梁为细密网状影，骨髓腔呈低密度影。

（2）骨性关节面的 CT 表现为高密度。

（3）关节面上覆盖的关节软骨及儿童期尚未骨化的骺软骨不能通过 CT 分辨。

（4）关节囊壁的 CT 表现为窄条状软组织密度影，厚约 3mm。韧带的 CT 表现为线条状或短带状软组织影。一些关节内的关节盘，如膝关节半月板的薄层 CT 横断位表现为轮廓光滑密度均匀的"C"形或"O"形结构。

3. MRI 检查

（1）骨皮质和骨松质在 T_1WI 和 T_2WI 上均为低信号影。骨髓腔如为红髓，则 T_1WI 为中等信号影，T_2WI 为高信号影；如为黄髓，T_1WI 和 T_2WI 上均为高信号影。

（2）骨性关节面的 MRI 表现为在不同加权图像上呈一薄层清晰锐利的低信号影。

（3）滑液在 SET_1WI 上呈薄层低信号，在 T_2WI 上呈细条状高信号。

（4）关节囊壁在 MRI 各序列上均呈光滑连续的小弧形线样低信号。

（5）韧带的 MRI 表现为条状低信号影。

4. 脊柱

（1）正位 X 线片：见表 4-1-2。

表 4-1-2　脊柱正位 X 线片的结构及特点

结构	特点
椎体	呈长方形，从上面下依次增大，主要由骨松质组成，边缘为骨密质，密度高而均匀，轮廓光滑。椎体上下缘的致密线状影为终板，彼此平行，其间的透亮间隙为椎间隙，是椎间盘的投影
横突	椎体两侧可见横突影，其外侧端圆滑
椎弓根	横突内侧可见椭圆形环状致密影，为椎弓根的投影，称椎弓环
关节突、椎弓板和棘突	椎弓环上下方可见上下关节突的投影，椎弓板由椎弓根向后内下延续，在中线联合成棘突，投影于椎体中央偏下方，呈尖向上的类三角形致密影
腰大肌影	腰椎正位 X 线片上可见腰大肌的投影，起于 T_{12} 下缘，两侧对称，斜向外下方，外缘清晰

（2）侧位 X 线片：见表 4 - 1 - 3。

表 4 - 1 - 3　脊柱侧位 X 线片的结构及特点

结构	特点
椎体	呈长方形，其上下缘与后缘呈直角，椎弓根紧居其后
椎管	在椎体后方显示为纵行的半透亮区
椎弓板	位于椎弓根和棘突之间
关节突	上下关节突分别位于椎弓根与椎弓板连接处的上方和下方
椎间孔	相邻椎弓根、椎体、关节突及椎间盘之间，呈半透明影
椎间隙	侧位 X 线片显示更好，胸椎间隙较窄，自下胸椎起，椎间隙逐渐增宽，以 $L_4 \sim L_5$ 椎间隙最宽，$L_5 \sim S_1$ 椎间隙又变窄。椎间隙前后不等宽，随脊柱生理弯曲有一定的变化

（3）CT：见表 4 - 1 - 4。

表 4 - 1 - 4　脊柱 CT 的结构及特点

结构	特点
椎体	骨窗像上显示为由薄层骨皮质包绕的海绵状骨松质结构，其后缘向前凹。椎体中部层面上有时可见骨松质中的"Y"形低密度线条影，为椎体静脉管
椎管	由椎体、椎弓根和椎弓板共同构成椎管骨环，硬膜囊居椎管中央，呈低密度影，与周围结构有较好的对比
椎间盘	由髓核、纤维环和软骨板组成，密度低于椎体，表现为均匀的软组织密度影，但常见椎体终板影混入其中

（4）MRI：脊椎各骨性结构的皮质、前纵韧带、后纵韧带和黄韧带呈低信号。其他主要组织的表现，见表 4 - 1 - 5。

表 4 - 1 - 5　脊柱 MRI 其他主要组织的表现

结构	T_1WI 表现	T_2WI 表现
骨髓	为高信号	为中等或略高信号
椎间盘	信号较低且不能区分纤维环和髓核	纤维环为低信号、髓核为高信号。随年龄增长，髓核 T_2WI 信号减低
脊髓	呈中等信号，信号高于脑脊液	低于脑脊液信号
神经根	—	在分辨力高的 MRI，可见神经根穿行于高信号的脑脊液中

二、常见骨关节疾病的影像学诊断

1. 骨折

（1）X 线检查

1）骨的断端之间可呈不规则透明线，称为骨折线。骨皮质断裂显示清楚整齐，骨松质断裂可仅表现为骨小梁中断、扭曲、错位。一般将中心 X 线平行于骨折断面，以显示清楚骨折线。

2）长骨以骨折近端为准来判断骨折远端的移位及其程度。骨折断端的内外、前后和上下移位称为对位不良，成角移位则称为对线不良。X 线摄片至少需正、侧位。

3）骨折后，断端之间、骨髓腔内和骨膜下形成血肿。2~3 天后血肿开始机化，形成纤维性骨痂，进而形成骨性骨痂。此时，X 线片上骨折线模糊不清；骨膜增生骨化形成外骨痂。

（2）CT 检查：不作为骨折的常规检查，但对解剖结构复杂、有骨结构重叠的部位，则可以避免 X 线平片重叠遮掩导致的漏诊；三维重组有利于指导临床治疗。

（3）MRI 检查：由于骨髓的高信号衬托，骨折线呈低信号。MRI 可清晰显示骨折断端及周围出血、水肿，软组织及邻近脏器损伤。骨折后骨髓内水肿表现为骨折线周围边界模糊的 T_1WI 低信号、T_2WI 高信号影。

2. 关节脱位 见表 4 – 1 – 6。

表 4 – 1 – 6 关节脱位的检查

检查项目	特点
X 线摄片	对一般部位的关节脱位可诊断，但有些部位则难以明确
CT 检查	对 X 线片上难以发现的关节脱位，CT 可清晰显示，如骶髂关节脱位
MRI 检查	能显示关节脱位，还可直观地显示合并的损伤，如关节内积血、囊内外韧带断裂、肌腱断裂及关节周围软组织损伤等

3. 骨质疏松 见表 4 – 1 – 7。

表 4 – 1 – 7 骨质疏松的检查

检查项目	表现
X 线摄片	主要是骨密度减低。①长骨：骨小梁变细、减少，但边缘清晰，小梁间隙增宽，骨皮质分层和变薄。②脊椎：椎体内结构呈纵行条纹，周围骨皮质变薄，严重时椎体呈鱼脊椎；椎体可压缩呈楔状骨折
CT 检查	与 X 线表现基本相同
MRI 检查	除可见骨外形的改变外，老年性骨质疏松由于骨小梁变细和数量减少以及黄骨髓增多，在 T_1WI 和 T_2WI 上信号增高；骨皮质变薄及其内出现线状高信号，代表哈氏管扩张和黄骨髓侵入

4. 骨质破坏 见表 4 – 1 – 8。

表 4 – 1 – 8 骨质破坏的检查

检查项目	表现
X 线摄片	骨质局限性密度减低，骨小梁稀疏消失，正常骨结构消失。早期骨松质破坏可为斑片状骨小梁缺损，发生于哈氏管时呈筛孔状密度减低影，骨皮质表层破坏呈虫蚀状改变；严重时往往有骨皮质和骨松质的大片缺失
CT 检查	骨松质为斑片状缺损区，骨皮质呈筛孔样破坏和其内外表面的不规则虫蚀样改变、变薄，甚至斑块状的骨皮质和骨松质缺损
MRI 检查	低信号的骨质被不同信号强度的病理组织所取代，骨皮质的形态改变与 CT 所见相同，骨松质常表现为高信号的骨髓被较低信号或混杂信号影所取代

三、常用影像学方法的基本知识

1. X 线检查　包括普通检查（如 X 线透视）、特殊检查（如软 X 线摄片）、X 线造影检查。

（1）基本原理：当 X 线穿过人体不同密度和不同厚度的组织时，会发生被这些组织不同程度吸收的现象（不同组织的 X 线片特点见表 4-1-9），从而使得到达荧屏、胶片或特殊接收装置的 X 线量出现差异，形成不同黑白对比的 X 线影像。物质的密度越高对 X 线吸收越多。

表 4-1-9　不同类型组织的 X 线片特点

类型	特点
高密度组织	骨或钙化等呈白色
中等密度组织	软骨、肌肉、神经、实质器官、结缔组织及体液等呈灰白色
低密度组织	脂肪及含气组织等呈灰黑或深黑色

（2）临床应用：主要用于检查以下组织结构。①中枢神经系统，包括脑、颅骨、脊髓、椎管。②头颈部，包括眼、耳、鼻与鼻窦、口咽、喉咽、唾液腺及甲状腺等。③胸部，包括肺、纵隔、心脏、大血管以及乳腺等。④腹部，即膈肌以下、盆底以上的解剖范围，包括消化系统、泌尿系统、生殖系统、腹膜腔、腹膜后间隙以及腹壁等结构。⑤运动系统，透视常用于观察四肢骨折、脱位等。

2. 计算机体层成像（CT）　常用方法如平扫、增强扫描、造影扫描、高分辨率 CT 扫描。

CT 图像特点：①是数字化模拟灰度图像，由一定数目从黑到白不同灰度的像素按固有矩阵排列而成。②密度分辨力较常规 X 线图像高，一般能清楚显示由软组织构成的器官，并可在良好图像背景上确切显示出病变影像。③图像密度能量化评估，量化标准用 CT 值表示，单位为亨氏单位（HU）。④为断层图像。

3. 磁共振成像（MRI）　检查方法包括平扫、对比增强、磁共振血管成像（MRA）、磁共振水成像检查。

成像特点：①MRI 图像上的黑白灰度对比，反映组织间弛豫时间的差异。基本成像：一种主要反映组织间 T_1 值的差异，称为 T_1 加权成像（T_1WI）；另一种主要反映组织间 T_2 值的差异，称为 T_2 加权成像（T_2WI）。②MRI 图像上的黑白灰度称为信号强度（表 4-1-10）。白影为高信号，灰影为中等信号，黑影为低信号或无信号。

表 4-1-10　不同信号强度的 MRI 图像表现

类型	T_1WI 图像	T_2WI 图像
高信号	代表 T_1 弛豫时间短的组织，常称为短 T_1 高信号或短 T_1 信号，如脂肪组织	代表 T_2 弛豫时间长的组织，常称为长 T_2 高信号或长 T_2 信号，如脑脊液
低信号	代表 T_1 弛豫时间长的组织，常称为长 T_1 低信号或长 T_1 信号，如脑脊液	代表 T_2 弛豫时间短的组织，常称为短 T_2 低信号或短 T_2 信号，如骨皮质

第二节　骨折概论

一、定义及病因

骨折指骨的完整性和连续性中断。临床上以创伤性骨折最多见，病因见表4－2－1。

表4－2－1　骨折的病因

病因	内容
直接暴力	暴力直接作用于受伤部位造成骨折，常伴有不同程度的软组织损伤
间接暴力	力量通过传导、杠杆、旋转和肌收缩使肢体远端因作用力和反作用力的关系发生骨折
应力性骨折	长期、反复、轻微的直接或间接损伤可致肢体某一特定部位骨折，如远距离行军易致第2、3跖骨及腓骨下1/3骨干骨折，称为应力性骨折
病理因素	如骨髓炎、骨肿瘤等骨骼疾病致骨质破坏，受轻微外力即发生骨折，称为病理性骨折

二、分类

根据不同的方法，骨折可有多种分类，分别见表4－2－2、表4－2－3和表4－2－4。

表4－2－2　闭合性、开放性骨折

按骨折处皮肤、黏膜完整性分类	说明
闭合性骨折	骨折处皮肤或黏膜完整，骨折断端不与外界相通
开放性骨折	骨折处皮肤或黏膜破裂，骨折断端与外界相通

表4－2－3　稳定、不稳定骨折

按骨折断端稳定程度分类	说明
稳定骨折	骨折断端不易发生移位的骨折，如裂缝骨折、青枝骨折、横形骨折、压缩性骨折、嵌插骨折等
不稳定骨折	骨折断端易发生移位的骨折，如斜形骨折、螺旋形骨折、粉碎性骨折等

表4－2－4　骨折的其他分类

按骨折程度和形态分类	说明
横形骨折	骨折线与骨干纵轴接近垂直
斜形骨折	骨折线与骨干纵轴呈一定角度
螺旋形骨折	骨折线呈螺旋状

续表

按骨折程度和形态分类	说明
粉碎性骨折	骨质碎裂成三块以上
青枝骨折	儿童长骨受到外力时，骨干变弯，但无明显的断裂和移位
嵌插骨折	骨折片相互嵌插，多见于股骨颈骨折
压缩性骨折	骨松质因外力压缩而变形
骨骺损伤	骨折线经过骨骺，且断面可带有数量不等的骨组织

三、诊断

1. 全身表现　见表4-2-5。

表4-2-5　骨折的全身表现

表现	说明
休克	骨折所致的出血是主要原因，特别是骨盆骨折、股骨骨折和多发性骨折，其出血量大者可达2000ml以上。严重的开放性骨折或并发重要内脏器官损伤，可导致休克甚至死亡
发热	骨折后一般体温正常，出血量较大的骨折，可出现低热，但一般不超过38℃。开放性骨折出现高热时，应考虑感染的可能

2. 局部表现

（1）一般表现为局部疼痛、肿胀和功能障碍。

（2）特有体征：具有以下三个骨折特有体征之一者，即可诊断为骨折。

1）畸形：骨折断端移位可使患肢外形发生改变，主要表现为缩短、成角或旋转畸形。

2）异常活动：正常情况下肢体不能活动的部位，骨折后出现异常活动。

3）骨擦音或骨擦感：骨折后，两骨折断端相互摩擦时，可产生骨擦音或骨擦感。

（3）有些骨折如裂缝骨折、嵌插骨折、脊柱骨折及骨盆骨折，没有典型的骨折特有体征，应常规进行X线摄片检查，必要时行CT或MRI检查，以便确诊。

四、并发症

1. 早期并发症

（1）休克：一般为严重创伤、骨折引起大出血或重要器官损伤所致。

（2）脂肪栓塞综合征：发生于成人，是由于骨折处髓腔内血肿张力过大，骨髓被破坏，脂肪滴进入破裂的静脉窦内，可引起肺、脑脂肪栓塞。同时，在肺灌注不良时，肺泡膜细胞产生脂肪酶，使脂肪栓子中的中性脂肪小滴水解成甘油与游离脂肪酸，释放儿茶酚胺，损伤毛细血管壁，使富含蛋白质的液体漏至肺间质和肺泡内，发生肺出血、肺不张和低氧血症。

（3）重要内脏器官损伤：如肝、脾破裂，肺损伤，膀胱和尿道损伤，直肠损伤。

（4）重要周围组织损伤：包括重要血管损伤、周围神经损伤和脊髓损伤。常见股骨髁上骨折，远侧骨折断端可致腘动脉损伤；胫骨上段骨折可致胫前或胫后动脉损伤；伸直型肱骨髁上骨折，近侧骨折断端易造成肱动脉损伤。

（5）骨筋膜隔室综合征：是由骨、骨间膜、肌间隔和深筋膜形成的骨筋膜隔室内肌肉和神经因急性缺血而产生的一系列早期综合征。

1）常见于前臂掌侧和小腿，多由创伤骨折后血肿和组织水肿引起骨筋膜隔室内内容物体积增加，或者外包扎过紧、局部压迫使骨筋膜隔室容积减小而导致骨筋膜隔室内压力增高所致。当压力达到一定程度可使供应肌肉的小动脉关闭，形成缺血－水肿－缺血的恶性循环，根据其缺血的不同程度而导致濒临缺血性肌挛缩、缺血性肌挛缩（如 Volkman 缺血性肌挛缩）、坏疽。如有大量毒素进入血液循环，还可致休克、心律失常和急性肾衰竭。

2）确诊的四个体征：①患肢感觉异常。②被动牵拉受累肌肉出现疼痛（肌肉被动牵拉试验阳性）。③肌肉在主动屈曲时出现疼痛。④筋膜隔室即肌腹处有压痛。

3）本征常并发肌红蛋白尿，治疗时应予以足量补液促进排尿，如筋膜隔室压力大于30mmHg，应及时行筋膜隔室切开减压手术。

2. 晚期并发症　见表4－2－6。

表4－2－6　骨折的晚期并发症

并发症	说明
坠积性肺炎	主要发生于因骨折长期卧床不起的患者，特别是老年、体弱和伴有慢性病的患者，有时可危及生命
压疮	严重创伤骨折，长期卧床不起者易形成。常见于骶骨部、髋部、足跟部
下肢深静脉血栓形成	多见于骨盆骨折或下肢骨折，下肢长时间制动，静脉血回流缓慢，加之创伤所致血液高凝状态，易导致血栓形成
感染	开放性骨折，特别是污染较重或伴有较严重的软组织损伤者，若清创不彻底，坏死组织残留或软组织覆盖不佳，可能发生感染
骨化性肌炎	又称损伤性骨化。关节扭伤、脱位或关节附近骨折，骨膜剥离形成骨膜下血肿，处理不当使血肿扩大，血肿机化并在关节附近软组织内广泛骨化，造成严重关节活动功能障碍。常见于肘关节
创伤性关节炎	关节内骨折，关节面遭到破坏，未能达解剖复位，骨愈合后使关节面不平整，长期磨损使关节负重时出现疼痛
关节僵硬	患肢长时间固定，静脉和淋巴回流不畅，关节周围组织中浆液纤维性渗出和纤维蛋白沉积，发生纤维粘连，关节囊和周围肌肉挛缩使关节活动障碍
急性骨萎缩	即损伤所致关节附近的疼痛性骨质疏松，亦称反射性交感神经性骨营养不良。好发于手、足骨折后，典型症状是疼痛和血管舒缩紊乱
缺血性骨坏死	骨折可破坏某一骨折断端的血液供应，从而导致该骨折断端发生缺血性坏死，如腕舟骨骨折后近侧骨折断端缺血性坏死，股骨颈骨折后股骨头缺血性坏死
缺血性颈挛缩	是骨折最严重的并发症之一，是骨筋膜隔室综合征处理不当的严重后果。提高对骨筋膜隔室综合征的认识并及时正确处理，是预防的关键。典型的畸形是爪形手或爪形趾畸形

五、愈合过程

1. 愈合阶段　骨折愈合是一个复杂而连续的过程，从组织学和细胞学的变化，通常将其分为三个阶段，但三者之间又不可截然分开，而是相互交织逐渐演进。三个阶段分别为<u>血肿炎症机化期</u>、<u>原始骨痂形成期</u>（成人一般需<u>3~6个月</u>）和<u>骨痂改造塑形期</u>（需<u>1~2年</u>）。

在骨痂改造塑形期，骨折部位形成坚强的骨性连接。随着肢体活动和负重，根据沃尔夫（Wolff）定律，骨的机械强度取决于<u>骨的结构</u>，成熟骨板经过成骨细胞和破骨细胞相互作用，在应力轴线上成骨细胞相对活跃，有更多新骨生成形成坚强的板层骨，而在应力轴线以外，破骨细胞相对活跃，使多余的骨痂逐渐被吸收而清除。髓腔重新沟通，骨折处恢复正常骨结构，在组织学和放射学上不留痕迹。

2. 分期

（1）<u>一期愈合</u>（直接愈合）：指骨折复位和坚强内固定后，骨折断端可通过骨单位（哈弗斯系统）<u>重建直接发生连接</u>，X线平片上无明显外骨痂形成，而骨折线逐渐消失。特征为愈合过程中无骨皮质区吸收，坏死骨在被吸收的同时由新的板层骨取代，达到骨皮质间的直接愈合。

（2）<u>二期愈合</u>（间接愈合）：是膜内成骨与软骨内成骨两种成骨方式的结合，有骨痂形成。临床上骨折愈合过程多为<u>二期愈合</u>。

3. 临床愈合标准　①<u>局部无压痛</u>及纵向叩击痛。②局部无异常活动。③X线片显示骨折处有<u>连续性骨痂</u>，<u>骨折线已模糊</u>。

六、影响愈合的因素

1. 全身因素

（1）年龄：儿童骨折愈合较快，老年人则需要更长的时间。

（2）健康状况：健康状况欠佳，特别是患有慢性消耗性疾病者，骨折愈合时间明显延长。

2. 局部因素　见表4－2－7。

表4－2－7　影响骨折愈合的局部因素

因素	说明
骨折类型	骨折断面接触面大，愈合较快
骨折部位的血液供应	是<u>重要因素</u>，骨折断端完全丧失血液供应，发生<u>骨折不愈合</u>的可能性较大
软组织损伤程度	严重的软组织损伤，特别是开放性损伤，可直接损伤骨折断端附近的肌肉、血管和骨膜，破坏血液供应，影响骨折愈合
软组织嵌入	<u>血管</u>、<u>肌肉</u>、<u>肌腱</u>等软组织嵌入骨折断端之间，阻碍骨折断端的对合及接触，骨折难以愈合甚至不愈合
感染	开放性骨折，局部感染可导致化脓性骨髓炎，出现软组织坏死以及形成死骨，严重影响骨折愈合

3. 不当治疗方法的影响

（1）<u>反复多次的手法复位</u>，可损伤局部软组织和骨外膜，不利于骨折愈合。

（2）切开复位时，<u>软组织和骨膜剥离过多</u>影响骨折段血供，可能导致骨折延迟愈合或不愈合，手术应尽可能地少干扰和破坏局部血液供应。

（3）开放性骨折清创时，<u>过多地摘除碎骨片</u>，造成骨质缺损致骨折不愈合。

（4）行持续骨牵引治疗时，<u>牵引力量过重</u>，可造成骨折断端分离，并可因血管痉挛而致局部血液供应不足，导致骨折延迟愈合或不愈合。

（5）骨折固定不牢固，骨折仍可受到剪力和旋转力的影响，干扰骨痂生长，不利于骨折愈合。

（6）过早或不恰当的功能锻炼，可能妨碍骨折部位的固定而影响骨折愈合。

七、急救

1. 抢救休克　首先检查全身情况，如处于休克状态，应注意保温，尽量减少搬动，有条件时应立即输液、输血。合并颅脑损伤处于昏迷状态者，注意保持呼吸道通畅。

2. 包扎伤口　开放性骨折，绝大多数伤口出血可用加压包扎止血。大血管出血，加压包扎不能止血时，可采用止血带止血。最好使用充气止血带，并应记录所用压力和时间。创口用无菌敷料或清洁布类予以包扎，以减少再污染。若骨折断端已戳出伤口，并已污染，又未压迫重要血管、神经者，不应将其复位，以免将污物带到伤口深处。

3. 妥善固定

（1）目的：①避免在搬运过程中，骨折断端对周围重要组织如血管、神经、内脏的损伤。②减少骨折断端的活动，减轻患者的疼痛。③便于运送。

（2）注意事项：见图4-2-1。

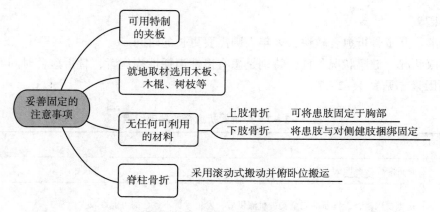

图4-2-1　妥善固定的注意事项

4. 迅速转运　患者经初步处理、妥善固定后，应尽快地转运至最近的医院进行治疗。

八、治疗原则

1. 复位　是治疗骨折的首要步骤，也是骨折固定和康复治疗的基础。

（1）方法：见表4-2-8。

表4-2-8　骨折的复位方法

复位方法	说明
手法复位	优点是创伤小，不破坏骨折部位的血液供应，缺点是不易达到骨折解剖复位
切开复位	优点是能使骨折达到解剖复位，缺点是使骨折部位的血液供应减少，可引起骨折延迟愈合或不愈合

（2）复位类型：见表4-2-9。

表4-2-9　骨折的复位类型

类型	含义
解剖复位	骨折断端通过复位，恢复了正常的解剖关系，对位（两骨折断端的接触面）和对线（两骨折段在纵轴上的关系）完全良好
功能复位	经复位后，两骨折断端虽未恢复至正常的解剖关系，但骨折愈合后对肢体功能无明显影响

功能复位标准：①骨折部位的旋转移位、分离移位必须完全矫正。②成角移位必须完全复位。否则关节内、外侧负重不平衡，易引起创伤性关节炎。肱骨干骨折稍有畸形，对功能影响不大。③长骨干横形骨折，骨折断端对位至少达1/3，干骺端骨折至少应对位3/4。④缩短移位，在成人下肢骨折缩短不超过1cm；儿童无骨骺损伤者，下肢短缩不超过2cm。

2. 固定　即将骨折维持在复位后的位置，使其在良好对位情况下达到牢固愈合，是骨折愈合的关键。骨折的固定见表4-2-10。

表4-2-10　骨折的固定

方式	含义	举例
外固定	指用于身体外部的固定（固定器材位于体外）	小夹板、石膏绷带、外固定支具、持续牵引、外展架、外固定器等
内固定	指用于身体内部的固定（固定器材位于体内）	接骨钢板、螺丝钉、可吸收螺丝钉、髓内钉或带锁髓内钉、加压钢板等

3. 功能锻炼及康复　在不影响固定的情况下进行。早期合理的功能锻炼和康复治疗，可促进患肢血液循环，消除肿胀；减少肌萎缩、保持肌肉力量；防止骨质疏松、关节僵硬和促进骨折愈合，是恢复患肢功能的重要保证。

九、开放性骨折的处理

1. 分度　根据软组织损伤的轻重程度，开放性骨折可分为三度，见表4-2-11。

表4-2-11　开放性骨折的分度

分度	损伤情况
第一度	皮肤由骨折断端自内向外刺破，软组织损伤轻
第二度	皮肤破裂或压碎，皮下组织与肌组织中度损伤
第三度	广泛的皮肤、皮下组织与肌肉严重损伤，常合并血管、神经损伤 ⅢA型，软组织严重缺损，但骨膜仍可覆盖骨质 ⅢB型，软组织严重缺损伴骨外露 ⅢC型，软组织严重缺损，合并重要血管损伤伴骨外露

2. 处理原则 及时、正确处理创口，尽可能防止感染，力争将开放性骨折转化为闭合性骨折。

3. 清创

（1）时间：原则上清创越早、感染机会越少，治疗效果越好。

1）通常伤后 6~8 小时内是清创的黄金时间，此时污染伤口的细菌尚未侵入组织深部，经过彻底清创缝合术后，绝大多数可以一期愈合。

2）超过 8 小时后，感染的可能性增大。但在 24 小时之内，在有效使用抗生素的情况下也可清创。

3）超过 24 小时的污染伤口，已有细菌侵入深部组织，原则上不应彻底清创，但应简单清除明显坏死的组织和异物，建立通畅引流，留待二期处理。

（2）要点

1）清创即将污染的创口，经过清洗、消毒，然后切除创缘、清除异物，切除坏死和失去活力的组织，使之变成清洁的创口。手术可在臂丛、硬膜外或全身麻醉下进行。为减少出血，特别是伴有血管损伤时，可在使用止血带下手术。清创止血后，应放开止血带，彻底切除无血液供应的组织。

2）骨折固定、组织修复与引流：见表 4 - 2 - 12。

表 4 - 2 - 12　骨折固定、组织修复与引流

方法	内容
骨折固定	清创后，在直视下将骨折复位，并根据骨折类型选择内固定方法。必要时术后可加用外固定。第三度开放性骨折及第二度开放性骨折清创时间达超过伤后 6 小时者，不宜应用内固定，可选用外固定器固定
软组织修复	肌腱、神经、血管等重要组织损伤，应争取在清创时即采用合适的方法予以修复，以便早日恢复功能
创口引流	用硅胶管，置于创口内最深处，从正常皮肤处穿出体外，并接以负压引流瓶，于 24~48 小时后拔除

3）闭合创口：完全闭合创口，争取一期愈合，是达到将开放性骨折转化为闭合性骨折的关键，也是清创术争取达到的主要目的。①第一、二度开放性骨折，清创后大多数创口能一期闭合。②第三度开放性骨折，在清创后伤口可使用高分子材料作为临时覆盖物，如闭合负压引流装置。待肿胀消退后直接缝合切口或进行游离植皮。③清创过程完成后，根据伤情选择适当的固定方法固定患肢。应使用抗生素预防感染，并应用破伤风抗毒素。

十、骨折延迟愈合、不愈合的处理

1. 骨折延迟愈合

（1）概述：骨折经过治疗，超过通常愈合所需要的时间（一般为 4~8 个月），骨折断端仍未出现骨折连接，称骨折延迟愈合。除全身营养不良等因素外，主要原因是骨折复位和固定不牢固，骨折断端存在剪应力和旋转力或者牵引过度所致的骨端分离。

（2）表现及处理：X 线检查显示骨折断端骨痂少，轻度脱钙，骨折线仍明显，但无骨硬化表现。骨折延迟愈合仍有继续愈合的能力和可能性，针对原因进行处理后，仍可达到骨折愈合。

2. 骨折不愈合

（1）概述：骨折经过治疗，超过一般愈合时间（9个月），且经再度延迟治疗（时间3个月），仍达不到骨性愈合，称为骨折不愈合。骨折不愈合多由于骨折断端间嵌夹软组织，开放性骨折清创时去除较多骨片而造成骨缺损，多次手术对骨的血液供应破坏较大及内固定失败等因素所致。

（2）X线检查：见表4-2-13。

表4-2-13　不同类型骨折不愈合的X线检查表现

类型	表现
肥大型	表现为骨折断端膨大、硬化，呈象足样，说明曾有骨再生，但由于断端缺乏稳定性，新生骨痂难以跨过骨折线
萎缩型	表现为骨折断端无骨痂，断端分离、萎缩，说明骨折断端血运差，无骨再生，骨髓腔被致密硬化的骨质所封闭，临床上骨折处有假关节活动

（3）处理：切除硬化骨，打通骨髓腔，修复骨缺损，一般需行植骨、内固定，必要时还需加用石膏绷带外固定予以治疗。

十一、严重皮肤软组织缺损或创伤后感染的治疗原则

感染伤口的处理用等渗盐水或呋喃西林等药液纱布条敷在伤口内，引流脓液促使肉芽组织生长。

1. 肉芽组织生长较好时，脓液较少，表面呈粉红色、颗粒状突起，擦之可渗血；同时创缘皮肤有新生，伤口可渐收缩。

2. 如肉芽组织有水肿，可用高渗盐水湿敷。

3. 如肉芽组织生长过多，超过创缘平面而有碍创缘上皮生长，可用棉签蘸取10%硝酸银溶液涂肉芽组织面，随即用等渗盐水棉签擦去。

第三节　骨科康复

骨科的康复治疗极其重要，是防止并发症发生和及早恢复功能的重要保证。患者在医务人员指导下，进行早期康复治疗，促进创伤愈合和功能恢复，防止并发症发生。治疗时遵循个体化、循序渐进、长期持续、主动参与、全面锻炼等原则。常用物理治疗、作业治疗、心理治疗等。

第五章　骨科学的常见病种

第一节　上肢骨、关节损伤

考点直击

【病历摘要】

患儿，女，10岁。跌倒后右肘肿痛、活动障碍1小时。

患儿1小时前跑跳时不慎向前跌倒，手掌着地后，患儿哭闹不止，自诉右肘部痛，不敢活动右上肢。家长急送其急诊就医。

急诊室检查：尚能合作。右肘向后突出，处于半屈曲位。肘部肿胀，有皮下瘀斑。局部压痛明显，有轴向挤压痛。肘前方可及骨折近端，肘后三角关系正常。右桡动脉搏动稍弱。右手感觉、运动正常。

【病例分析】

1. 诊断　肱骨髁上骨折。

2. 诊断依据　①患儿8岁，为好发年龄。②跑跳时跌倒，手掌着地，不敢活动右上肢。③肘部肿胀，有皮下瘀斑，局部压痛及轴向挤压痛，并触及骨折近端。④肘后三角关系正常。

3. 鉴别诊断　肘关节后脱位。

4. 进一步检查　①右肘正、侧位X线摄片。②必要时肘部CT检查。

5. 治疗原则

（1）麻醉下手法复位。

（2）复位后复查X线摄片，石膏托外固定。

（3）必要时行手术治疗。

（4）康复治疗。

一、锁骨骨折

1. 概述　锁骨呈"S"形，位置表浅，易受伤。锁骨骨折常由间接暴力引起，多见于锁骨中部。主要受伤机制是侧方摔倒，肩部着地或手部撑地，暴力传导至锁骨导致骨折。直接暴力较少见，从上方直接撞击锁骨，造成锁骨外1/3骨折。成人锁骨骨折多为斜形、粉碎性骨折，儿童多为青枝骨折。

2. 分型　见表 5 – 1 – 1。

表 5 – 1 – 1　锁骨骨折的分型

分型	说明
Ⅰ型	锁骨中段 1/3 骨折
Ⅱ型	锁骨外侧 1/3 骨折。Ⅱa 型，骨折断端在喙突和喙锁韧带的内侧，锁骨干向近端移位；Ⅱb 型，伴喙锁韧带损伤
Ⅲ型	锁骨内侧 1/3 骨折

3. 诊断

（1）局部肿胀、瘀斑，肩关节活动时疼痛加剧。患者常用健手托住肘部，减少肩部活动引起的骨折断端移动而导致的疼痛，头部向病侧偏斜，以减轻因胸锁乳突肌牵拉骨折近端而导致的疼痛。可扪及骨折断端，有局限性压痛、骨擦感。

（2）在无移位或儿童青枝骨折时，单靠物理检查有时难以正确诊断，上胸部的正位 X 线平片是常用检查方法。

（3）锁骨后有臂丛神经及锁骨下血管经过，故可合并其他部位的骨折、肺部损伤、血管损伤和臂丛神经的损伤，应仔细检查上肢的神经功能及血供情况。

4. 治疗

（1）儿童的青枝骨折及成人的无移位骨折：可不做特殊治疗。仅用三角巾悬吊患肢 3~6 周即可开始活动。

（2）一般治疗：一般认为 80%~90% 锁骨中段骨折可采取非手术的方法进行治疗，即手法复位，横形 "8" 字绷带固定。

1）治疗后观察双侧上肢血液循环及感觉运动功能，若出现肢体肿胀、麻木，表示固定过紧，应及时调整。

2）术后 1 周左右，骨折区肿胀消失或绷带张力降低，常导致再移位，复位后 2 周内应经常检查固定是否可靠，及时调整松紧度。

（3）切开复位内固定

1）指征：①患者不能忍受 "8" 字绷带固定的痛苦。②复位后再移位，影响外观。③合并神经、血管损伤。④开放性骨折。⑤陈旧骨折不愈合。⑥锁骨外端骨折，合并喙锁韧带断裂。

2）注意事项：应根据骨折部位、骨折类型及移位情况选择钢板、螺钉或弹性钉、克氏针等固定。钢板固定时，应根据锁骨形状进行预弯处理，并将钢板放在锁骨上方。

二、肱骨近端骨折

1. 概述　肱骨外科颈是骨松质和骨密质的交接处，易发生骨折，且附近有臂丛神经、腋血管通过，有合并神经、血管损伤的可能。肱骨近端骨折以中、老年人多见。骨折多因间接暴力引起。

2. 分型　常用 Neer 分型（表 5 – 1 – 2），根据肱骨四个解剖部位（肱骨头、大结节、小结节和肱骨干）及相互之间的移位程度（以移位 >1cm 或成角畸形 >45° 为移位标准）来进行分型。

表 5 - 1 - 2　肱骨近端骨折的 Neer 分型

分型	说明
一部分骨折	肱骨近端骨折，无论骨折线数量是多少，只要未达到上述移位标准，说明骨折部位尚有一定的软组织附着连接，有一定的稳定性
两部分骨折	指仅一个部位发生骨折并且移位；有四种形式，即解剖颈骨折、大结节骨折、小结节骨折或外科颈骨折
三部分骨折	指肱骨近端四个解剖部位中，有两个部位骨折并且移位；有两种形式，常见大结节、外科颈骨折，以及小结节、外科颈骨折
四部分骨折	指肱骨近端四个部分都发生骨折移位，形成四个分离的骨块。肱骨头向外侧脱位，成游离状态；血液供应破坏严重，极易发生缺血坏死

3. 诊断　根据骨折多因间接暴力所致的病史、X 线和 CT 检查，可作出明确诊断。X 线检查除了正位（或后前位）外，应进行穿胸位 X 线平片。CT 及 CT 三维重建可对复杂肱骨近端骨折提供更为准确的信息。MRI 对软组织损伤的诊断具有较大意义。

4. 治疗

（1）保守治疗：适用于以下情况。①无移位的肱骨近端骨折，包括大结节骨折、肱骨外科颈骨折。②有轻度移位的 Neer 两部分骨折，患者功能要求不高者。以上均可使用三角巾悬吊 3~4 周，复查 X 线摄片示有骨愈合时，可行肩部功能锻炼。

（2）手术治疗

1）多数移位的肱骨近端骨折是两部分以上的骨折，应及时切开复位钢板内固定。

2）Neer 三部分、四部分骨折，可行切开复位钢板内固定术；特别复杂的老年人四部分骨折，也可选择人工肱骨头置换术。

三、肱骨干骨折

1. 概述　肱骨外科颈下 1~2cm 至肱骨髁上 2cm 段内的骨折称为肱骨干骨折。直接暴力常由外侧打击肱骨干中段，致横形或粉碎性骨折。间接暴力常手部着地或肘部着地，暴力向上传导，加上身体倾倒所产生的剪应力，导致中下 1/3 骨折。有时因投掷运动或"掰腕"，可导致中下 1/3 骨折，多为斜形或螺旋形骨折。

2. 骨折端的移位

（1）常见移位：见表 5 - 1 - 3。

表 5 - 1 - 3　肱骨干骨折的常见移位

骨折线位置	骨折近端移位方向	骨折远端移位方向
三角肌止点以上、胸大肌止点以下	受胸大肌、背阔肌、大圆肌的牵拉而向前、向内移位	受三角肌、喙肱肌、肱二头肌、肱三头肌的牵拉而向外、向近侧移位
三角肌止点以下	受三角肌的牵拉而向前、向外移位	受肱二头肌、肱三头肌的牵拉而向近侧移位

无论骨折发生在哪一节段，对于体弱患者，在肢体重力作用或不恰当的外固定物重量作用

的影响下，均可发生骨折断端分离移位或旋转移位。

（2）肱骨干下1/3骨折的移位方向，与暴力作用方向以及前臂和肘关节所处位置有关，多表现为成角、短缩及旋转移位。

3. AO/OTA分类 根据骨折粉碎程度，将肱骨干骨折分为三大类，见表5-1-4。

表5-1-4 肱骨干骨折的AO/OTA分类

分型	骨折粉碎程度
A型	简单骨折
B型	蝶形骨块
C型	粉碎性骨折

4. 临床表现 ①伤后上臂出现疼痛、肿胀、畸形、皮下瘀斑，患肢活动障碍，检查可发现假关节活动，有反常活动和骨擦感。②若合并桡神经损伤，可出现垂腕，各指掌指关节不能背伸、伸拇及前臂旋后障碍，手背桡侧皮肤感觉减退或消失。

5. 影像学检查 见表5-1-5。

表5-1-5 肱骨干骨折的影像学检查

检查项目	内容
X线摄片	可确定骨折的、移位方向。标准X线片包括肱骨干正侧位，拍摄范围应包括肩、肘关节
CT	不常用。CT可判断复杂肱骨干骨折的移位程度、方向，是否合并肱骨近、远端骨折及脱位

6. 治疗

（1）非手术治疗：见表5-1-6。

表5-1-6 肱骨干骨折的非手术治疗

治疗	内容
麻醉	局部麻醉或臂丛神经阻滞麻醉
体位	仰卧位
牵引	助手握住前臂，在屈肘90°位，沿肱骨干纵轴牵引，在同侧腋窝施力做反牵引，经过持续牵引，纠正重叠、成角畸形。①骨折线位于三角肌止点以上、胸大肌止点以下，在内收位牵引。②骨折线位于三角肌止点以下，在外展位牵引
复位	①在充分持续牵引、肌放松的情况下，术者用双手握住骨折断端，按骨折移位的相反方向，矫正成角及侧方移位。若肌松弛不够，断端间有少许重叠，可采用折顶反折手法使其复位。②畸形矫正，骨传导音恢复即证明复位成功。有条件者，均应行X线摄片，确认骨折的对位对线情况
外固定	复位成功后，减小牵引力，维持复位，应用外固定

（2）手术治疗

1）切开复位，内固定指征：①手法复位失败，骨折断端对位对线不良，未达到功能复位要求，估计愈合后影响功能。②骨折分离移位或骨折断端间有软组织嵌入。③合并神经、血管损伤。④陈旧骨折不愈合。⑤影响功能的骨折畸形愈合。⑥同一肢体有多发性骨折。⑦8~12小时以内的污染不重的开放性骨折。

2）注意事项：肱骨干下1/3骨折对骨的血液循环破坏较重，若再加上手术操作，易导致骨折不愈合。近年来采用锁定钢板微创手术固定，减少了对血供的影响，有利于骨愈合。

3）伴桡神经损伤：对于有桡神经损伤者，术中探查神经，若完全断裂，可一期修复桡神经。若为挫伤，神经连续性存在，则切开神经外膜，减轻神经继发性病理改变。

7. 康复治疗

（1）复位术后抬高患肢，主动练习手指屈伸活动。

（2）2~3周后，开始腕、肘关节主动屈伸活动和肩关节的外展、内收活动，但活动量不宜过大，逐渐增加活动量和活动频率。

（3）6~8周后加大活动量，并做肩关节旋转活动。在锻炼过程中，要随时检查骨折对位、对线及愈合情况。

（4）骨折完全愈合后去除外固定。内固定物可在半年以后取出，若无不适也可不必取出。在锻炼过程中，可配合理疗、体疗等。

四、肱骨髁上骨折

肱骨髁上骨折是指肱骨干与肱骨髁的交界处发生的骨折。肱骨干轴线与肱骨髁轴线之间有30°~50°的前倾角，这是容易发生肱骨髁上骨折的解剖因素。在肱骨髁内、前方，有肱动脉、正中神经经过。

1. 伸直型肱骨髁上骨折

（1）病因：多为间接暴力引起。当跌倒时，肘关节处于半屈或伸直位，手掌着地，暴力经前臂向上传递，身体向前倾，由上向下产生剪应力，使肱骨干与肱骨髁交界处发生骨折。通常是骨折近端向前下移位，骨折远端向上移位。如果在跌倒时，同时遭受侧方暴力，可发生尺侧或桡侧移位。

（2）临床表现和诊断

1）儿童有手着地受伤史，肘部出现疼痛、肿胀、皮下瘀斑，肘部向后突出并处于半屈位，应考虑肱骨髁上骨折可能。

2）检查局部明显压痛，有骨擦音及假关节活动，肘前方可扪及骨折断端，肘后三角关系正常。

3）注意有无神经、血管损伤，特别注意观察前臂肿胀程度，腕部有无桡动脉搏动，手的感觉及运动功能等。

4）必须拍摄肘部正、侧位 X 线平片，能确定骨折的存在，准确判断骨折移位情况，为选择治疗方法提供依据。

（3）手法复位外固定：适用于受伤时间短，局部肿胀轻，没有血液循环障碍者。

1）麻醉后仰卧于骨科牵引床上。

2）屈肘约50°位、前臂中立位，沿前臂纵轴牵引。以同侧腋窝部向上做反牵引。在持续牵引的情况下，术者双手 2~5 指顶住骨折远端，拇指在骨折近端用力推挤，同时缓慢使肘关节屈曲 90°或 100°，即可达到复位。复位时应注意恢复肱骨下端的前倾角和肘部提携角。

3）复位后用后侧石膏托屈肘位固定 4~5 周，X 线片证实骨折愈合良好，即可拆除石膏，开始功能锻炼。

（4）手术治疗

1）适用情况：①手法复位失败。②小的开放伤口，污染不重。③有神经、血管损伤。

2）方法：在肱骨内下方切口，向肘前方延伸，切开深筋膜及肱二头肌腱膜，检查正中神经及肱动脉。①若为血管痉挛，骨折复位后大多数可以缓解，或者切开血管外膜，进行液压扩张，可缓解血管痉挛。②若为血管破裂，可进行修补术或血管吻合术。③对有正中神经挫伤，应切除外膜，减轻神经内压力。骨折在准确对位后用交叉克氏针固定。若有尺神经或桡神经损伤，在进行骨折复位时，应仔细检查神经，进行松解或修复手术。

（5）康复治疗

1）术后应严密观察肢体血液循环，以及手的感觉、运动功能。抬高患肢，早期进行手指及腕关节屈伸活动，有利于减轻水肿，4~6 周后可进行肘关节屈伸活动。

2）对于手术切开复位，内固定稳定的患者，术后 2 周即可开始肘关节活动。

3）伸直型肱骨髁上骨折由于骨折近端向前下移位，极易压迫肱动脉或刺破肱动脉，加上损伤后的组织反应，局部肿胀严重，均会影响远端肢体血液循环，引起前臂骨筋膜隔室综合征。如早期未能诊断及正确治疗，可导致缺血性肌挛缩，严重影响手的功能及肢体的发育。

4）在对肱骨髁上骨折的诊治中，应严密观察前臂肿胀程度，以及手的感觉、运动功能，如果出现高张力肿胀，手指主动活动障碍，被动活动剧烈疼痛，桡动脉搏动难以扪及，手指皮温降低，感觉异常，即应确定存在骨筋膜隔室高压，应紧急手术，切开前臂掌、背侧深筋膜，充分减压，辅以脱水药，血管扩张药等治疗。

2. 屈曲型肱骨髁上骨折

（1）病因：多为间接暴力引起。跌倒时，肘关节处于屈曲位，肘后方着地，暴力传导至肱骨下端导致骨折。

（2）临床表现和诊断

1）受伤后，局部肿胀，疼痛，肘后凸起，皮下瘀斑。检查可发现肘上方压痛，后方可扪及骨折断端。

2）X 线片可发现骨折存在及典型的骨折移位，即骨折近端向后下移位，骨折远端向前移位，骨折线呈由前上斜向后下的斜形骨折。

3）由于暴力作用的方向及跌倒时的体位改变，骨折可出现尺侧或桡侧移位，较少合并神经、血管损伤。

（3）治疗：基本原则与伸直型肱骨髁上骨折相同，但手法复位的方向相反。肘关节屈曲 40°左右行外固定，4~6 周后开始主动练习肘关节屈伸活动。

五、桡骨远端骨折

1. AO 分型　见表 5 – 1 – 7。

表 5 – 1 – 7　桡骨远端骨折的 AO 分型

AO 分型	说明
A 型	关节外骨折
A1 型	尺骨骨折，桡骨完整
A2 型	桡骨简单骨折或嵌插骨折，伴背侧旋转，即伸直型骨折（Colles 骨折）；伴掌侧旋转，即屈曲型骨折（Smith 骨折）
A3 型	桡骨骨折或粉碎性骨折
B 型	部分关节内骨折
B1 型	桡骨矢状面部分关节内骨折
B2 型	桡骨背侧缘部分关节内骨折，即桡骨远端关节面骨折伴腕关节脱位（Barton 骨折），伴腕关节背侧脱位
B3 型	桡骨掌侧缘部分关节内骨折，即反 Barton 骨折，伴腕关节掌侧脱位
C 型	完全关节内骨折
C1 型	桡骨干骺端及关节内简单骨折
C2 型	桡骨干骺端粉碎性骨折，关节内简单骨折
C3 型	桡骨关节粉碎性骨折，伴干骺端简单骨折或粉碎性骨折

2. 伸直型骨折

（1）概述：伸直型骨折多为腕关节处于背伸位、手掌着地、前臂旋前时受伤。

（2）诊断：伤后局部疼痛、肿胀，可出现典型畸形姿势，即侧面看呈餐叉样畸形，正面看呈枪刺刀畸形。局部压痛明显，腕关节活动障碍。X 线片可见骨折远端向桡、背侧移位，近端向掌侧移位。可同时伴有下尺桡关节脱位及尺骨茎突骨折。

（3）手法复位外固定：是主要的治疗方法。

1）麻醉后仰卧位，肩外展 90°，助手一手握住拇指，另一手握住其余手指，沿前臂纵轴，向远端牵引，另一助手握住肘上方做反牵引。

2）经充分牵引后，术者双手握住腕部，拇指压住骨折远端向远侧推挤，第 2~5 指顶住骨折近端，加大屈腕角度，纠正成角，然后向尺侧挤压，缓慢放松牵引，在屈腕、尺偏位检查骨折对位对线情况及稳定情况。

3）使用石膏将复位满意的前臂固定，2 周水肿消退后，可在腕关节中立位更换石膏托或前臂管型石膏固定。

（4）切开复位内固定：指征如下。①严重粉碎性骨折移位明显，桡骨下端关节面破坏。②手法复位失败，或复位成功，外固定不能维持复位。

（5）康复治疗

1）术后应早期进行手指屈伸活动。

2）4~6周后可去除外固定，逐渐开始腕关节活动。骨折愈合后，桡骨远端骨痂生长或骨折对位不良，使桡骨背侧面变得不平滑，拇长伸肌腱在不平滑的骨面反复摩擦，导致慢性损伤，可发生自发性肌腱断裂。可作肌腱转移术修复。

3）若骨折短缩畸形未能纠正，使尺骨长度相对增加，尺、桡骨远端关节面不平，常是后期腕关节疼痛及旋转障碍的原因，可作尺骨短缩术。

3. 屈曲型骨折

（1）概述：屈曲型骨折（Smith 骨折）常由于跌倒时，腕关节屈曲、手背着地受伤引起。也可由腕背部受到直接暴力打击发生。较伸直型骨折少见。

（2）临床表现和诊断：受伤后，腕部下垂，局部肿胀，腕背侧皮下瘀斑，腕部活动受限。检查局部有明显压痛。X 线片可见骨折近端向背侧移位，骨折远端向掌侧、桡侧移位。可合并下尺桡关节损伤、尺骨茎突骨折和三角纤维软骨损伤。

（3）治疗：主要采用手法复位，夹板或石膏固定。复位手法与伸直型骨折相反，基本原则相同。复位后若极不稳定，外固定不能维持复位者，行切开复位，钢板或钢针内固定。

4. 桡骨远端关节面骨折伴腕关节脱位

（1）临床表现和诊断

1）这类骨折较少见。患者腕背伸、前臂旋前位跌倒，手掌着地，暴力通过腕骨传导，撞击桡骨关节背侧发生骨折，腕关节也随之而向背侧移位。表现为与 Colles 骨折相似的餐叉样畸形及相应的体征。

2）X 线片可发现典型移位。跌倒时，腕关节屈曲、手背着地受伤，可发生与上述相反的桡骨远端掌侧关节面骨折及腕骨向掌侧移位。

（2）治疗：无论是掌侧或背侧桡骨远端关节面骨折，均首先采用手法复位、夹板或石膏外固定方法治疗。复位后很不稳定者，可切开复位、钢针内固定。

六、前臂双骨折

1. 病因及机制　见表 5 − 1 − 8。

表 5 − 1 − 8　前臂双骨折的病因及机制

病因	受伤机制
直接暴力	多导致同一平面的横形或粉碎性骨折。暴力直接作用后多伴肌、肌腱断裂，神经血管损伤等软组织损伤
间接暴力	跌倒时手掌触地，暴力通过腕关节向上传导，首先使桡骨骨折，残余暴力可通过骨间膜向内下方传导，引起低位尺骨斜形骨折
扭转暴力	跌倒时手掌着地，同时前臂发生旋转，导致不同平面的尺桡骨螺旋形骨折或斜形骨折。多为高位尺骨骨折和低位桡骨骨折

2. 临床表现和诊断

（1）受伤后，前臂出现疼痛、肿胀、畸形及功能障碍。检查可发现骨擦音及假关节活动。骨传导音减弱或消失。

（2）X 线片应包括肘关节或腕关节，可发现骨折的准确部位、骨折类型及移位方向，以及是否合并有桡骨头脱位或尺骨小头脱位。

1）蒙泰贾（Monteggia）骨折：指尺骨上 1/3 骨干骨折合并桡骨头脱位。

2）加莱亚齐（Galeazzi）骨折：指桡骨干下 1/3 骨折合并尺骨小头脱位。

3. 手法复位外固定 治疗的目标除了良好的对位、对线以外，特别注意防止畸形和旋转。

（1）指征：①大多数儿童尺桡骨双骨折。②无移位的尺桡骨双骨折，需密切随访影像学检查，出现骨折移位需改为手术治疗。③存在全身情况差或凝血功能不正常等。

（2）复位

1）麻醉后，仰卧位，在肩外展 90°，屈肘 90°位，沿前臂纵轴向远端牵引，肘部向上做反牵引。远端的牵引位置以骨折部位而定。

若为桡骨在旋前圆肌止点以上骨折，骨折近端因受旋后肌和肱二头肌牵拉而呈屈曲、旋后位，骨折远端因受旋前圆肌及旋前方肌牵拉而旋前，此时应在略有屈肘、旋后位牵引。

若骨折线在旋前圆肌止点以下，骨折近端因旋后肌和旋前圆肌力量平衡而处于中立位，骨折远端略旋前，应在略旋后位牵引。

若骨折在下 1/3，由于受旋前方肌的牵拉，桡骨远端多处于旋前位，应在略旋后位牵引。

2）经过充分持续牵引，矫正旋转、短缩及成角移位后，术者用双手拇指与其余手指在尺桡骨间用力挤压，使骨间膜分开，紧张的骨间膜牵动骨折断端复位。必要时再以折顶、反折手法使其复位。

（3）注意事项

1）双骨折中，若其中一骨干骨折线为横形稳定骨折，另一骨干为不稳定的斜形或螺旋形骨折时，应先复位稳定的骨折，通过骨间膜的联系，再复位不稳定的骨折则较容易。

2）不稳定型尺、桡骨骨折的复位顺序：见图 5-1-1。

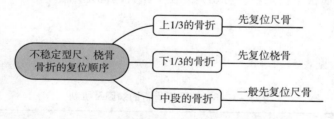

图 5-1-1 不稳定型尺、桡骨骨折的复位顺序

一般先复位尺骨的原因是尺骨位置表浅，肌附着较少，移位多不严重，手法复位相对较为容易。只要其中的一根骨折复位且稳定，复位另一骨折较容易成功。

3）X 线平片上发现斜形骨折的斜面呈背向靠拢，应认为是骨折远端有旋转，应先按导致旋转移位的反方向使其纠正，再进行骨折断端的复位。

（4）固定：手法复位成功后，用上肢前、后石膏夹板固定。待肿胀消退后改为上肢管型石膏固定，一般 8~12 周可达到骨性愈合。

4. 切开复位内固定

（1）手术指征：①手法复位失败。②受伤时间较短、伤口污染不重的开放性骨折。③合并神经、血管、肌腱损伤。④同侧肢体有多发性损伤。⑤陈旧骨折畸形愈合。

（2）内固定方法：可用加压钢板螺钉固定和髓内钉内固定。

5. 康复治疗

（1）术后抬高患肢，严密观察肢体肿胀程度，感觉、运动功能，以及血液循环情况，警惕骨筋膜隔室综合征的发生。

（2）术后合理活动：见图 5 - 1 - 2。

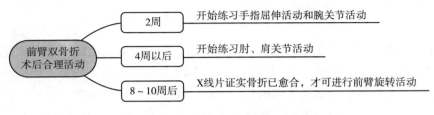

图 5 - 1 - 2　前臂双骨折术后合理活动

6. 其他

（1）Monteggia 骨折：大多数可用手法复位外固定治疗。先复位桡骨，恢复前臂长度，随着桡骨头的复位，可撑开重叠的尺骨，使尺骨复位较易成功。在手法复位失败，陈旧骨折畸形愈合或不愈合，有神经、血管损伤时，可做切开复位、钢板螺钉内固定术。

（2）Galeazzi 骨折：首先采用手法复位、石膏固定。若复位不成功，可行切开复位，钢板螺钉固定。

七、桡骨头骨折

1. 临床表现和诊断　①外伤史，肘外侧疼痛、局部肿胀。②局部压痛，功能障碍，尤其前臂旋后功能受限最明显，偶可触及骨擦感。③X 线片是诊断最常用的影像学手段，一般拍摄肘关节正侧位 X 线片，必要时可以加拍摄桡骨头斜位或做双侧 X 线片对比。如果 X 线难以清晰地显示骨折情况，为进一步明确骨折形态及合并损伤，可进行 CT 检查。

2. Mason 分型　较为经典和常用，具体分型见表 5 - 1 - 9。

表 5 - 1 - 9　桡骨头骨折的 Mason 分型

分型	说明
Ⅰ 型	无移位骨折，骨折线可通过桡骨头边缘或呈劈裂状
Ⅱ 型	移位骨折，有分离的边缘骨折
Ⅲ 型	粉碎性骨折，可移位、无移位或呈塌陷性骨折
Ⅳ 型	桡骨头骨折伴有肘关节脱位

3. 治疗

（1）手法复位外固定

1）指征：①无移位或者单纯移位，但对上尺桡关节活动无阻挡的骨折。②骨折范围 <25%、塌陷 <2mm 的桡骨头可保守治疗。③骨折移位大，但对旋转功能无影响。

2）方法：患肢用颈腕吊带或石膏进行固定，并在医师指导下开始主动的屈伸、旋前和旋后练习。疼痛缓解后去除外固定，开始活动。一般制动时间为 7~14 天。

（2）手术治疗：方式包括切开复位内固定、桡骨头切除、桡骨头置换等，注意手术方式的适应证。

八、桡骨头半脱位

1. 概述

（1）桡骨头及桡骨颈位于肘关节囊内，没有韧带、肌腱附着，因此稳定性较差。

（2）桡骨头半脱位多发生在 5 岁以下的儿童，因桡骨头发育尚不完全，环状韧带薄弱，当腕、手被向上提拉、旋转时，肘关节囊内负压增加，使薄弱的环状韧带或部分关节囊嵌入肱骨小头与桡骨头之间，取消牵拉力以后，桡骨头不能回到正常解剖位置，而向桡侧移位，形成桡骨头半脱位。

（3）绝大多数情况下，桡骨头发生向桡侧的半脱位。

2. 临床表现和诊断　儿童的手、腕有被动向上牵拉受伤的病史，患儿感肘部疼痛，活动受限，前臂处于半屈位及旋前位。检查肘部外侧有压痛，即应诊断为桡骨头半脱位。X 线片常不能发现桡骨头脱位。

3. 治疗　不用麻醉即可进行手法复位。复位成功的标志是有轻微的弹响声，肘关节旋转、屈伸活动正常。复位后不必固定，但不可再暴力牵拉，以免复发。

第二节　手外伤

一、应用解剖

1. 手的休息位

（1）是手内在肌、外在肌、关节囊、韧带张力处于相对平衡状态，即手自然静止的状态。表现如下：①腕关节背伸 10~15°，轻度尺偏。②掌指关节、指间关节半屈曲位，从示指到小指各指腹到手掌的距离越来越小，各指轴线延长线交会于手舟骨结节。③拇指轻度外展，指腹正对示指远侧指间关节桡侧。

（2）临床意义：肌腱损伤后，手的休息位将发生改变。

2. 手的功能位

（1）是手将发挥功能时的准备体位，呈握球状。表现如下：①腕关节背伸 20~25°，轻度尺偏。②拇指外展、外旋与其余手指处于对指位，其掌指及指间关节微屈。③其余手指略微分开，掌指、近指间关节半屈位，远指间关节轻微屈曲，各手指关节的屈曲程度较一致。

（2）临床意义：严重手外伤术后，特别是估计日后关节功能难以恢复正常，甚至会发生关节强直者，在此位置固定可使患肢保持最大的功能。

二、损伤分类

手外伤分类见表 5 – 2 – 1。

表 5 – 2 – 1　手外伤的分类

分类	特点
刺伤	①由尖锐物造成。②伤口小、深，可将污染物带入造成深部组织感染，可引起神经、血管损伤
切割伤	①刀、玻璃、电锯等所致。②伤口较齐，污染较轻，可造成血管、神经、肌腱断裂，重者致断指断掌
钝器伤	①锤打击、重物压砸导致。②皮肤可裂开或撕脱，神经、肌腱、血管损伤，严重者手部毁损
挤压伤	不同致伤物造成的损伤不同。如车轮、机器滚轴挤压，可致广泛皮肤撕脱或脱套，同时合并深部组织损伤，多发性骨折，甚至毁损伤
火器伤	①由雷管、鞭炮和枪炮所致。②损伤性质为高速、爆炸、烧灼。③伤口呈多样性、组织损伤重、污染重、坏死组织多、易感染

三、检查与诊断

1. 皮肤损伤检查　见表 5 – 2 – 2。

表 5 – 2 – 2　手外伤的皮肤损伤检查

检查项目	活力良好表现	活力不良表现
颜色与温度	与周围皮肤一致	呈苍白、青紫、冰凉
毛细血管回流试验	手指按压皮肤时，呈白色，放开手指后，皮肤由白很快转红。正常组织撤除压力后，由白色变为潮红色的时间≤2 秒	操作如左侧表格，则皮肤颜色恢复慢，甚至不恢复
边缘出血状况	用无菌纱布擦拭或用无菌组织剪修剪皮肤边缘时，有点状鲜红色血液渗出	操作如左侧表格，则不出血

2. 肌腱损伤的检查　见表 5 – 2 – 3。

表 5 – 2 – 3　手外伤的肌腱损伤检查

检查部位	方法
指深屈肌腱	固定近指间关节于伸直位，嘱患者主动屈曲远指间关节，若不能则提示该肌腱断裂
指浅屈肌腱	固定伤指之外的三指于伸直位，嘱主动屈曲近指间关节，若不能则提示该肌腱断裂。若手指近、远指间关节均不能主动屈曲，提示浅深肌腱均断裂
拇长屈肌腱	固定拇指掌指关节于伸直位，嘱屈曲拇指指间关节

3. 神经损伤的检查　不同神经损伤，有各自的特点。

4. 血管损伤的检查　见表 5 - 2 - 4。

表 5 - 2 - 4　手外伤的血管损伤检查

检查项目	表现
动脉损伤	皮肤颜色苍白，皮温降低，指腹瘪陷，毛细血管回流缓慢或消失，动脉搏动减弱或消失
静脉损伤	皮肤青紫、肿胀，毛细血管回流加快，动脉搏动存在
艾伦（Allen）试验	是判断尺、桡动脉是否通畅的有效方法之一。嘱患者用力握拳，检查者两手拇指分别用力按压、阻断腕与前臂交界处的尺、桡动脉，嘱患者手掌放松、伸指，此时手掌部皮肤苍白，放开尺动脉，手掌迅速变红。重复上述试验，更替放开桡动脉继续压迫尺动脉，得到相同结果，表明尺、桡动脉循环通畅。否则可能为解剖变异或不通畅

5. 骨关节损伤的检查

（1）X 线检查：最为重要，除常规正侧位 X 线片外，还应拍摄特殊体位 X 线片，如斜位、手舟骨位以防止骨重叠阴影的干扰。

（2）CT 检查：适用于复杂腕骨骨折。

（3）MRI 检查：适用于韧带及三角纤维软骨复合体损伤。

四、现场急救

手外伤的现场急救措施见表 5 - 2 - 5。

表 5 - 2 - 5　手外伤的现场急救措施

措施	说明
止血	局部加压包扎是手外伤最简单易行之有效的止血方法，可用于创面止血，以及腕平面的尺桡动脉断裂出血
创口包扎	采用无菌敷料或清洁布类包扎伤口，避免进一步污染。创口内不宜用药水或抗感染药物
局部固定	可因地制宜、就地取材，固定至腕平面以上，以减轻疼痛，防止组织进一步损伤
迅速转运	可赢得处理的最佳时机

使用止血带时，禁忌采用束带类物在腕平面以上捆扎，捆扎过紧、时间过长易导致手指坏死；若捆扎压力不够，只将静脉阻断而动脉未能完全阻断，出血会更加严重。

五、治疗原则

手外伤的治疗原则见表 5 - 2 - 6。

表 5 - 2 - 6　手外伤的治疗原则

原则	说明
早期彻底清创	应在良好的麻醉和气囊止血带控制下进行，从浅到深，按顺序将各种组织清晰辨别、认真清创，以防漏诊，利于修复和防止进一步损伤组织

续表

原则	说明
组织修复	清创后尽可能一期修复手部的肌腱、神经、血管、骨等组织
一期闭合创口	(1) 皮肤裂伤，可直接缝合 (2) 碾压撕脱伤，根据皮肤活力判断切除多少组织 (3) 有皮肤缺损时，若基底软组织良好或周围软组织可覆盖深部重要组织，可采用自体皮肤移植 (4) 若神经、肌腱、骨关节外露应采用皮瓣转移修复 (5) 少数污染严重、受伤时间长、感染可能性大的创口，可在清除异物和明显坏死组织后用生理盐水纱布湿敷、负压闭合引流或冲洗处理，观察3~5天，再次清创，延期修复

1. 组织修复的时间　应争取在伤后6~8小时内进行，若受伤超过12小时，创口污染严重，组织损伤广泛，或者缺乏必要的条件，则可延期（3周左右）或二期修复（12周左右）。

2. 手部皮肤缺损的常用修复方法

（1）皮片移植（植皮）：见表5-2-7。

表5-2-7　手部皮肤缺损的皮片移植

类型	特点	说明
刃厚皮片	薄，容易存活，适用于感染创面、慢性溃疡创面以及非重要功能部位	不适宜用在关节附近，否则会影响关节功能。后期皮片色素沉着明显，影响外观，且不耐磨
中厚皮片	适用于掌背部、指背部、指侧面的新鲜创面，对健康的肉芽组织创面或功能要求较高的部位（如关节）也适用	对指掌侧，中厚皮片移植效果不理想。对肌腱、骨、神经及大血管裸露部位，中厚皮片的成活受到影响，所以仍起不到保护作用，不宜采用
全厚皮片	是游离植皮中效果最好的一种皮片。只适用于修复面积较小的手背、手指掌侧皮肤缺损	皮片成活时间较长，且皮片过大成活率受影响。取皮面积不宜过大。不适宜用于肉芽组织创面的修复。
带真皮下血管网皮片	在切取时带了真皮下血管网及其下少许脂肪组织，移植后通过此层血管网，皮片可存活或较易存活	有时因创面血供欠佳导致存活率不稳定

（2）皮瓣：皮瓣移植的主要适应证如下。①外伤所致的手部软组织缺损，伴有骨骼、肌腱外露者。②手部肿瘤切除后遗留的组织缺损，伴有骨骼、肌腱外露者。③手部瘢痕挛缩畸形，瘢痕切除矫正畸形后有骨骼、肌腱外露者，或者瘢痕切除后进行肌腱、神经、骨骼修复后的创面。④手部慢性溃疡伴有骨骼、肌腱外露经病灶清除后的创面。

（3）"Z"字成形术：对与皮肤纹垂直的创口，垂直跨越关节的掌或背侧伤口，以及平行指蹼或与皮肤肌腱纵行重叠的伤口，在条件许可的情况下，局部皮肤血运良好，创口污染不明显，受伤时间较短，应采用"Z"字成形术，改变原创口的方向，然后缝合创口，这样可避免发生创口的裂开、瘢痕挛缩或与肌腱粘连，影响功能。

3. 固定　根据组织损伤与修复情况进行相应的固定。肌腱缝合后固定3~4周，神经修复4周，关节脱位3周，骨折4~6周。术后10~14天依据创面愈合情况拆除伤口缝线。

4. 康复治疗　组织愈合后应尽早拆除外固定，开始主动和被动功能锻炼，并辅以物理治疗，促进功能恢复。

5. 合理药物治疗 如抗生素、破伤风抗毒素、镇痛药、改善循环药等。

6. 手部骨折与脱位治疗 最终目的是恢复手的运动功能，治疗原则包括骨折准确复位、有效固定、早期康复锻炼。

六、断肢（指）再植

1. 分类 见表 5 - 2 - 8。

表 5 - 2 - 8 断肢（指）再植的分类

分类	说明
完全性断肢（指）	指外伤所致肢（指）断离，没有任何组织相连或虽有受伤失活组织相连，清创时必须切除
不完全性断肢（指）	凡伤肢（指）断面有主要血管断裂合并骨折脱位，伤肢断面相连的软组织少于断面总量的 1/4，伤指断面相连皮肤不超过周径的 1/8，不吻合血管，伤肢（指）远端将发生坏死

2. 急救

（1）措施：包括止血、包扎、固定、断肢（指）保存，迅速转运。

（2）断肢（指）的保存

1）断面应用清洁敷料包扎以减少污染。

2）若受伤现场离医院较远，断肢（指）应采用干燥冷藏法保存，即将断肢（指）用清洁的无药敷料包裹，置入塑料袋中密封，再放于加盖的容器内，外周放入冰块保护。

3）切忌将断肢（指）浸泡于任何溶液中。

4）到达医院后，检查断肢（指），用无菌敷料包裹，放于无菌盘中，置入 4℃ 冰箱内。

3. 适应证

（1）全身情况：良好的全身情况是再植的必要条件，若为复合伤或多发伤，应以抢救生命为主，将断肢（指）置于 4℃ 冰箱内，待生命体征稳定后再植。

（2）肢体损伤程度：见表 5 - 2 - 9。

表 5 - 2 - 9 断肢（指）再植肢体损伤类型的程度与再植成活率

类型	程度	再植成活率
锐器切割伤	只发生离断平面的组织断裂，断面整齐、污染轻、重要组织挫伤轻	高
碾压伤	组织损伤严重，若损伤范围不大，切除碾压组织后将断肢（指）体进行一定的短缩	较高
撕脱伤	组织损伤广泛，血管、神经、肌腱从不同平面撕脱，常需复杂的血管移植	较低

（3）再植时限：断肢（指）再植手术越早越好，应分秒必争，一般以外伤后 6~8 小时为限。早期冷藏或寒冷季节可适当延长。再植时限与离断平面有密切关系。

（4）年龄：断肢（指）再植与年龄无明确因果关系，但老年患者体质差，经常合并有慢性器质性疾病，是否再植应慎重。

4. 禁忌证

（1）合并全身性慢性疾病或严重脏器损伤，不能耐受长时间手术，有出血倾向者。

（2）断肢（指）多发骨折、严重软组织挫伤、血管床严重破坏，以及血管、神经、肌腱高位撕脱，预计术后功能恢复差。

（3）断肢（指）经刺激性液体或其他消毒液长时间浸泡者。

（4）高温季节，离断时间过长，断肢（指）未经冷藏保存者。

（5）合并精神异常，不愿合作，无再植要求者。

5. 手术原则　要求术者有良好的外科基础和娴熟的显微外科技术，以确保断肢（指）再植成活。

（1）若断肢（指）离断时间短，按一定顺序修复：骨折固定，修复屈伸肌腱，吻合静脉、动脉，修复神经，闭合创口。

（2）若断肢（指）体离断时间长，则在骨折固定后先吻合动脉、静脉，以减少组织缺血时间，然后修复其他组织。

重建血液循环时，将动脉、静脉彻底清创至正常组织，在无张力下吻合，若有血管缺损应行血管移位或移植。吻合主要血管如尺、桡动脉和手指的双侧指固有动脉。吻合血管应尽可能多，动脉、静脉比例以 1 : 2 为宜。一般先吻合静脉，后吻合动脉。

6. 术后处理

（1）一般护理：病房安静、舒适、空气新鲜，室温保持在 20~25℃，抬高患肢处于心脏水平。卧床 10 天左右，严禁寒冷刺激，切忌患者及他人在室内吸烟，防止血管痉挛。

（2）观察全身反应：一般低位断肢（指）再植术后全身反应较轻。高位断肢再植反应常较重。

（3）观察再植肢（指）体血液循环：再植肢（指）体一般于术后 48 小时内容易发生动脉供血不足或静脉回流障碍，应每 1~2 小时观察一次，与健侧对比。血管危象见表 5 - 2 - 10。

表 5 - 2 - 10　断肢（指）再植术后血管危象的表现及处理

类型	表现	处理
动脉危象	皮肤苍白，皮温降低，毛细血管回流消失，指腹干瘪，指腹侧方切开不出血。常由血管痉挛或血管吻合口血栓所致	①解开敷料，解除压迫因素，采用臂丛或硬膜外麻醉、应用解痉药如罂粟碱、山莨菪碱等，高压氧治疗。②经短时间观察仍未见好转应立即手术探查
静脉危象	指腹由红润变成暗红色，且指腹张力高，毛细血管回流加快，皮温逐渐降低，指腹切开即流出暗红色血液	首先解除压迫因素，指腹切开放血，必要时手术探查

（4）防止血管痉挛、抗血液凝固治疗。

（5）抗生素应用。

（6）康复治疗。

七、手部骨折

1. 临床表现和诊断　①局部肿胀、压痛明显、手指活动受限、可有皮下瘀血。②移位明显者可出现手部畸形、纵向叩击痛（＋），被动活动患手可发现骨擦感，有的开放性骨折可直接通过开放的创面看到骨折断端。③根据病情选择 X 线检查（首选）、CT 和 MRI。

2. 治疗　目的是恢复手的运动功能，治疗原则包括骨折准确复位、有效固定、早期康复锻炼。

（1）开放性骨折：立即复位，恢复患肢（指）血供，保护重要的血管、神经，尽早修复撕裂的关节囊、韧带。常用克氏针、微型钢板螺钉、微型外固定支架等固定。

（2）闭合、无明显移位或经复位后较稳定的骨折：可采用非手术治疗，固定时间4~6周。

（3）远节指骨骨折：多无明显移位，一般无须内固定。远节指骨远端的粉碎性骨折可视为软组织损伤进行处理，如有甲下血肿，可在指甲上刺孔引流以减压和止痛。

八、手部关节脱位

1. 发病机制　①复合暴力。②可能存在关节囊松弛基础。

2. 近（远）指间关节脱位　见表5-2-11。麻醉下检查有助于明确侧向不稳的程度。

表5-2-11　不同类型近（远）指间关节脱位的表现及复位后处理

类型	外伤性近（远）指间关节侧向脱位	外伤性近（远）指间关节掌侧、背侧脱位
临床表现	关节肿胀、疼痛，近（远）指间关节伤侧压痛，侧向应力后不稳、疼痛	关节肿胀、疼痛，近（远）指间关节掌侧压痛，应力后背侧向不稳、疼痛
X线片表现	应力后张力侧关节间隙增大，伴撕脱骨折时可见骨折片	应力后张力侧关节间隙增大，伴撕脱骨折时可见骨折片
复位后处理	石膏固定近（远）指间关节伸直位4周。必要时手术侧方韧带修复或重建。伴撕脱骨折者可考虑手术	石膏固定近（远）指间关节微屈曲位4周。必要时手术掌板重建术。伴撕脱骨折者可考虑手术

3. 掌指关节脱位　见表5-2-12。

表5-2-12　不同类型掌指关节脱位的表现及治疗

类型	外伤性掌侧、背侧脱位	外伤性侧向脱位
临床表现	掌指关节背伸畸形，屈曲受限	掌指关节侧向应力后不稳、疼痛
X线片表现	侧位片示近节指骨基底移位至掌骨头背侧，甚至近节指骨与掌骨几乎呈平行	应力后张力侧关节间隙增大，伴撕脱骨折时可见骨折片
治疗	①试行手法复位。②掌指关节背侧脱位者手法复位常不成功，需切开复位	①第2~5掌指关节外伤性侧向脱位可复位后，石膏固定掌指关节屈曲50°左右4周；拇指掌指关节外伤性侧向脱位可复位后，石膏固定掌指关节功能位4周，伸直位4周。②必要时手术。伴撕脱骨折者可考虑手术

4. 腕掌关节脱位

（1）新鲜的单纯第1腕掌关节脱位，可先行闭合复位，若石膏固定不满意，可复位后选用合适的材料将关节固定在充分旋前位，制动6周。

（2）新鲜的单纯第5腕掌关节脱位若石膏固定不满意，可复位后选用合适的材料固定关节6周。

（3）腕关节脱位：见表 5 - 2 - 13。

表 5 - 2 - 13 不同类型腕关节脱位的 X 线片表现及治疗

类型	X 线片表现	治疗
月骨周围背侧脱位	①正位 X 线平片，腕中关节间隙消失，头状骨与月骨投影重叠。②侧位 X 线片，月骨与桡骨远端解剖关系正常，其余腕骨向背侧脱位，以头状骨最突出	①多可闭合复位，经皮穿针固定手舟骨和头状骨、手舟骨和月骨，长臂石膏托固定：腕关节屈曲30°，前臂和手旋前位，6~8 周拆除石膏活动。②闭合复位失败，需切开复位内固定
月骨掌侧脱位	正位 X 线平片：月骨轮廓由梯形变为三角形，周围关节间隙宽窄不等	①首选闭合复位外固定或经皮穿针内固定。②闭合复位失败或有正中神经卡压者，需行切开复位及内固定
手舟月关节不稳定	正位 X 线平片：手舟月关节间隙大于 4mm	①急性损伤者，闭合复位经皮穿针内固定。②闭合复位失败、合并周围腕骨损伤及晚期损伤者，需切开复位韧带修复或重建术

九、手部肌腱断裂

手部肌腱断裂的修复指征见图 5 - 2 - 1。

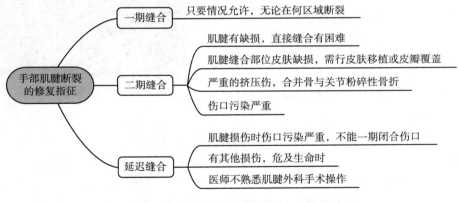

图 5 - 2 - 1 手部肌腱断裂的修复指征

十、手部先天性畸形

先天性畸形是指在出生时或出生前存在异常，或者存在潜在异常因素。手部及上肢畸形可单独出现或伴多种上肢畸形同时出现，也可能是多种综合征表现的一部分。治疗以改善功能为主，兼顾外观。

十一、手部肿瘤

手部肿瘤可仅发生于手，有的则是全身肿瘤的一部分。常见手部出现肿块或肿胀，局部疼痛或不适感，常伴压迫症状。一旦确诊，应尽快手术切除，并对肿物做病理检查。

第三节　下肢骨、关节损伤

考点直击

【病历摘要】

男，40 岁。车祸后右大腿疼痛、活动障碍 2 小时。

患者 2 小时前开车时与其他汽车相撞，事故后右大腿出现畸形、疼痛，不敢活动，有一创口，出血较多，急诊就诊。伤后无意识障碍，无恶心、呕吐。既往体健，无高血压、心脏病病史，无手术、外伤史，无药物过敏史，无遗传性疾病家族史。

查体：体温 36.9℃，脉搏 120 次/分，呼吸 20 次/分，血压 80/60mmHg。神志清楚，表情淡漠，口唇苍白。胸部压痛（－），双肺未闻及干、湿啰音。心界不大，心率 120 次/分，律齐。腹平软，无压痛，肝、脾肋下未触及，移动性浊音（－）。

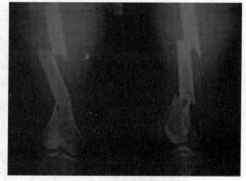

图 5-3-1　右股骨正侧位 X 线片

专科查体：右大腿中段有一长约 5cm 创口，有活动性出血，创口内可见骨折断端，局部肿胀，压痛（＋），有异常活动，右足背动脉搏动减弱，右足趾感觉、运动无异常。

右股骨正侧位 X 线片如图 5-3-1。

【病例分析】

1. 初步诊断　①右股骨干开放性骨折。②失血性休克。

2. 诊断依据

（1）右股骨干开放性骨折：①右大腿有外伤史，伤后出现一个创口。②右大腿出现畸形，创口内可见骨折断端，局部肿胀，压痛（＋），活动异常，右足背动脉搏动减弱。③右股骨 X 线片可见骨折线。

（2）失血性休克：患者右股骨干开放性骨折，创口有活动出血，表情淡漠、口唇苍白、心率增快、血压降低。

3. 鉴别诊断　左股骨病理性骨折。

4. 进一步检查　①右下肢血管超声。②血常规、血型、凝血功能、心电图检查。

5. 治疗原则

（1）抗休克治疗。

（2）局部止血包扎，骨折临时外固定。

（3）急诊手术治疗。

（4）康复治疗。

一、髋关节脱位

1. 概述　髋关节是一种典型的杵臼关节，高能暴力引起髋关节脱位。按股骨头脱位后的方向可分为前脱位、后脱位和中心脱位，以后脱位最为常见。

2. 髋关节后脱位

（1）分型：见表 5 - 3 - 1。

表 5 - 3 - 1　髋关节后脱位的分型

分型	说明
Ⅰ型	单纯脱位或伴有髋臼后壁小骨折片
Ⅱ型	股骨头脱位，合并髋臼后壁一大块骨折
Ⅲ型	股骨头脱位，合并髋臼后壁粉碎性骨折
Ⅳ型	股骨头脱位，合并髋臼后壁和顶部骨折
Ⅴ型	股骨头脱位，合并股骨头骨折

（2）临床表现和诊断

1）明显外伤史，通常暴力很大。多发生于交通事故。

2）有明显的疼痛，髋关节不能主动活动。

3）患肢短缩，髋关节呈屈曲、内收、内旋畸形。在臀部可摸到脱出的股骨头，大转子上移明显。

4）可合并坐骨神经损伤，多出现足下垂、趾背伸无力和足背外侧感觉障碍等。

5）X 线检查有助于诊断，必要时行 CT 检查。

（3）Ⅰ型损伤的治疗

1）复位：须在全身麻醉或椎管内麻醉下行手法复位。最初 24~48 小时是复位的黄金时期，应尽可能在 24 小时内复位完毕。常用 Allis 法，即提拉法。

2）固定、功能锻炼：复位后用绷带将双踝暂时捆在一起，于髋关节伸直位下将患者搬运至床上，患肢做皮肤牵引或穿丁字鞋 2~3 周。Ⅰ型髋关节后脱位功能锻炼见图 5 - 3 - 2。

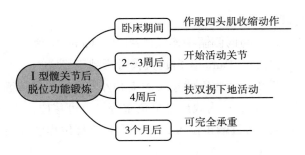

图 5 - 3 - 2　Ⅰ型髋关节后脱位功能锻炼

（4）Ⅱ~Ⅴ型损伤的治疗：主张早期切开复位与内固定。

3. 髋关节前脱位

（1）特点：①有强大暴力所致外伤史，多发生于交通事故和高处坠落伤。②患肢呈外展、外旋和屈曲畸形。腹股沟处肿胀，可摸到股骨头。③X线检查可有助于诊断。

（2）治疗：在全身麻醉或椎管内麻醉下手法复位。如手法复位失败，应早期切开复位。做好固定和功能锻炼。

4. 髋关节中心脱位

（1）特点：①一般为高能量损伤，多为交通事故或自高空坠落。②可出现出血性休克。③髋部肿胀、疼痛、活动障碍；大腿上段外侧方常有大血肿；可有肢体短缩。④常合并腹部内脏损伤。⑤X线检查和CT三维成像有助于了解病情。

（2）治疗：①处理低血容量性休克及合并的腹部内脏损伤。②常需早期切开复位同时固定髋臼骨折。

二、股骨颈骨折

1. 概述

（1）股骨颈骨折多属于囊内骨折，好发于中、老年人。

（2）大多数患者存在骨质疏松，常伴心血管疾病、肺部疾病、糖尿病和营养不良等。

（3）青壮年患者主要由高能量创伤引起，股骨头缺血性坏死发生率高。

2. 分型

（1）按骨折线位置分型：见表5-3-2。

表5-3-2 股骨颈骨折按骨折线位置的分型及表现

分型	骨折线位置	表现
股骨头下骨折	股骨头下	股骨头仅有小凹动脉很少量的血供，致使股骨头严重缺血，易发生股骨头缺血性坏死
经股骨颈骨折	股骨颈中部	股骨头有明显供血不足，易发生股骨头缺血性坏死或骨折不愈合
股骨颈基底骨折	股骨颈与大、小转子间连线处	有旋股内、外侧动脉分支吻合成的动脉环提供血液循环，对骨折部位血液供应的干扰较小，骨折易愈合

（2）按骨折线方向分型

1）内收骨折：远端骨折线与两侧髂嵴连线的夹角（Pauwels角）大于50°。骨折面接触较少，易再移位，属于不稳定骨折。Pauwels角越大，骨折越不稳定。

2）外展骨折：远端骨折线与两侧髂嵴连线的夹角小于30°。骨折面接触多，不易再移位，属于稳定骨折。若过度牵引、外旋、内收或过早负重等，也可移位，成为不稳定骨折。

（3）Garden分型：根据骨折近端正位X线平片上骨折移位程度分型，见表5-3-3。

表 5 – 3 – 3　股骨颈骨折的 Garden 分型

Garden 分型	含义
Ⅰ型	不完全骨折，骨的完整性部分中断
Ⅱ型	完全骨折但不移位或嵌插移位
Ⅲ型	完全骨折，部分移位且股骨头与股骨颈有接触
Ⅳ型	完全移位的骨折

3. 诊断

（1）中、老年人有跌倒受伤史，伤后感髋部疼痛，下肢活动受限，不能站立和行走，应怀疑股骨颈骨折。

（2）有时伤后并不立即出现活动障碍，仍能行走，但数天后髋部疼痛加重，逐渐出现活动后疼痛更重，甚至完全不能行走，提示受伤时可能为稳定骨折，发展为不稳定骨折而出现功能障碍。

（3）患肢外旋，一般在 45°~60°。若外旋畸形达到 90°，应怀疑有转子间骨折。

（4）很少出现髋部肿胀及瘀斑，可有局部压痛及轴向叩击痛。

（5）患肢短缩：①平卧位，由髂前上棘向水平画垂线，再由大转子与髂前上棘的垂线画水平线，构成 Bryant 三角，股骨颈骨折时，此三角底边较健侧缩短。②侧卧并半屈髋，由髂前上棘与坐骨结节之间画线，为 Nélaton 线，正常情况下，大转子在此线上，若大转子超过此线之上，表明大转子有向上移位。

（6）X 线检查是选择治疗方法的重要依据。需拍摄髋部正、侧位 X 线片。

4. 治疗

（1）术前处理

1）年龄过大，全身情况差，合并有严重心、肺、肾、肝等功能障碍不能耐受手术者，要尽早预防和治疗全身并发症，全身情况允许后尽早尽快手术治疗。

2）在待手术期，24 小时内能完成手术者可穿防旋鞋，不能完成手术者给予皮肤牵引或胫骨结节牵引，牵引重量为体重的 1/11 ~ 1/7。嘱其进行股四头肌等长收缩训练和踝、足趾的屈伸活动，避免静脉回流障碍或静脉血栓形成。

（2）手术方法：见表 5 – 3 – 4。

表 5 – 3 – 4　股骨颈骨折的手术方法

闭合复位内固定	复位成功后 3 枚空心拉力螺钉微创植入固定或动力髋螺钉固定，或者在股骨头有旋转时两者联合应用
切开复位内固定	手法复位失败、固定不可靠、青壮年的陈旧骨折不愈合，宜采用
人工关节置换术	①全身情况尚好，预期寿命比较长的 Garden Ⅲ、Ⅳ型股骨颈骨折的老年患者，选择全髋关节置换术。②全身情况差，合并症比较多，预期寿命比较短的老年患者，选择半髋关节置换术

三、股骨转子间骨折

1. 概述　转子间处于股骨干与股骨颈的交界处，是承受剪应力最大的部位。跌倒时，侧方倒地，大转子受到直接撞击，而发生转子间骨折。转子间是骨囊性病变的好发部位之一，也可发生病理性骨折。

2. 诊断

（1）受伤后转子区疼痛、肿胀、瘀斑和下肢不能活动。

（2）转子间压痛，下肢外旋畸形明显，可达90°，有轴向叩击痛。下肢短缩。

（3）X线可明确诊断。

3. 治疗 非手术治疗卧床时间较长，并发症多，死亡率高，近几年多主张早期手术治疗。内固定可采用 Gamma 钉、动力髋螺钉等。

四、股骨干骨折

1. 概述 股骨干是人体最粗、最长、承受应力最大的管状骨。需遭受强大暴力才能发生股骨干骨折。直接暴力易引起股骨干的横形或粉碎性骨折，同时伴广泛软组织损伤。间接暴力作用常导致股骨干斜形或螺旋形骨折，周围软组织损伤较轻。

2. 分类 见图5-3-3。

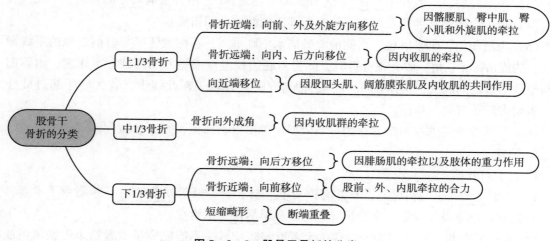

图5-3-3 股骨干骨折的分类

3. 临床表现和诊断

（1）根据受伤后出现的骨折特有表现，可临床诊断。在下1/3段骨折，骨折远端可能损伤腘动静脉和胫神经、腓总神经，应同时仔细检查远端肢体的血液循环及感觉、运动功能。

（2）全身情况的判断：单一股骨干骨折，可能出现休克前期表现，若合并多处骨折或双侧股骨干骨折，休克的可能性很大。

（3）正、侧位X线摄片。

4. 治疗 见表5-3-5。

表5-3-5 股骨干骨折的治疗

受伤人群	治疗
3岁以下儿童	垂直悬吊皮肤牵引。定时测量肢体长度和进行床旁X线检查，以免牵引力过大，导致过度牵引
3岁以上儿童	多用手术内固定，如弹性钉内固定。严重开放骨折，可用外固定架治疗
成人	多用手术内固定，如钢板、带锁髓内钉固定。严重开放性骨折，可用外固定架治疗

五、股骨远端骨折

1. 概述　股骨远端骨折包括：①股骨髁上骨折，指发生于股骨髁至股骨远端干骺端，即骨密质和骨松质移行部位的骨折。远端骨折块受腘绳肌和腓肠肌的牵拉而向后移位，有可能损伤血管和神经。②股骨髁间骨折，常称为T形或Y形骨折。③累及股骨远端关节面的股骨髁骨折。

2. 临床表现和诊断

（1）膝关节和股骨远端部位有肿胀、畸形和压痛，骨折端有异常活动和骨擦感。

（2）若大腿张力较高，应警惕筋膜隔室综合征的发生。

（3）少数可合并腘部血管、神经损伤。怀疑腘动脉损伤时，行多普勒超声检查，必要时行血管造影。

（4）拍摄股骨远端正、侧位X线平片；高能量创伤所致的股骨远端骨折，应同时拍摄骨盆X线平片。

3. 治疗　见表5 - 3 - 6。

表5 - 3 - 6　股骨远端骨折的治疗

治疗方式	说明
非手术治疗	已较少采用
手术治疗	绝大多数股骨远端骨折应采用手术治疗 （1）目的：解剖复位、坚强内固定和早期进行康复锻炼。 （2）常用内固定：①骨松质螺钉及支持钢板。②股骨髁解剖钢板。③股骨远端逆行带锁髓内钉。④95°角状钢板和动力髁螺钉，近年较少用

六、髌骨骨折

1. 概述　髌骨是人体最大的籽骨，与其周围的韧带、腱膜共同形成伸膝装置。常见的骨折类型：①直接暴力，如跌倒时跪地，髌骨直接撞击地面，发生骨折；常致髌骨粉碎性骨折。②由于肌肉的强力牵拉所致，如跌倒时，为防止倒地，股四头肌猛烈收缩以维持身体稳定，将髌骨撕裂；常致髌骨横形骨折。

2. 临床表现和诊断

（1）伤后膝关节前方疼痛，活动受限。

（2）患侧膝前肿胀、瘀斑，压痛明显，有时可触及骨折间隙。

（3）膝关节正、侧位X线检查。

3. 治疗

（1）无移位髌骨骨折：可用石膏托或支具治疗。膝关节伸直位固定4~6周，即可开始股四头肌等长收缩训练。6周后开始做膝关节主动屈伸活动训练

（2）有移位的横形骨折

1）移位在0.5cm以内：可采用非手术方法治疗。

2）超过 0.5cm 的分离：手术治疗，采用切开复位，克氏针钢丝张力带固定或钢丝捆扎固定，术后可早期膝关节活动。

（3）髌骨的上极或下极骨折

1）骨折块较大：切开复位，克氏针钢丝张力带固定或钢丝捆扎固定。

2）骨折块太小：可予以切除，用钢丝缝合重建髌韧带，术后伸直位固定 4~6 周。

（4）髌骨的粉碎性骨折

1）关节软骨面不平整：手术治疗，恢复关节面的平滑，复位后用钢丝环绕捆扎固定。术后膝关节伸直位固定 4~6 周。

2）严重粉碎性骨折：无法恢复髌骨软骨面完整性时，可摘除髌骨，修补韧带，术后 3~4 周开始进行功能锻炼。

七、髌骨脱位

髌骨脱位主要分为外伤性脱位和习惯性脱位。外伤性脱位多为直接暴力所致，习惯性脱位多与先天因素有关。X 线检查有助于诊断。治疗可采用手法复位和手术治疗（习惯性脱位常用）。

八、胫骨平台骨折

1. 概述 胫骨平台是膝的重要载荷结构，一旦发生骨折，使内、外平台受力不均，久而易发骨关节炎。胫骨平台骨折由间接暴力或直接暴力引起。

2. Schatzker 分型 是当前应用最广泛的分型，见表 5 – 3 – 7。

表 5 – 3 – 7 胫骨平台骨折的 Schatzker 分型

分型	特点	说明
Ⅰ型	外侧平台劈裂骨折，无关节面塌陷。骨折移位时常伴外侧半月板撕裂，或者向四周移位或半月板嵌入骨折间隙	年轻人多见
Ⅱ型	外侧平台劈裂，关节面塌陷	40 岁以上患者多见
Ⅲ型	外侧平台单纯压缩性骨折。压缩部分常位于关节中心部分	可以是稳定或不稳定骨折
Ⅳ型	胫骨内侧平台骨折	常合并膝关节脱位、血管损伤
Ⅴ型	双侧平台骨折	易合并血管神经损伤
Ⅵ型	双侧平台骨折加胫骨干与干骺端分离，X 线平片显示粉碎爆裂骨折	常合并膝部软组织严重损伤、筋膜隔室综合征和严重神经、血管损伤

3. 临床表现

（1）伤后膝部疼痛，膝关节肿胀和下肢不能负重等。

（2）膝关节主动、被动活动受限，胫骨近端和膝关节局部触痛。

（3）注意骨折部位软组织覆盖情况和神经、血管情况，尽早发现有无腘动脉损伤。

（4）注意患肢有无静息痛、被动牵拉相关肌肉诱发剧痛、小腿骨筋膜隔室紧张及足部感觉减弱等体征。

4. 影像学检查　见表5 – 3 – 8。

表5 – 3 – 8　胫骨平台骨折的影像学检查

检查方式	说明
X线摄片	正、侧位X线平片可诊断骨折。牵引下摄片有助于进一步明确病情
CT	了解骨折块移位和关节面塌陷的形态。必要时行断层CT扫描、三维CT检查
MRI	清楚显示损伤的半月板、韧带、关节软骨及关节周围软组织等改变，显示骨挫伤，判断病变严重程度
血管造影	用于怀疑血管损伤或存在不能解释的骨筋膜隔室综合征

5. 治疗

（1）无移位的胫骨平台骨折：下肢石膏托固定4~6周，即可进行功能锻炼。

（2）移位的胫骨平台骨折：必须解剖复位、坚强固定，有骨缺损时植骨填充，早锻炼晚负重。6~8周后逐渐开始活动，至骨折愈合后才可完全负重。

九、胫腓骨干骨折

1. 概述

（1）胫骨干横切面呈三棱形，在中、下1/3交界处变成四边形。在三棱形和四边形交界处是应力集中部位，易致骨折。

（2）胫骨位于皮下，骨折断端极易穿破皮肤，形成开放性骨折。

（3）胫骨的营养血管从胫骨干上、中1/3交界处入骨内，在中、下1/3处的骨折使营养动脉损伤，供应下1/3段胫骨的血循环明显减少，同时胫骨下1/3几乎无肌肉附着，由胫骨远端获得的血液供应很少，因此胫骨下1/3骨折愈合较慢，易发生骨折延迟愈合或不愈合。

（4）胫骨上1/3骨折时，可致胫后动脉损伤，可造成小腿下段的严重缺血或坏死。

（5）小腿的肌筋膜与胫骨、腓骨和胫腓骨间膜一起构成四个筋膜隔室。由于骨折后骨髓腔出血，或者肌肉损伤出血，或者因血管损伤出血，均可引起骨筋膜隔室综合征，导致肌肉缺血坏死。

（6）腓骨可承受1/6的负重。腓骨颈有移位的骨折可引起腓总神经损伤。

2. 分型　见图5 – 3 – 4。

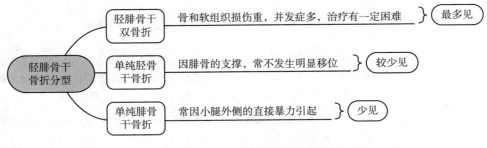

图5 – 3 – 4　胫腓骨干骨折分型

3. 治疗

（1）无移位的胫腓骨干骨折：采用石膏固定。

（2）有移位的胫腓骨干横形或短斜形骨折：采用手法复位，石膏固定。

（3）不稳定的胫腓骨干双骨折：采用微创或切开复位，可选择钢板螺钉或髓内针固定。若固定牢固，术后 4~6 周可扶双拐下地部分负重行走。

（4）软组织损伤严重的开放性胫腓骨干双骨折：彻底清创后，选用髓内针或外固定架固定，同时作局部皮瓣或肌皮瓣转移覆盖创面。

（5）单纯胫骨干骨折：用石膏固定 10~12 周后可下地活动。

（6）单纯腓骨干骨折：若不伴上、下胫腓联合分离，无须特殊治疗。为减少下地活动时疼痛，用石膏固定 3~4 周。

十、踝部骨折

1. 概述

（1）踝关节由胫骨远端、腓骨远端和距骨体构成。

（2）胫骨远端内侧突出部分为内踝，后缘呈唇状突起为后踝，腓骨远端突出部分为外踝。外踝与内踝不在同一冠状面上，较内踝略偏后，外踝远端较内踝远端低 1.0~1.5cm，偏后 1cm。

（3）内踝、外踝和胫骨下端关节面构成踝穴，包容距骨体。距骨体前方较宽，后方略窄，在跖屈时，距骨体与踝穴的间隙增大，因而活动度增大，使踝关节相对不稳定，这是踝关节在跖屈位容易发生损伤的解剖因素。

（4）与踝穴共同构成关节的距骨滑车关节面约有 2/3 与胫骨下端关节面接触，是人体负重的主要关节之一。在负重中期，关节面承受的压力约为体重的 2 倍；在负重后期则可达 5 倍，这也是踝关节容易受伤、发生骨关节炎的原因之一。

（5）踝部骨折多由间接暴力引起，大多数是在踝跖屈时扭伤发生。

2. 临床分型 见表 5－3－9。

表 5－3－9　踝部骨折的临床分型

分型		特点
Ⅰ型	内翻内收型	踝关节在极度内翻位受伤时（旋后），暴力作用最终可引起胫腓下韧带平面以下的外踝骨折，内踝自下而上的斜形骨折
Ⅱ型	外翻外展型	均为三踝骨折。下胫腓韧带完整，不发生踝关节脱位
	内翻外旋型	
Ⅲ型	外翻外旋型	踝关节遭受外翻（旋前）暴力时，内侧副韧带紧张，导致内踝撕脱骨折；若暴力作用不衰减，可导致下胫腓联合分离、下胫腓韧带平面以上腓骨的斜形或粉碎性骨折，有时发生高位腓骨骨折
垂直压缩型（Pilon 骨折）		常为高处跌落时胫骨下端受距骨垂直方向的暴力，导致塌陷型骨折。中心部位压缩常伴腓骨下端的粉碎性骨折或斜形骨折

3. 临床表现和诊断

（1）踝部肿胀明显，瘀斑，内翻或外翻畸形，活动障碍。可在骨折处扪及局限性压痛。

（2）踝关节正位、侧位 X 线平片，有助于诊断。对Ⅲ型骨折，若腓骨近端有压痛，应补充拍摄 X 线平片。

4. 治疗　按一般的原则，先手法复位外固定，失败后则采用切开复位内固定。

（1）无移位的和无下胫腓联合分离的单纯内踝或外踝骨折：在踝关节内翻（内踝骨折时）或外翻（外踝骨折时）位石膏固定 6~8 周，固定期间可行邻近关节功能锻炼。

（2）有移位的内踝或外踝单纯骨折：应切开复位，骨松质螺钉内固定。下胫腓联合分离常在内、外踝损伤时出现，应首先复位、固定骨折，才能使下胫腓联合复位。

（3）不同分型的处理：见表 5 - 3 - 10。

表 5 - 3 - 10　踝部骨折不同分型的处理

分型	处理
Ⅰ型骨折	为双踝骨折，一般均应行切开复位，松质骨螺钉、钢板内固定
Ⅱ型骨折	内踝骨折行骨松质螺钉内固定，外踝骨折行钢板固定。影响胫骨 1/4~1/3 关节面的后踝骨折，行骨松质螺钉或支撑钢板内固定
Ⅲ型骨折	内踝行切开复位、内固定，外踝或腓骨骨折行钢板螺钉内固定，固定腓骨是保证胫腓下端稳定性的重要方法
垂直压缩型骨折	多切开复位内固定，将压缩塌陷部位复位后遗留的骨缺损用自体骨松质或人工骨充填

十一、跟骨骨折

1. 概述　高处坠落，足跟着地是跟骨骨折的主要原因，常导致跟骨压缩或劈裂。

2. 临床表现和诊断

（1）在坠落伤后出现跟部疼痛、肿胀、皮下瘀斑，足底扁平及局部畸形，不能行走。跟部有局限性压痛，跟骨横径较健侧增宽。

（2）踝关节正位、侧位和跟骨轴位 X 线平片。

（3）注意髋部、脊柱的临床症状并行 X 线摄片。

3. 治疗

（1）非手术治疗：适用于无移位的或无明显移位的跟骨关节内骨折，以及明显移位但高龄或合并严重内科疾病的患者，给予石膏或支具固定 4~6 周，主动活动下肢诸关节。10 周左右可开始扶拐部分负重行走，12 周后可完全负重。伤后 4 个月可逐渐恢复工作。

（2）闭合撬拨复位疗法：侧位及轴位 X 线透视，位置满意后，克氏针及石膏固定。6 周后去除克氏针和石膏，练习踝关节活动。

（3）切开复位内固定术：手术指征是后关节面移位明显的骨折、跟骨结节水平（鸟嘴形）骨折。关节面骨折块无明显移位，但跟骨体骨折移位较大，也应切开复位内固定。

（4）微创切开复位解剖钢板、骨栓加压内固定。

（5）关节融合术：对严重粉碎性骨折，手术难以达到关节面解剖复位，非手术治疗又极有可能遗留跟骨畸形者，在恢复跟骨外形的同时，可行距下关节融合。

十二、距骨骨折

距骨骨折通常为高能损伤，距骨颈骨折多见。距骨颈骨折，对血供破坏较大，容易发生缺血性骨坏死。诊断可结合外伤史，症状和体征，踝关节正侧斜位 X 片、CT 三维重建等。治疗原则为尽量达到解剖复位，达到关节活动生物力学要求。

十三、跖骨骨折

1. 概述　第 1 跖骨最粗大，发生骨折的机会较少；第 2~4 跖骨发生骨折机会最多。第 5 跖骨基底是骨松质，常因腓骨短肌猛烈收缩而发生骨折。

2. 跖骨基底骨折　①应紧急手法复位，石膏外固定。若手法复位失败，经跖骨头下方打入髓内针，通过骨折断端直到跗骨做内固定。②单纯的第 5 跖骨基底骨折，在足外翻位用支具或石膏固定 4~6 周，即可进行功能锻炼。

3. 跖骨干骨折　①第 2~4 跖骨的单一跖骨干骨折，休息 3~4 周即可下地活动。②移位的多个跖骨干骨折，先行手法复位，若不成功则切开复位，经跖骨头下方打入髓内针固定 4~6 周。

4. 跖骨颈骨折　①先试行手法复位。②若复位失败，切开复位，交叉克氏针内固定，4~6 周后可拔出克氏针；骨愈合牢固后负重行走。

十四、趾骨骨折

1. 概述　趾骨骨折多为直接暴力损伤。重物打击伤常致粉碎性或纵形骨折，同时合并趾甲损伤，开放骨折多见。踢撞硬物致伤多发生横形或斜形骨折。

2. 治疗

（1）无移位的趾骨骨折：石膏托固定，2~3 周即可带石膏行走，6 周去石膏行走。

（2）有移位的单个趾骨骨折：行手法复位。

（3）多数趾骨骨折复位后，用超过足趾远端的石膏托固定 2~3 周即可进行功能训练。

（4）注意纠正旋转及跖侧成角畸形。

十五、跟腱断裂

1. 概述　跟腱损伤是常见损伤。可由直接暴力和间接暴力（较为常见）作用引起，后者主要是肌肉的猛烈收缩，如不恰当的起跳、落地姿势不当等。玻璃、刀等切割致伤，常为污染较轻的开放损伤。

2. 临床表现和诊断

（1）受伤时可听到跟腱断裂的响声，立即出现跟部疼痛、肿胀、瘀斑，行走无力，不能提踵。

（2）在跟腱断裂处有压痛，扪及凹陷、空虚感。部分损伤者伤后功能障碍不明显。

（3）超声检查可探到跟腱损伤的部位、类型。

3. 治疗

（1）闭合性跟腱断裂

1）部分断裂：于踝关节悬垂松弛位石膏固定 4~6 周，加强功能训练。

2）完全断裂：早期手术。术后在屈膝和踝关节跖屈位用石膏固定，4~6 周后功能训练。

（2）开放性跟腱损伤：早期清创，修复跟腱。若皮肤缝合有张力，可用皮瓣转移覆盖跟腱。

（3）陈旧性跟腱完全断裂：手术治疗。

十六、膝关节半月板损伤

1. 概述

（1）研磨力量是导致半月板破裂的主要原因。膝关节半屈曲时，股骨髁与半月板的接触面缩小，由于重力影响，半月板的下面与胫骨平台的接触比较固定，这时膝关节猛烈的旋转所产生的研磨力量会使半月板发生破裂。半蹲或蹲位工作，也易发生半月板损伤。

（2）半月板损伤的 4 个必须因素：膝半屈、内收或外展、重力挤压和旋转力量。

2. 半月板撕裂的类型
①纵形撕裂。②水平撕裂。③斜形撕裂。④横形撕裂，亦即放射状撕裂。⑤变异型撕裂，包括瓣状撕裂、复合撕裂和退行性改变半月板的撕裂。纵行撕裂的走向平行于半月板边缘，穿过半月板全层的纵行撕裂会产生可移动的内侧撕裂瓣片，如果内侧撕裂瓣片移位进入髁间窝，常称为"桶柄状撕裂"。

3. 临床表现

（1）多见于运动员与体力劳动者，男性多于女性。部分急性损伤者有外伤病史，慢性损伤者无明确外伤史。盘状半月板也是易发因素。

（2）主要临床表现为膝关节内外侧间隙疼痛，可伴有卡锁。膝关节受伤后随即出现疼痛，如果半月板损伤发生在红区则可能出现关节积血，而无血运区损伤则不会出现急性关节内积血，一般是第 2 天出现肿胀，积液性质多为淡黄色透明关节液。

（3）急性期过后，关节肿胀可能不明显，关节功能恢复，但患者可能出现关节活动时疼痛、不适，或者活动时关节间隙弹响感，如前角撕裂者在屈伸膝关节时可以感到膝眼处弹响感。有时在活动时可听到关节内响声，关节便不能活动，即发生关节卡锁。卡锁发生后反复轻微活动小腿，可以解除卡锁，解锁后关节又可恢复活动度。

4. 特殊试验
没有一个试验是诊断膝关节半月板损伤的唯一依据，应综合诊断。

（1）过伸试验：膝关节完全伸直并轻度过伸时，半月板破裂处受牵拉或挤压而产生疼痛。

（2）过屈试验：将膝关节极度屈曲，破裂的后角被卡住而产生疼痛。

（3）半月板回旋挤压试验（McMurray 试验）

1）患者仰卧，患膝完全屈曲，检查者一手放在关节间隙处做触诊，另一手握住足跟后，在对膝关节联合施加外旋和外翻应力的同时，逐渐伸直膝关节，出现疼痛提示外侧半月板撕裂。检查内侧半月板撕裂时需联合施加内旋和内翻应力。

2）半月板撕裂检查的典型"弹响"：见图 5-3-5。

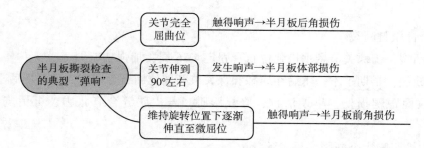

图 5 - 3 - 5　半月板撕裂检查的典型"弹响"

（4）研磨试验（Apley 试验）：患者俯卧，膝关节屈曲成 90°，检查者将小腿用力下压，并且做内旋和外旋运动，使股骨与胫骨关节面之间发生摩擦，若外旋产生疼痛，提示为内侧半月板损伤。此后将小腿上提，并做内旋和外旋运动，如外旋时引起疼痛，提示为内侧副韧带损伤。

（5）蹲走试验：主要检查半月板后角有无损伤。仅适用于检查青少年患者。

5. 辅助检查

（1）X 线平片：不能显示半月板形态，主要用来排除膝关节其他病变与损伤。

（2）MRI：可清晰显示出有无半月板变性、撕裂，有无关节积液与韧带损伤。准确性不及关节镜检查。

（3）关节镜检查：可发现影像学检查难以察觉的半月板损伤，同时发现有无交叉韧带、关节软骨和滑膜病变。关节镜既可诊断，还可行手术操作。

6. 治疗

（1）急性半月板损伤：用长腿石膏托固定 4 周。有积血者，可于局部麻醉下抽尽后加压包扎。急性期过后可开始股四头肌锻炼。症状不能消除者考虑手术治疗。

（2）关节镜手术：①半月板撕裂诊断明确者，目前主张在关节镜下进行手术。②边缘分离的半月板可以缝合，易交锁的撕裂的半月板瓣片可局部切除，有条件缝合的也可修复。破碎不堪的半月板也可在镜下全部摘除。③创伤小，对关节激惹少，术后恢复快。

十七、膝关节韧带损伤

1. 概述

（1）膝关节的韧带中以内侧副韧带最为重要。

（2）前交叉韧带起自股骨髁间窝外侧面（即股骨外侧髁的内侧面）的后部，向前内下方止于胫骨髁间嵴的前方。当膝关节完全屈曲和内旋胫骨时，此韧带牵拉最紧，防止胫骨向前移动。

（3）后交叉韧带起自股骨髁间窝的内侧面（即股骨内侧髁的外侧面），向后下方止于胫骨髁间嵴的后方。膝关节屈曲时可防止胫骨向后移动。

（4）损伤机制：见表 5 - 3 - 11。

表 5 - 3 - 11　膝关节韧带损伤的损伤机制

损伤部位	机制
内侧副韧带	为膝外翻暴力所致，多见于运动创伤，如足球、滑雪
外侧副韧带	主要为膝内翻暴力所致。因外侧髂胫束比较强大，单独外侧副韧带损伤少见，常合并腓骨小头骨折。暴力强大时，髂胫束和腓总神经可损伤
前交叉韧带	可为膝关节伸直位内翻损伤和屈曲位外翻损伤。一般很少单独损伤，常合并内、外侧副韧带与半月板损伤；膝关节过伸时，可单独损伤前交叉韧带
后交叉韧带	主要为来自前方的使胫骨上端后移的暴力所致。常与前交叉韧带同时损伤，单独后交叉韧带损伤更为少见

2. 临床表现与诊断

（1）有外伤病史。以青少年多见，男性多于女性，以运动员最为多见。

（2）受伤时有时可听到韧带断裂的响声。膝关节处出现肿胀、压痛与积血，肌痉挛，患者不敢活动膝部，膝关节处于强迫体位。

（3）膝关节侧副韧带的断裂处有明显压痛点，有时可扪及蜷缩的韧带断端。

3. 特殊试验　见表 5 - 3 - 12。

表 5 - 3 - 12　膝关节韧带损伤的特殊试验

名称	方法
侧方应力试验	在膝关节完全伸直位与屈曲 30°位置下做被动膝内翻与膝外翻动作，并与对侧进行比较。如有疼痛或发现内翻、外翻角度超出正常范围并有弹跳感时，提示有侧副韧带扭伤或断裂
抽屉试验	膝关节屈曲 90°，检查者固定患者足部，用双手握住胫骨上段做拉前和推后动作，并注意胫骨结节前后移动的幅度。前移增加表示前交叉韧带断裂；后移增加表示后交叉韧带断裂
拉赫曼（Lachman）试验	患者屈膝 20°～30°，检查者一手握住股骨远端，另一手握住胫骨近端，对胫骨近端施加向前的应力，可感觉到胫骨前向移动，并评定终点的软硬度，与对侧膝关节进行比较。此试验比抽屉试验阳性率高
轴移试验	用来检查前交叉韧带断裂后出现的膝关节不稳定。患者侧卧，检查者一手握住足踝部，另一手在膝外侧并对腓骨头向前施力，使患者充分伸膝，内旋外翻胫骨，然后缓慢屈曲膝关节，至屈曲 20°～30°位时突然出现错动与弹跳，为阳性。提示前外侧旋转不稳定

4. 辅助检查

（1）普通 X 线平片只能显示撕脱的骨折块。应力位 X 线平片，可明确有无内、外侧副韧带损伤。在 X 线平片上，一般内、外侧间隙相差 4mm 以下为轻度扭伤，4～12mm 为部分断裂，12mm 以上为完全断裂，可能还合并前交叉韧带损伤。

（2）MRI 可清晰地显示出前、后交叉韧带的情况，还可发现韧带结构损伤与隐匿的骨折线。

（3）关节镜对诊断交叉韧带损伤十分重要。

5. 治疗 见表 5 – 3 – 13。

表 5 – 3 – 13 膝关节韧带损伤的治疗

损伤部位	治疗
内侧副韧带	①扭伤或部分性断裂可保守治疗，用长腿管型石膏固定4~6周。②完全断裂者，应及早修补。如同时伴半月板损伤与前交叉韧带损伤，也应术中同时处理
外侧副韧带	断裂者应立即手术修补
前交叉韧带	①完全断裂者目前主张在关节镜下行韧带重建手术，可选用自体骨 – 髌韧带 – 骨、自体半腱肌股薄肌肌腱、异体肌腱或人工韧带作为移植材料。②如伴有髁间嵴骨折，骨折片抬高移位 >2mm，应行螺钉固定
后交叉韧带	对断裂者，目前偏向于在关节镜下早期修复重建

十八、踝部扭伤

1. 概述

（1）踝关节关节囊纤维层增厚形成韧带，踝关节韧带见图 5 – 3 – 6。

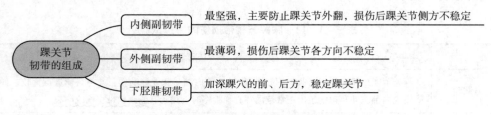

图 5 – 3 – 6 踝关节韧带的组成

（2）下台阶或在高低不平的路上行走时，踝关节处于跖屈位，若遭受内翻或外翻暴力，使踝部韧带受过度牵拉，可致韧带部分损伤或完全断裂，也可致韧带被拉长，撕脱骨折，踝关节或下胫腓联合半脱位、全脱位。

2. 临床表现和诊断

（1）踝部扭伤后出现疼痛，肿胀，皮下瘀斑，活动踝关节疼痛加重，伤处有局限性压痛点，踝关节跖屈位加压，使足内翻或外翻时疼痛加重，应诊断为踝部韧带损伤。

（2）在加压、极度内翻位行踝关节正位 X 线摄片，可发现外侧关节间隙显著增宽，或者在侧位片上发现距骨向前半脱位，多为外侧副韧带完全损伤。

（3）踝关节正、侧位 X 线摄片可发现撕脱骨折。

3. 治疗

（1）急性损伤应立即冷敷。48 小时后可局部理疗。

（2）韧带部分损伤或松弛：在踝关节背屈 90°位，极度内翻位（内侧副韧带损伤时）或外翻位（外侧副韧带损伤时）石膏固定，或者用宽胶布、绷带固定 2~3 周。

（3）韧带完全断裂合并踝关节不稳定，或者有小的撕脱骨折片：采用石膏固定 4~6 周。若骨折片进入关节，可切开复位，固定骨折片，或者直接修复断裂的韧带；术后用石膏固定 3 ~

4周。

（4）反复损伤导致韧带松弛、踝关节不稳定：宜采用自体肌腱转移或异体肌腱移植修复重建踝稳定性。后期慢性不稳定，踝关节脱位、骨关节炎者经保守治疗无效，可行手术治疗。

第四节 脊柱及骨盆骨折

一、脊柱骨折

1. 概述 脊柱骨折以胸腰段骨折最多见。从解剖结构和功能上可将整个脊柱分成前、中、后三柱。前柱：椎体的前2/3，纤维环的前2/3和前纵韧带；中柱：椎体的后1/3，纤维环的后1/3和后纵韧带；后柱：后关节囊，黄韧带，骨性神经弓，棘上韧带，棘间韧带和关节突。

2. 颈椎骨折分类 见表5-4-1。

表5-4-1 颈椎骨折分类及其特点

类型	特点
屈曲型损伤	表现为前柱压缩、后柱牵张损伤。常见压缩性骨折、骨折-脱位（多有颈髓损伤）
垂直压缩型损伤	颈椎处于直立位时受到垂直应力打击所致，无过屈或过伸力量。如杰斐逊（Jefferson）型寰椎骨折（寰椎的前、后弓双侧骨折）、爆裂性骨折（为C_{3-7}椎体粉碎性骨折）
过伸损伤	①无骨折-脱位的过伸损伤，可造成脊髓中央管周围损伤，严重者脊髓完全损伤。②枢椎椎弓骨折（又称缢死者骨折）
齿状突骨折	Ⅰ型：齿状突尖端撕脱骨折。Ⅱ型：齿状突基部、枢椎体上方骨折。Ⅲ型：枢椎体上部骨折，可累及一侧或为双侧枢椎上关节突

3. 胸腰椎骨折分类

（1）按骨折稳定性分类：①稳定骨折。如轻度和中度压缩性骨折，脊柱的后柱完整，以及单纯横突、棘突和椎板的骨折。②不稳定骨折。如三柱中有两柱骨折；爆裂性骨折，以及累及前、中、后三柱的骨折-脱位。

（2）按骨折形态分类：见表5-4-2。

表5-4-2 胸腰椎骨折按骨折形态的分类及其特点

分类	特点
压缩性骨折	椎体前方受压缩楔形变。一般为稳定骨折
爆裂性骨折	椎体呈粉碎性骨折，骨折块可压迫脊髓、神经。X线平片和CT可见椎体前后径和横径均增加，两侧椎弓根距离加宽，椎体高度减小
Chance骨折	可经椎体、椎弓及棘突的横向骨折，也可是前后纵韧带-椎间盘-后柱韧带复合体的损伤
骨折-脱位	脊柱的三柱骨折，可以是椎体向前或向后或横向移位。可伴关节突关节脱位或骨折

4. 临床表现和诊断

（1）有明显的外伤史。

（2）主要临床症状：①局部疼痛。②站立及翻身困难。③腹膜后血肿刺激腹腔神经丛，使肠蠕动减弱。常出现腹痛、腹胀，甚至肠麻痹症状。④如有瘫痪，则表现为四肢或双下肢感觉、运动障碍。

（3）注意是否合并有颅脑、胸、腹和盆腔脏器的损伤。

（4）体征：包括体位、压痛、畸形、感觉、肌力、反射等。

（5）影像学检查：包括 X 线平片、CT、MRI（疑有脊髓、神经损伤或椎间盘与韧带损伤）等。

5. 急救搬运

（1）一人抬头，一人抬脚或搂抱：该搬运法十分危险，会增加脊柱的弯曲程度，可能将碎骨片向后挤入椎管内，加重脊髓损伤。

（2）正确方法：采用担架、木板或门板运送。先使伤员双下肢伸直，担架放在伤员一侧，搬运人员用手将伤员平托至担架上；或者采用滚动法，使伤员保持平直状态，成一整体滚动至担架上。注意保持伤员颈部的稳定性，以免加重颈脊髓损伤。

6. 治疗

（1）Jefferson 骨折：可行 Halo 架固定 12 周或颅骨牵引治疗。骨折移位明显者需手术。

（2）寰枢椎脱位：可压迫颈脊髓。属于不稳定性损伤，在牵引复位后行寰枢椎融合术。

（3）齿状突骨折：Ⅰ型、Ⅲ型和没有移位的Ⅱ型骨折，一般行非手术治疗，用 Halo 架固定 6~8 周，Ⅲ型骨折固定 12 周。Ⅱ型骨折如移位超过 4mm，一般主张手术治疗。

（4）枢椎椎弓根骨折：无移位者行牵引或 Halo 架固定 12 周。若椎体向前移位，行颅骨牵引复位、植骨融合内固定。

（5）下颈椎（$C_{3~7}$）损伤

1）压缩性骨折：最常见于 $C_{4~5}$ 或 $C_{5~6}$ 节段。椎体压缩小于 1/3，可行头颈胸支具固定 8~12 周；大于 1/3 的不稳定骨折，行骨折椎体次全切除，植骨融合内固定。

2）爆裂性骨折：应行前路手术，骨折椎体次全切除，植骨融合内固定。

3）骨折-脱位：具体如下。①无椎间盘突出：a. 颅骨牵引复位及前路椎间融合。b. 后路切开复位固定术。②合并急性椎间盘突出：先行前路椎间盘切除和植骨融合内固定，再行后路切开复位内固定。

4）颈椎过伸性损伤：椎管狭窄患者常行后路椎板成形术扩大椎管容积。

（6）胸腰椎损伤：胸腰椎骨折分型和严重程度评分（TLICS）大于等于 5 分者，建议手术治疗；小于等于 3 分者建议非手术治疗；等于 4 分者既可手术，也可非手术治疗。高龄骨质疏松患者轻微外伤引起的骨质疏松性压缩性骨折，临床上多选择微创手术治疗。

二、脊髓损伤

1. 临床表现

（1）脊髓震荡：损伤平面以下感觉、运动及反射完全消失或大部分消失。一般经过数小时至数天，感觉和运动开始恢复，不留任何神经系统后遗症。

（2）不完全性脊髓损伤：损伤平面以下保留某些感觉和运动功能，其临床表现见表5-4-3。

表5-4-3　不完全性脊髓损伤的分类及临床表现

分类	临床表现
前脊髓综合征	四肢瘫痪，下肢瘫痪重于上肢瘫痪，但下肢和会阴部仍保持位置觉和深感觉，有时保留浅感觉。预后为不完全性损伤中最差者
后脊髓综合征	脊髓受损平面以下运动功能和痛温觉、触觉存在，深感觉全部或部分消失
脊髓中央管 周围综合征	损伤平面以下的四肢瘫，上肢重于下肢，没有感觉分离
布朗-塞卡 （Brown-Séquard）综合征	又称脊髓半切综合征。损伤平面以下同侧肢体的运动及深感觉消失，对侧肢体痛觉和温觉消失

（3）完全性脊髓损伤：脊髓实质完全性横贯性损害，损伤平面以下的最低位低段感觉、运动功能完全丧失，包括肛门周围的感觉和肛门括约肌的收缩运动丧失，称为脊髓休克期。2~4周后逐渐演变成痉挛性瘫痪，表现为肌张力增高，腱反射亢进，并出现病理性锥体束征。

1）胸段脊髓损伤：表现为截瘫。

2）颈段脊髓损伤：表现为四肢瘫。上颈椎损伤的四肢瘫均为痉挛性瘫痪。下颈椎损伤的四肢瘫在上肢表现为弛缓性瘫痪，下肢仍为痉挛性瘫痪。

（4）脊髓圆锥损伤：可见于第12胸椎和第1腰椎骨折。表现为会阴部（鞍区）皮肤感觉缺失，括约肌功能丧失致大小便不能控制和性功能障碍，双下肢的感觉和运动仍正常。

（5）马尾神经损伤：损伤平面以下弛缓性瘫痪，有感觉及运动功能障碍，性功能障碍，括约肌功能丧失，肌张力降低，腱反射消失，没有病理性锥体束征。

2. 辅助检查　X线摄片和CT检查为脊髓损伤最常规的检查手段，可发现损伤部位的脊柱骨折或脱位。MRI可了解脊髓受压程度，观察脊髓信号强度及改变范围和脊髓萎缩情况等。躯体感觉诱发电位（SEP）检查和运动诱发电位（MEP）检查可了解脊髓的功能状况。

3. 并发症

（1）呼吸衰竭与呼吸道感染。应做气管切开：①上颈椎损伤。②出现呼吸衰竭者。③呼吸道感染痰液不易咳出者。④已有窒息者。

（2）泌尿生殖道的感染与结石。

（3）压疮：最常见于骶部、股骨大转子、髂嵴和足跟等处。

（4）体温失调：颈脊髓损伤后，自主神经系统功能紊乱所致。

4. 治疗

（1）非手术治疗：对受伤在8小时以内者，可选甲泼尼龙冲击治疗。高压氧治疗，一般伤后4~6小时内应用。其他药物包括自由基清除剂、改善微循环药物、兴奋性氨基酸受体阻断药等。

（2）手术治疗：只能解除对脊髓的压迫和恢复脊柱的稳定性，目前还无法使损伤的脊髓恢复功能。指征：①脊柱骨折-脱位有关节突交锁者。②脊柱骨折复位不满意，或者仍有脊柱不稳定因素存在者。③影像学显示有碎骨片突入椎管内压迫脊髓者。④截瘫平面不断上升，提示椎管内有活动性出血者。

三、骨盆骨折

1. 分类

（1）按骨折部位分类：骨盆边缘撕脱性骨折、髂骨翼骨折、骶尾骨骨折、骨盆环骨折。

（2）按骨盆环的稳定性分类（Tile 分型）：A 型，稳定（后环完整）；B 型，部分稳定（旋转不稳定，但垂直稳定；后环不完全性损伤）；C 型，旋转、垂直均不稳定（后环完全损伤）。

（3）按暴力方向分类：侧方挤压损伤、前后挤压损伤、垂直剪切损伤、混合暴力损伤。

2. 临床表现和诊断

（1）多有强大暴力外伤史。

（2）局部肿胀、皮肤擦伤或皮下瘀血，活动受限。会阴部瘀斑是耻骨和坐骨骨折的特有体征。

（3）骨盆挤压分离试验阳性。

（4）肢体长度不对称：测量胸骨剑突与两髂前上棘之间的距离，向上移位的一侧长度变短，也可测量脐孔与两侧内踝尖端之间的距离。

（5）常用 X 线检查，但骶髂关节以 CT 检查更清晰。CT 三维重建更立体直观。

3. 合并症　见表 5 - 4 - 4。

表 5 - 4 - 4　骨盆骨折的合并症及其表现

合并症	表现
腹膜后大血肿	骨盆各骨多为骨松质，邻近有较多动脉及静脉丛，骨折时可引起广泛出血，导致休克。腹膜后间隙组织结构疏松，可形成腹膜后血肿
盆腔内脏器损伤	包括膀胱、尿道损伤与直肠损伤。耻骨支骨折移位易引起尿道损伤、会阴部撕裂，可造成直肠损伤或阴道壁撕裂
神经损伤	主要是腰骶神经丛与闭孔神经损伤
脂肪栓塞与静脉栓塞	盆腔内静脉丛破裂可引起脂肪栓塞

4. 骨盆骨折急救处理

（1）监测血压和脉搏：脉搏变化比血压变化更敏感、更快。

（2）快速建立输血补液通道：补液通道建立于上肢或颈部。

（3）视病情及早完成 X 线和 CT 检查，并检查有无其他合并损伤。

（4）嘱患者排尿，如为血尿，表示有肾或膀胱损伤。如不能自主排尿，应行导尿。插入尿管后如无法导出尿液，可于膀胱内注入无菌生理盐水后再予以抽出，注入多抽出少提示有膀胱破裂可能。尿道口流血，导尿管难以插入膀胱内提示有后尿道断裂。

（5）诊断性腹腔穿刺：有腹膜刺激症状者可行穿刺。如抽出不凝血，提示腹腔内脏器破裂的可能。阴性结果不能否定腹腔内脏器损伤可能。

（6）超声检查：可作为腹、盆腔脏器损伤的筛查方法。

5. 治疗措施

（1）应根据全身情况决定治疗步骤。在进行腹腔手术时，切勿打开腹膜后血肿。

（2）重度骨盆骨折送入外科监护室治疗。

1）血流动力学不稳定的，应抗休克治疗，危及生命的合并症应首先处理。

2）会阴与直肠撕裂必须及时修补，女性患者必要时可用阴道纱布填塞，行阴道止血并行横结肠造瘘术。

3）对腹膜后出血，应密切观察，进行输血、补液。

4）对于骨盆开书样损伤，应急诊行骨盆兜、床单或外固定架固定。

5）若低血压经快速输血后仍未好转，血压不能维持时，可做急诊介入治疗，做单侧或双侧髂内动脉栓塞。如没有造影条件而患者又无法转运时，则直接进行骨盆填塞以抢救生命。

（3）骨盆骨折本身的处理

1）骨盆边缘性骨折：髂前上、下棘撕脱骨折可于髋、膝屈曲位卧床休息3~4周；坐骨结节撕脱骨折，则在卧床休息时采用大腿伸直、外旋位。只有极少数骨折片翻转移位明显者才需手术处理。髂骨翼部骨折只需卧床休息3~4周，即可下床活动；但也有主张对移位者复位后采用长螺钉或钢板螺钉内固定。

2）骶尾骨骨折：①骶骨有明显移位者需手术治疗，无移位者可采用非手术治疗，以卧床休息为主，骶部垫气圈或软垫。②有移位的尾骨骨折，可将手指插入肛门内，将骨折片向后推挤复位，但易再移位。③陈旧性尾骨骨折疼痛严重者，可在尾骨周围局部注射糖皮质激素。

3）单纯性耻骨联合分离：较轻者可用骨盆兜悬吊固定，但不宜用于侧方挤压力量所致的耻骨支横形骨折。耻骨联合分离 >2.5cm 者，目前多主张手术治疗。

4）骨盆环双处骨折伴骨盆环断裂：对于不稳定的骨盆环骨折（Tile B 型、C 型），多采用手术复位及钢板螺钉内固定，必要时辅以外支架固定。骶髂关节脱位及骶骨骨折可采用 X 线监视下经皮骶髂螺钉固定。

第五节　腰腿痛及肩颈痛

考点直击

【病历摘要】

男，50岁。左肩、上臂、前臂外侧放射痛3个月。

患者3个月来无明显诱因出现左肩、上臂、前臂外侧放射痛，活动上肢时疼痛加重，无低热、盗汗，无心悸、气短。发病以来，精神和食欲缺乏，大便正常，未测体重。既往体健。无高血压、冠状动脉粥样硬化性心脏病、糖尿病病史。否认传染病接触史。无手术、外伤史。无烟酒嗜好。无遗传病家族史。

查体：体温 36.6℃，脉搏 78 次/分，呼吸 18 次/分，血压 110/66mmHg。神志清楚，浅表淋巴结未触及肿大。双肺呼音清，未闻及干、湿啰音。心界不大，心率 78 次/分，律齐，各瓣膜听诊区未闻及杂音。腹平软，无压痛，肝脾肋下未触及，移动性浊音（－）。肩关节活动正常，四肢关节无肿胀，上肢感觉及肌力均正常。Eaton 试验和椎间孔挤压试验（Spurling 试验）阳性。

实验室检查：血常规示血红蛋白 110g/L，红细胞 4.5×10^{12}/L，白细胞 4.2×10^{9}/L，中性粒细胞 0.65，血小板 185×10^{9}/L。

【病例分析】

1. 诊断　神经根型颈椎病。

2. 诊断依据　①中年男性，左肩、上臂、前臂外侧放射痛 3 个月。②四肢关节无肿胀，上肢感觉及肌力均正常，Eaton 试验和 Spurling 试验阳性。③血常规正常。

3. 鉴别诊断　①胸廓出口综合征。②肘管综合征。③粘连性肩关节囊炎。④脊髓型颈椎病。

4. 进一步检查　① X 线摄片。②颈椎 CT 或 MRI。

5. 治疗原则　①颈椎牵引、颈部制动、颈部理疗等物理治疗，改善不良工作体位。②非甾体抗炎药、肌肉松弛药、神经营养药等药物治疗。③必要时手术治疗。

一、颈椎病

1. 概述　颈椎运动范围大、易受劳损的节段最易发病，如 $C_{5\sim6}$ 最常见，$C_{4\sim5}$ 及 $C_{6\sim7}$ 次之。病因：①颈椎间盘退行性改变：是颈椎病发生和发展的最基本原因。②损伤。③颈椎发育性椎管狭窄。

2. 临床表现

（1）神经根型颈椎病：发病率最高。

1）开始多为颈肩痛，短期内加重，并向上肢放射，范围根据受压神经根不同而表现在相应皮节。可有皮肤麻木、感觉过敏等异常，上肢肌力下降、手指动作不灵活。① $C_{5\sim6}$ 椎间盘病变：压迫 C_6 神经根。沿上臂和前臂外侧向远端放射痛至拇指和示指，拇指尖。手背第 1 背侧骨间肌处麻木。肱二头肌肌力和肱二头肌反射减弱。② $C_{6\sim7}$ 椎间盘病变：压迫 C_7 神经根。沿上臂和前臂背侧中央向远端放射痛至中指，亦可至示指和环指。肱三头肌肌力和肱三头肌反射减弱。

2）患侧颈部肌痉挛、压痛，患肢上举、外展和后伸受限，臂丛牵拉试验、压头试验阳性。

（2）脊髓型颈椎病：为最严重的类型。

1）出现上肢或下肢麻木无力、僵硬、双足踩棉花感、束带感，双手精细动作障碍。后期可出现大小便功能障碍。

2）可有感觉障碍平面，肌力减退，四肢腱反射活跃或亢进，而浅反射减弱或消失。霍夫曼（Hoffmann）征、巴宾斯基（Babinski）征等病理征可阳性。

（3）椎动脉型颈椎病

1）椎－基底动脉供血不全：出现头晕、恶心、耳鸣、偏头痛等症状，或者转动颈椎时突发眩晕而猝倒。

2）椎动脉周围有交感神经节后纤维：可出现自主神经症状，表现为心悸、心律失常、胃肠功能减退等。

（4）交感神经型颈椎病：有交感神经抑制或兴奋的症状。可感到颈项痛，头痛、头晕；面部或躯干麻木发凉，痛觉迟钝；感心悸、心律失常；亦可有耳鸣、听力减退，或者诉记忆力减退、失眠等。

3. 影像学检查

（1）X线摄片：可见颈椎生理前凸减小、消失或反张，椎体前后缘骨赘形成，椎间隙变窄，颈椎斜位片可见椎间孔狭窄等。

（2）CT或MRI：可显示椎间盘突出、椎管及神经根管狭窄及脊神经受压情况。

（3）椎动脉造影或磁共振成像椎动脉显影：显示椎动脉狭窄、迂曲或不通等，可作为椎动脉型颈椎病诊断的参考。

4. 鉴别诊断

（1）神经根型颈椎病：与周围神经卡压症（如胸廓出口综合征、肘管综合征和尺管综合征等）、肩周炎鉴别。

（2）脊髓型颈椎病：与肌萎缩脊髓侧索硬化症、脊髓空洞症鉴别。

（3）椎动脉型颈椎病：与前庭疾患、脑血管病、眼肌疾患等相鉴别，应排除梅尼埃病。

（4）交感型颈椎病：应排除心脑血管疾病，并与引起眩晕的疾病相鉴别。

5. 治疗

（1）非手术治疗：见表5-5-1。

表5-5-1　颈椎病的非手术治疗

方法	说明
枕椎牵引	用于脊髓型以外的颈椎病。可解除肌痉挛、增大椎间隙、减少椎间盘压力，减轻对神经根的压力和对椎动脉的刺激，并使嵌顿于小关节内的滑膜皱襞复位
颈部制动	可用颈托或围领颈部制动、牵张及缓解肌痉挛
理疗	可加速炎症水肿消退，改善神经血供，松弛肌肉，不宜次数过多
药物治疗	常用非甾体抗炎药、肌肉松弛药及镇静药
其他	改善不良工作体位和睡眠姿势、调整枕头高度等

（2）手术治疗

1）指征：①神经根性疼痛剧烈，保守治疗无效。②脊髓或神经根明显受压，伴有神经功能障碍。③症状虽然不甚严重但保守治疗半年无效，或者影响正常生活和工作者。

2）常用方式：颈椎前路减压融合术、后路减压术。

二、颈肩部软组织损伤

常表现为颈项肩背部的慢性疼痛，可有局部肌肉痉挛、颈项僵直、活动受限。遭遇天气变化、寒冷潮湿或身体过度劳累及精神紧张时症状加重。可在疼痛区域内触摸到明显的痛点、痛性结节、索状物，局部肌肉痉挛等。临床以非手术治疗为主，针对病因采取相应措施，防治结合。

三、腰椎间盘突出症

1. 概述 腰椎间盘突出症是引起腰腿痛的最常见原因。椎间盘退行性改变是根本原因。积累损伤是椎间盘退行性改变的主要原因。妊娠、遗传因素、发育异常也参与发病。腰椎间盘突出产生腰腿痛的机制，目前看法比较一致的有机械性压迫、炎症反应。

2. 分型 膨出型（多保守治疗）、突出型、脱出型、游离型、施莫尔（Schmorl）结节及经骨突出型（无须手术治疗）。

3. 临床表现 20~50 岁人群常见，男性多于女性。多有弯腰劳动或长期坐位工作史，首次发病常出现在半弯腰持重或突然扭腰动作过程中。

（1）腰痛：绝大部分患者可见。是椎间盘突出刺激了外层纤维环及后纵韧带中的窦椎神经纤维所致。腰痛可出现在腿痛之前，亦可在腿痛同时或之后出现。

（2）坐骨神经痛：多数椎间盘突出发生在第 4~5 腰椎间隙及第 5 腰椎与第 1 骶椎间隙，多伴有坐骨神经痛。

1）疼痛多逐渐发生，呈放射性，由臀部、大腿后外侧、小腿外侧至足跟部或足背。

2）部分患者为减轻疼痛，行走时取前倾位，卧床时取弯腰侧卧屈髋屈膝位。

3）打喷嚏或咳嗽可使疼痛加剧。

4）高位椎间盘突出时（第 2~3 腰椎间盘，第 3~4 腰椎间盘），可出现大腿前内侧或腹股沟区疼痛。

（3）马尾综合征：中央型的腰椎间盘突出症可压迫马尾神经，出现大小便障碍，鞍区感觉异常。

（4）腰椎侧凸：如髓核突出在神经根的肩部，上身向健侧弯曲，腰椎凸向病侧可松弛受压的神经根；当突出髓核在神经根腋部时，上身向患侧弯曲，腰椎凸向健侧可缓解疼痛。

（5）腰部活动受限：以前屈受限最明显。

（6）压痛及骶棘肌痉挛：多在病变间隙的棘突间有压痛，按压椎旁 1cm 处有沿坐骨神经的放射痛。骶棘肌痉挛可使腰部固定于强迫体位。

（7）直腿抬高试验及加强试验

1）患者仰卧，伸膝，被动抬高患肢，正常人神经根有 4mm 的滑动度，下肢抬高到 60°~70°感腘窝不适，本病患者神经根受压或粘连使滑动度减少或消失，抬高在 60°以内即可出现坐骨神经痛，称为直腿抬高试验阳性。

2）在直腿抬高试验阳性时，缓慢降低患肢高度，待放射痛消失，再被动背屈踝关节以牵拉坐骨神经，如又出现放射痛，称为加强试验阳性。

（8）神经系统表现

1）感觉异常和肌力下降：第 5 腰神经根受累者，小腿外侧和足背痛、触觉减退，足蹚趾背伸肌力下降；第 1 骶神经根受压时，外踝附近及足外侧痛、触觉减退，足跖屈肌力减弱。腰神经根病的神经定位见表 5 - 5 - 2。

2）反射异常：踝反射减弱或消失，表示第 1 骶神经根受累；对应第 3~5 骶椎的马尾神经受压，则为肛门括约肌张力下降及肛门反射减弱或消失。

表 5 – 5 – 2　腰神经根病的神经定位

受累神经	关键感觉区	关键运动肌	反射
L_2	大腿前中部	屈髋肌（髂腰肌）	
L_3	股骨内髁	膝伸肌（股四头肌）	膝反射
L_4	内踝	足背伸肌（胫前肌）	
L_5	第 3 跖趾关节背侧	足踇长伸肌	
S_1	足跟外侧	足跖屈肌（小腿三头肌）	踝反射

4. 辅助检查　见表 5 – 5 – 3。

表 5 – 5 – 3　腰椎间盘突出症的辅助检查

检查	说明
X 线摄片	常作为常规检查。一般拍摄腰椎正、侧位 X 线片，若怀疑脊椎不稳可以加拍屈、伸动力位片和双斜位 X 线片。腰椎平片可正常，也可见腰椎侧弯、生理前凸减少或消失，椎间隙狭窄、纤维环钙化、骨质增生等
造影检查	可间接显示有无椎间盘突出及程度，目前少用
CT	能更好显示脊柱骨性结构。可见椎间盘后缘变形突出、硬脊膜囊受压变形、硬膜外脂肪移位、硬膜外间隙中软组织密度影及神经根受压移位等。观察椎间小关节和黄韧带的情况
MRI	对诊断有极大帮助。可全面观察各椎间盘退行性改变的情况，了解髓核突出情况，并鉴别有无椎管内其他占位性病变
肌电图	有助于诊断

5. 鉴别诊断　①腰椎管狭窄症表现，以神经源性间歇性跛行为主要特点，结合 CT 和 MRI 检查可确诊。②腰椎滑脱与椎弓峡部裂。③慢性腰肌劳损，直腿抬高试验阴性，下肢无神经受累表现。④腰椎结核，有结核病史或接触史。常有结核中毒症状，X 线片上有明显的骨破坏，受累的椎体间隙变窄，病灶旁有寒性脓肿阴影。⑤脊柱肿瘤。⑥第 3 腰椎横突综合征。

6. 治疗　见表 5 – 5 – 4。

表 5 – 5 – 4　腰椎间盘突出症的治疗

治疗方式	适应证	治疗方法
非手术治疗	①初次发病，病程较短者。②休息以后症状可以自行缓解者。③因全身疾病或局部皮肤疾病，不能实行手术者。④不同意手术者	①卧床休息，一般严格卧床 3 周，带腰围逐步下地活动。②非甾体抗炎药。③牵引疗法，骨盆牵引最常用。④理疗
手术治疗	①腰腿痛症状严重，反复发作，经半年以上非手术治疗无效，且病情逐渐加重，影响工作和生活者。②中央型突出有马尾神经综合征，括约肌功能障碍者，应按急诊进行手术。③有明显的神经受累表现者	①传统开放手术。②显微外科腰椎间盘摘除术。③微创椎间盘摘除手术。④人工椎间盘置换术

四、腰椎滑脱症

1. 概述 脊柱滑脱中腰椎滑脱最为常见。原因包括椎弓发育不良性、椎弓峡部裂性（多见）、退行性（多见）、创伤性、病理性和医源性滑脱。

2. 临床表现

（1）先天性椎弓崩裂滑脱

1）4岁以后发病，以12~16岁发病率最高。

2）起始症状较轻，以后可出现持续腰痛或合并下肢痛。卧床休息时缓解，活动加重。下肢痛可放射至小腿及足背或足外侧。甚至出现双侧下肢和大小便功能障碍。

3）腰椎前凸增加，棘突间可有台阶感。腰椎前屈受限，直腿抬高试验时，腘窝处有紧张感。有神经根受压时，直腿抬高试验呈阳性。趾背伸力减弱，跟腱反射减弱或消失。

（2）退行性腰椎滑脱

1）发病率随年龄增加。发病部位以 $L_{4~5}$ 为最多见。

2）可有腰背痛。因腰椎滑脱，神经根嵌压可有坐骨神经痛。出现间歇性跛行等。

3）腰椎棘突常无明显台阶状感，可并有腰椎侧凸或后凸畸形，腰椎前屈运动正常，后伸受限。

4）第4腰神经根受累时膝上前内侧感觉减退，膝反射减弱。可有第5腰神经根、第1骶神经根受累的表现。

3. 影像学检查

（1）椎弓崩裂征象：腰椎45°斜位X线片示上关节突轮廓似"狗耳"，横突似"狗头"，椎弓根似"狗眼"，下关节突似"狗前肢"，关节突间部或称峡部似"狗颈部"。椎弓峡部崩裂时"狗颈部"可见裂隙。

（2）Meyerding腰椎滑脱分度：腰椎滑脱侧位片示上一椎体对下一椎体发生向前移位。将下位椎体上缘分为4等份，并根据滑脱的程度不同分度，见表5-5-5。

表5-5-5 腰椎滑脱症的 Meyerding 腰椎滑脱分度

分度	椎体向前滑动超过椎体中部矢状径的比例
Ⅰ度	不超过1/4
Ⅱ度	超过1/4，但不超过2/4
Ⅲ度	超过2/4，但不超过3/4
Ⅳ度	超过3/4

4. 治疗

（1）保守治疗：适用于症状较轻者，包括卧床休息、应用非甾体抗炎药、牵引、支具保护。

（2）分类及治疗：见图5-5-1。

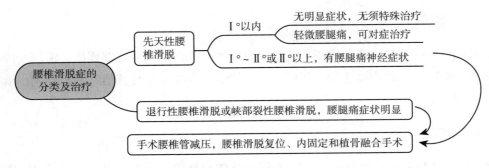

图 5 - 5 - 1　腰椎滑脱症的分类及治疗

五、腰椎管狭窄症

1. 概述　依据其病因可分先天性、发育性和继发性椎管狭窄，后者包括退行性（临床多见）、医源性、创伤性和其他椎弓峡部裂并椎体滑脱等所致椎管狭窄。

2. 临床表现和诊断

（1）间歇性跛行：是最典型的表现。患者行走后（通常为数百米，严重时可为数十米），出现一侧或双侧腰酸、腰痛、下肢麻木、胀痛、跛行，被迫改变姿势或停止行走，蹲下或坐下休息片刻后，症状即可缓解或消失。患者继续行走，上述症状又会出现。

（2）体征：症状重，体征轻。多数无阳性体征，一般无感觉障碍，肌力及反射正常，直腿抬高试验阴性。部分患者腰椎后伸时，可感腰骶部痛，下肢痛并麻木。

（3）影像学检查：①X 线片，可见椎体后缘增生、椎板间隙狭窄、椎间高度降低等退行性病变。②CT 扫描，能清晰显示腰椎各横截面的骨和软组织结构。对侧隐窝狭窄的诊断有重要的参考价值，侧隐窝前后径 >5mm 者为正常，4～5mm 为临界状态，<3mm 为狭窄。③MRI，可更好地显示黄韧带、椎间盘等软组织，反映椎管狭窄的程度。

3. 鉴别诊断　与腰椎间盘突出症、腰椎关节突关节综合征（无下肢间歇性跛行，一般 2～3 周恢复正常、影像学无特殊）、闭塞性脉管炎（以足为主、夜间重）、腰背肌筋膜炎等相鉴别。

4. 治疗

（1）非手术治疗：适用于症状轻、病史短又无明显体征者。包括休息、非甾体抗炎药、理疗、骨盆牵引、腰背肌锻炼、应用支具保护和硬膜外激素封闭等。

（2）手术治疗

1）指征：①经正规的非手术治疗无效。②自觉症状明显并持续加重，影响正常生活和工作。③明显的神经根痛和明确的神经功能损害，尤其是严重的马尾神经损害。④进行性加重的滑脱、侧凸伴相应的临床症状和体征。

2）治疗原则：在确保疗效的前提下，应尽量减小减压范围，以尽可能地减小对脊柱的稳定性的影响。

六、急性腰扭伤

多由腰部突然受到外力牵拉或姿势突然改变导致。主要表现为腰部疼痛、活动受限，症状重时可出现腰部畸形、肌肉痉挛和局部压痛。影像学检查有助于与其他疾病相鉴别。治疗手段以非手术治疗为主。

七、脊柱侧凸

1. 概述 应用 Cobb 法测量站立正位 X 线平片的脊柱侧方弯曲，如角度大于 10°则定义为脊柱侧凸。

2. 分类 见表 5 – 5 – 6。

表 5 – 5 – 6 脊柱侧凸的分类

分类	定义	原因
非结构性脊柱侧凸	指脊柱及其支持组织无内在的固有改变，在侧方弯曲像或牵引像上畸形可矫正，针对病因治疗后，脊柱侧凸即能消除	姿势性、癔症性脊柱侧凸，神经根受刺激、炎症、下肢不等长、髋关节挛缩
结构性脊柱侧凸	指伴有旋转的、结构固定的侧方弯曲，即侧弯不能通过平卧或侧方弯曲自行矫正，或者虽矫正但无法维持，受累的椎体被固定于旋转位	特发性、先天性、神经肌肉型脊柱侧凸，以及神经纤维瘤病、间充质病变、骨软骨营养不良、代谢性障碍合并脊柱侧凸等

3. 临床表现 ①早期畸形不明显。②生长发育期，侧凸畸形发展迅速，可出现身高不及同龄人，双肩不等高，胸廓不对称。③严重者可出现"剃刀背"畸形，影响心肺发育，出现神经系统牵拉或压迫的相应症状。

4. 辅助检查 见表 5 – 5 – 7。

表 5 – 5 – 7 脊柱侧凸的辅助检查

项目	说明
X 线检查	①站立位脊柱全长正侧位 X 线检查，是诊断脊柱侧凸的基本方法。②仰卧位最大左右弯曲位（bending）像、重力悬吊位牵引（traction）像及支点反向弯曲（fulcrum）像。③去旋转像。④脊柱侧凸的 X 线测量，包括 Cobb 法（最常用）、Ferguson 法。⑤椎体旋转度的测量，常用 Nash – Moe 法
脊髓造影	有助于了解与骨性畸形同时存在的神经系统畸形。CT 脊髓造影为手术治疗提供参考资料。脊柱 CT 三维重建对术中置钉、截骨提供重要影像信息
CT	对脊椎、脊髓、神经根病变的诊断有明显的优越性
MRI	对椎管内病变分辨力强
肺功能检查	是脊柱侧凸患者的常规检查
电生理检查	对了解脊柱侧凸是否合并神经、肌肉系统障碍有重要意义
发育成熟度的鉴定	如第二性征、骨龄

5. 治疗　见图 5 - 5 - 2。

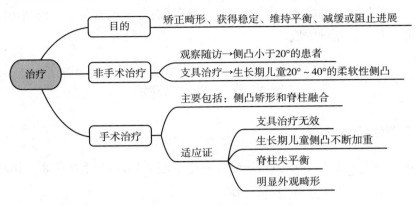

图 5 - 5 - 2　脊柱侧凸的治疗

八、颈椎畸形

颈椎畸形指枕骨的发育出现异常，上颈椎到下颈椎或者椎管的结构出现异常改变。可同时伴发邻近神经组织以及骨结构的畸形，少数患者可出现远处畸形。引起颈椎畸形的原因有很多，包括先天性和后天性原因。诊断可根据外貌特征、临床表现及影像学检查综合诊断。根据病情，治疗选择保守治疗和手术治疗。

九、脊柱后凸

1. 概述　各种原因引起的脊柱生理性前凸减少或后凸增加都可称为脊柱后凸。按病因分为休门氏病，姿势性、强直性脊柱炎、神经肌肉型、先天性后凸、医源性、炎症性后凸，创伤、神经纤维瘤导致的后凸。

2. 不同疾病所致脊柱后凸的特点　见表 5 - 5 - 8。

表 5 - 5 - 8　不同疾病所致脊柱后凸的特点

疾病名称	临床特点
强直性脊柱炎继发后凸畸形	①主要为背部的后凸畸形，患者可出现无法直立，双目不能平视。②弧形后凸畸形，脊柱活动明显受限。③X 线特征为脊柱长节段的弧形后凸畸形，小关节间隙消失，呈竹节样改变
结核性后凸畸形	①多有结核病史，外观呈角状后凸畸形。②影像学检查示脊柱骨质破坏，前柱塌陷，局部形成角状后凸畸形
创伤导致的后凸畸形	①多有明确外伤史，之后出现后凸畸形。②影像学检查可显示骨折情况等
休门病	主要依据影像学鉴别：至少连续 3 个椎体前方有 5° 的楔形变

3. 非手术治疗　①后凸不超过 50° 的青少年，定期随访，加强延伸锻炼。②原发病治疗。③支具治疗，适用于后凸超过 50° 的骨骼未成熟的胸椎型休门氏病患者、儿童和青少年因应力骨折造成的脊椎崩裂和退行性脊柱滑脱患者。

4. 手术治疗　适应证：①后凸畸形 >40°，长期非手术治疗无效。②引起脊柱畸形的原发病已静止或近于静止，红细胞沉降率在 40mm/h 左右，且患者手术意愿强烈。③双髋关节正常或经过相应治疗后接近正常的患者。④脊柱后凸患者同时伴有椎管狭窄，影响神经功能，可在行椎管减压术的同时一并截骨矫形。

第六节　骨关节病

一、急性血源性骨髓炎

1. 概述　本病以儿童及青少年多见。最常发生于胫骨近端和股骨远端，其次为肱骨与髂骨。溶血性金黄色葡萄球菌是最常见的致病菌。

2. 临床表现

（1）发病前往往有外伤病史。起病急，有寒战，继而高热至 39℃ 以上，有明显的脓毒症症状。儿童可有烦躁、不宁、呕吐与惊厥。重者有昏迷与感染性休克。

（2）早期患区剧痛，患肢半屈曲状，周围肌痉挛，抗拒做主动与被动运动。局部皮温增高，有局限性压痛，肿胀不明显。

（3）数天后局部水肿，压痛更明显，骨膜下脓肿穿破成为软组织深部脓肿后，疼痛反而减轻，但局部红、肿、热、压痛更明显。

（4）如病灶邻近关节，可有反应性关节积液。脓液沿髓腔播散，则疼痛与肿胀更严重。可发生病理性骨折。

（5）自然病程 3~4 周。脓肿穿破后疼痛缓解，体温渐降，形成窦道，病变转入慢性阶段。白色葡萄球菌所致的骨髓炎表现很不典型。

3. 临床检查

（1）血白细胞计数、中性粒细胞占比↑，红细胞沉降率↑，C 反应蛋白（CRP）↑。

（2）血培养可获致病菌，药物敏感试验有助于调整抗生素。

（3）局部脓肿分层穿刺，在压痛最明显的干骺端刺入，边抽吸边深入，不要一次穿入骨内，以免将单纯软组织脓肿的细菌带入骨内。抽出混浊液体或血性液体可做涂片检查与细菌培养，涂片发现多是脓细胞或细菌即可确诊。穿刺液做细菌培养与药物敏感试验。

（4）X 线检查：起病后 14 天内无异常，使用抗生素者出现 X 线表现往往延迟至 1 个月左右。主要表现有软组织肿胀、骨质破坏、死骨和骨膜增生。

（5）CT：与 X 线平片相比可以提前发现骨膜下脓肿，但对小的骨脓肿仍难以显示。

（6）MRI：有早期诊断价值。

4. 抗生素治疗　对疑有骨髓炎者应立即开始足量抗生素治疗，联合应用抗生素。急性骨髓炎经抗生素治疗后将会出现如下结果。

（1）X 线平片改变出现前，全身及局部症状均消失，是最好的结果，宜连用抗生素 3~6 周。

（2）X 线平片改变出现后，全身及局部症状消失，说明骨脓肿已被控制，有被吸收的可能。宜连用抗生素 3~6 周。

（3）全身症状消退，局部症状加剧，需手术引流。

（4）全身症状和局部症状均不消退。

5. 手术治疗

（1）时机：最好在抗生素治疗后 48～72 小时仍不能控制局部症状时，也有主张提前为 36 小时。

（2）方法：①钻孔引流术。②开窗减压。

（3）伤口处理：闭式灌洗引流、单纯闭式引流、延迟缝合。

6. 辅助治疗　降温、补液、补充热量，患肢行石膏托固定等。

二、慢性血源性骨髓炎

1. 概述　急性化脓性骨髓炎未能彻底控制，反复发作演变造成慢性血源性骨髓炎。以死骨形成和新生骨形成为主。

2. 临床表现

（1）病变不活动阶段：可无症状，有局部肿胀，骨质增厚，表面粗糙，肢体增粗及变形。如有窦道，伤口长期不愈，偶有小块死骨排出。

（2）感染急性发作：局部疼痛，表面皮肤红、肿、热及压痛，体温升高，可有全身中毒症状。

（3）炎症反复发作，多处窦道，对肢体功能影响较大，有肌肉萎缩，可发生病理性骨折、关节挛缩或僵硬。

3. 影像学检查　X 线平片可证实有无死骨，了解形状、数量、大小和部位，以及附近包壳生长情况。因骨质浓白难以显示死骨者可做CT 检查。

4. 治疗　以手术治疗为主。

（1）手术指征：有死骨形成，有死腔及窦道流脓者均应手术治疗。

（2）禁忌证：①慢性骨髓炎急性发作时。②大块死骨形成而包壳尚未充分者。

（3）方法：①碟形手术。②肌瓣填塞。③闭式灌洗，灌洗持续时间一般为 2～4 周，待吸引液转为清亮时即可停止灌洗并拔管。④病骨整段切除或截肢。⑤缺损骨修复。⑥伤口一期缝合，留置负压吸引管；外固定管形石膏，开窗换药；修复皮肤缺损等。

三、化脓性关节炎

1. 概述　化脓性关节炎的常见致病菌为金黄色葡萄球菌。感染途径有血源性传播、邻近病灶直接蔓延、开放性关节损伤感染、医源性感染。

2. 临床表现

（1）一般有外伤诱发病史。起病急骤，有寒战、高热（体温可 ≥ 39℃）等，甚至谵妄、昏迷，小儿多见。

（2）病变关节疼痛与功能障碍，浅表关节局部红、肿、热、痛明显，关节常半屈曲；深部关节，局部红、肿、热不明显，关节常处于屈曲、外旋、外展位。

（3）浮髌试验可阳性。

3. 辅助检查 见表 5 – 6 – 1。

表 5 – 6 – 1 化脓性关节炎的辅助检查

检查项目	内容
血液	血白细胞总数、中性粒细胞占比↑，红细胞沉降率及 C 反应蛋白（CRP）明显↑
X 线	出现较晚，不能作为诊断依据
关节液	是确定诊断和选择治疗方法的重要依据。关节液外观可为浆液性、纤维蛋白性或脓性，镜检可见多量脓细胞，革兰染色涂片可见成堆阳性球菌

4. 治疗

（1）早期足量全身性使用抗生素。

（2）关节腔内注射抗生素：见图 5 – 6 – 1。

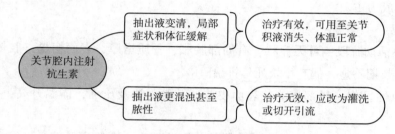

图 5 – 6 – 1 关节腔内注射抗生素

（3）经关节镜治疗：适用于膝关节化脓性炎症或股骨下端慢性骨髓炎。

（4）关节腔持续性灌洗：适用于表浅的大关节，如膝关节。

（5）关节切开引流：适用于较深的大关节，穿刺插管难以成功的部位，如髋关节。

（6）其他：功能锻炼，髋关节强直者可行全髋关节置换手术等。

四、骨关节炎

1. 概述 骨关节炎（OA）是一种以关节软骨退行性改变和继发性骨质增生为特征的慢性关节疾病。多见于中老年人，女性多于男性。好发于负重较大的膝关节、髋关节、脊柱及远侧指间关节等部位。可分为原发性和继发性两类。本病又称退行性关节炎、增生性关节炎等。

2. 临床表现 见表 5 – 6 – 2。

表 5 – 6 – 2 骨关节炎的临床表现

临床表现	说明
关节疼痛	初为轻微钝痛，活动后加重，休息时好转，晚期可为持续性疼痛或夜间痛。有的在静止或晨起时感到疼痛，稍微活动后减轻，称为"静息痛"
关节压痛	在伴关节肿胀时尤为明显
关节僵硬	早晨起床时出现晨僵，活动后可缓解。持续时间较短，很少超过 30 分钟
关节肿大	手部明显，可出现赫伯登（Heberden）结节和布夏尔（Bouchard）结节。膝关节可因骨赘形成或关节积液出现关节肿大

续表

临床表现	说明
骨擦音（感）	多见于膝关节
关节无力及活动障碍	行走时软腿或关节交锁，不能完全伸直或活动障碍

3. 辅助检查　见表5-6-3。

表5-6-3　骨关节炎的辅助检查

检查项目	表现
实验室检查	①血常规、蛋白电泳、免疫复合物及血清补体等一般正常。②伴滑膜炎者可见C反应蛋白和红细胞沉降率轻度↑。③继发性骨关节炎可有原发病的相关异常
X线检查	非对称性关节间隙变窄，软骨下骨硬化和囊性变，关节边缘增生和骨赘形成或伴有关节积液，部分关节内可见游离体。严重者关节畸形，如膝内翻

4. 治疗

（1）非药物治疗：见表5-6-4。

表5-6-4　骨关节炎的非药物治疗

方式	内容
健康教育	①减少不合理运动，适量活动，避免长时间跑、跳、蹲，减少或避免爬楼梯。②减轻体重，可选择游泳、自行车等有氧锻炼，膝关节在非负重位下屈伸活动
物理治疗	包括热疗、水疗、针灸、按摩等
行动支持	主要减少受累关节负重，可用手杖、拐杖等
改变负重力线	用相应的矫形支具或矫形鞋

（2）药物治疗：见表5-6-5。

表5-6-5　骨关节炎的药物治疗

方式	内容
局部用药	有效缓解关节轻中度疼痛。如非甾体抗炎药（NSAID）的乳胶剂、膏剂、贴剂等
全身镇痛药	非甾体抗炎药及软骨保护剂（如氨基葡萄糖）。硫酸软骨素可参与软骨代谢，延缓软骨退行性改变
关节腔药物注射	①注射透明质酸钠，可润滑关节，保护关节软骨和缓解疼痛。②长期用糖皮质激素，可加剧关节软骨损害，加重症状，不主张随意选用、反对多次用

（3）手术治疗

1）目的：①消除疼痛。②矫正畸形。③改善关节功能。

2）主要方法：①游离体摘除术。②通过关节镜行关节清理术。③截骨术。④关节融合术和关节置换术等。a. 膝关节炎晚期出现膝内翻畸形和持续性疼痛，可行全膝关节表面置换术。b. 髋关节骨关节炎晚期可依年龄、职业及生活习惯等可选用人工全髋或半髋关节置换术。

五、股骨头坏死

1. 概述

（1）发病机制：大多数认为是遗传易感性、代谢因素和影响血供的局部因素（如血管损伤、骨内压升高和机械应力）联合作用导致的。

（2）病因：①创伤性因素，如股骨颈骨折、髋关节外伤性脱位及股骨头骨折。②非创伤性因素，如长期或大量应用糖皮质激素、乙醇中毒、减压病、镰状细胞贫血、系统性红斑狼疮等。

2. 临床表现

（1）非创伤性股骨头坏死多见于中年男性，多为双侧受累。早期多为腹股沟、臀部和大腿部位为主的关节痛，偶伴膝关节疼痛。疼痛间断发作并逐渐加重，双侧病变可呈交替性疼痛。早期可无临床症状，常通过拍摄X线平片而发现。

（2）查体见腹股沟区深部压痛，可放射至臀或膝部，"4"字试验阳性。可有内收肌压痛，髋关节活动受限，以内旋、屈曲、外旋活动受限最明显。

3. 辅助检查　见表5-6-6。

表5-6-6　股骨头坏死的辅助检查

检查方式	临床意义
X线摄片	看到股骨头密度改变至少需要2个月或以上
CT	T较X线平片显示股骨头坏死更敏感，但不如放射性核素显像及MRI敏感
MRI	是有效、非创伤性的早期诊断方法。多表现为股骨头前上部异常信号，可呈双线征。邻近头颈部骨髓水肿，关节囊内积液
放射性核素显像及γ闪烁照相	对早期诊断具有很大价值，特别是当X线检查尚无异常所见而临床又高度怀疑有骨坏死时
组织学检查	很大程度已被MRI取代，为创伤性操作，但诊断可靠

4. 分期

（1）ARCO分期：见表5-6-7。

表5-6-7　股骨头坏死的ARCO分期

分期	内容
0期	所有诊断性检查均正常，仅根据组织学检查结果作出诊断
1期	X线平片和CT正常，MRI及活检阳性，受累程度为A、B或C（分别为<15%、15%~30%及>30%）

续表

分期	内容
2 期	放射影像学检查结果为阳性，但无塌陷（无新月征），受累程度为 A、B 或 C
3 期	X 线平片、CT 上可见圆顶早期变扁和/或新月征，受累程度为 A、B 或 C，并以凹陷程度（以 mm 计）进一步表征
4 期	X 线平片上可见股骨头变扁及关节间隙变窄，以及骨关节炎的其他放射影像学征象

（2）X 线片分期：见表 5 - 6 - 8。

表 5 - 6 - 8　股骨头坏死的 X 线片分期

分期	股骨头	关节间隙	其他
Ⅰ 期（软骨下溶解期）	外形完整	正常	股骨头负重区关节软骨下骨质中可见 1~2cm 宽的弧形透明带，构成"新月征"，为坏死骨松质塌陷并与关节软骨分离的表现，有诊断价值
Ⅱ 期（股骨头修复期）	外形完整	正常	股骨头负重区关节软骨下骨质密度增高，周围可见点状及斑片状密度减低区及囊性改变，病变周围常见一密度增高的硬化带包绕着上述病变区
Ⅲ 期（股骨头塌陷期）	失去圆而光滑的外形	保持正常宽度	股骨头负重区的软骨下骨呈不同程度的变平和塌陷，软骨下骨的骨密度增高。Shenton 线基本保持连续
Ⅳ 期（股骨头脱位期）	变扁平	可变窄	股骨头负重区严重塌陷，股骨头内下方骨质一般均无塌陷。股骨头外上方，即未被髋臼所遮盖处，因未承受压力，而成为一较高的残存突起。股骨头向外上方移位，Shenton 线不连续。髋臼外上缘常有骨赘形成，呈现继发性髋关节骨关节炎表现

5. 治疗

（1）非手术疗法：适用于非负重面坏死且病灶范围小，头外形基本正常且广泛硬化的病例。包括保护性负重（病变侧避免负重）、药物治疗、物理治疗及康复锻炼等。

（2）手术疗法：包括髓芯减压术、带血管蒂骨移植（常用带血管蒂髂骨、腓骨移植）、截骨术和关节置换术。髋臼和股骨头均受累、有骨关节炎表现、明显影响生活质量者，可考虑全髋关节置换术。

六、类风湿关节炎

1. 概述　类风湿关节炎（RA）以慢性、对称性、多滑膜关节炎和关节外病变为主要表现，属于自身免疫性疾病。好发于手、腕、足等小关节。关节痛和肿胀反复发作，进行性发展，最终导致关节破坏、强直和畸形。

2. 临床表现

（1）20~45 岁女性多见。早期乏力，有全身肌肉痛，低热和手足麻木、刺痛等，以及反复发作的、对称性、多发性小关节炎。

（2）受累关节以近指间关节、掌指关节，以及腕、肘、肩、膝和足趾关节最多见。颈椎、颞颌关节、胸锁和肩锁关节也可受累，并伴活动受限；髋关节受累少见。

（3）关节炎常表现为对称性、持续性肿胀和压痛，晨僵（见于多数患者）常可持续 1 小时以上。肿胀呈梭形肿胀。最为常见的关节畸形是腕和肘关节强直、掌指关节的半脱位、手指向尺侧偏斜和呈"天鹅颈"样表现。

（4）关节外表现：有类风湿结节（皮下结节是特异性表现，也是疾病活动表现）、类风湿血管炎、肺间质病变、贫血、继发性干燥综合征、心包炎、腕管综合征等，但肾脏受累少见。

3. 实验室检查

（1）可有正细胞正色素性贫血。白细胞计数正常或降低，淋巴细胞计数升高。红细胞沉降率及 C 反应蛋白升高，血清 IgG、IgA、IgM 升高。

（2）类风湿因子（RF）多阳性，但其他结缔组织疾病也可为阳性。

（3）关节液混浊，黏稠度降低，黏蛋白凝固力差，糖含量降低，细菌培养阴性。

4. X 线检查　早期关节周围软组织肿大，关节间隙增宽，关节周围骨质疏松，随病变发展关节周围骨质疏松更明显，关节面边缘模糊不清，关节间隙逐渐变窄。晚期关节间隙消失，最终出现骨性强直。

5. 诊断　确诊需具备 4 条或 4 条以上标准。

（1）晨起关节僵硬至少 1 小时（≥6 周）。

（2）3 个或 3 个以上关节肿胀（≥6 周）。

（3）腕、掌指关节或近指间关节肿胀（≥6 周）。

（4）对称性关节肿胀（≥6 周）。

（5）皮下结节。

（6）手、腕关节 X 线平片有明确的骨质疏松或骨侵蚀。

（7）类风湿因子阳性（滴度 >1∶32）。

6. 鉴别诊断　见表 5 - 6 - 9。

表 5 - 6 - 9　类风湿关节炎的鉴别诊断

名称	发病特点	主要关节表现	辅助检查
风湿性关节炎	溶血性链球菌感染引起，常有咽峡炎、丹毒等病史。起病较急，青少年多见	红、肿、热、痛明显，不能活动，常是膝、髋、踝等大关节发病；呈多关节游走性疼痛，疼痛几天可消退	红细胞沉降率加快，抗"O"滴度升高，RF 阴性
强直性脊柱炎	青年男性多见	主要侵犯骶髂关节及脊柱，外周关节受累多以膝、踝、髋关节为主，常有肌腱末端炎	HLA - B27 多阳性，RF 阴性；骶髂关节及脊柱特有 X 线改变
痛风性关节炎	中老年男性多见	常反复发作，好发部位为单侧第 1 跖趾关节或跗关节，关节和耳廓等可见痛风石	急性发作常有血尿酸水平增高
骨关节炎	50 岁以上人群多见	受累关节为骨性膨大	绝大多数红细胞沉降率正常、RF 和抗 CCP 抗体阴性。X 线片示关节间隙狭窄、边缘骨质增生

注：RF，类风湿因子；抗 CCP 抗体，抗环瓜氨酸肽抗体。

7. 治疗　目的在于控制炎症，减轻症状，延缓病情进展，保持关节功能和防止畸形。

（1）非药物治疗：急性发热及关节疼痛时卧床休息，鼓励起床适当活动。情况好转时，行关节肌肉活动锻炼，夜间用支具将关节固定在生理位置，康复锻炼。

（2）药物治疗：①非甾体抗炎药，为第一线药物。②第二线药物有抗疟药，金盐制剂，柳氮磺吡啶，免疫抑制药如青霉胺、甲氨蝶呤、环磷酰胺等。③第三线药物主要是激素。在出现伴随类风湿血管炎、过渡治疗时可选用。

（3）手术治疗

1）早期可做受累关节滑膜切除术，以减少关节液渗出，防止血管翳形成，保护软骨和软骨下骨组织，改善关节功能；也可在关节镜下行关节清理、滑膜切除术。

2）晚期酌情行人工关节置换术，这是最终的治疗手段。

七、骨与关节结核

1. 概述　骨与关节结核是最常见的肺外继发性结核，其原发灶绝大多数源于肺结核，其中脊柱结核最多见。

2. 脊柱结核

（1）概述：绝大多数发生于椎体，附件结核仅有1%～2%。椎体结核病理：①中心型椎体结核，多见于10岁以下的儿童，好发于胸椎。②边缘型椎体结核，多见于成人，腰椎为好发部位。

（2）临床表现

1）起病缓慢，有午后低热、疲倦、消瘦、盗汗、食欲缺乏与贫血等全身症状。儿童常有夜啼、呆滞或性情急躁等。

2）局部疼痛、肌肉痉挛、脊柱活动受限、神经功能障碍等。疼痛最先出现，初期多较轻，痛点不局限，病情进展后，痛点多固定于脊柱病变平面的棘突或棘突旁。可伴脊柱畸形和神经系统异常。有时以截瘫、后凸畸形、窦道为主诉。

3）不同部位脊柱结核的表现：见表5-6-10。

表 5-6-10　不同部位脊柱结核的表现

名称	主要表现
颈椎结核	①颈部疼痛，上肢麻木等神经根受刺激表现，咳嗽、喷嚏使疼痛与麻木加重。②神经根受压则疼痛剧烈。③咽后壁脓肿，影响呼吸、吞咽，睡眠有鼾声。④颈部肿块（寒性脓肿所致）
胸椎结核	①背痛。②下胸椎病变，有时为腰骶部疼痛。③脊柱后凸十分常见
腰椎结核	①站立与行走时，往往双手扶腰，头及躯干向后倾。②腰大肌脓肿形成。③脊柱后凸常不严重

4）拾物试验：从地上拾物时，不能弯腰，需挺腰屈膝屈髋下蹲才能取物，称拾物试验阳性。

（3）实验室检查：①可轻度贫血，红细胞沉降率、C反应蛋白升高。②脓或关节液涂片镜检找到抗酸杆菌或结核分枝杆菌培养阳性，可诊断为结核病。③血清抗结核抗体检测、结核分枝杆菌DNA检测、结核菌素试验（PPD试验）、γ-干扰素释放实验，有助于诊断。④病理检查，是确诊的重要方法。

（4）影像学检查：见表5-6-11。

表5-6-11 脊柱结核的影像学检查

检查项目	内容
X线摄片	①以骨质破坏和椎间隙狭窄为主。③脊柱侧弯或后凸畸形。椎旁软组织阴影（腰大肌）增宽
CT	清晰显示病灶部位，骨质破坏程度，空洞和死骨形成。对腰大肌脓肿有独特的诊断价值
MRI	有早期诊断价值

（5）鉴别诊断：需与强直性脊柱炎、化脓性脊柱炎、腰椎间盘突出症、脊柱肿瘤、嗜酸性肉芽肿、退行性脊柱骨关节病相鉴别。

（6）治疗

1）全身治疗：①支持治疗。②抗结核药物治疗，原则为早期、联合、适量、规律、全程。常用的一线抗结核药物为异烟肼（INH）、利福平（RFP）、吡嗪酰胺（PZA）、链霉素（SM）、乙胺丁醇（EMB）。

2）局部治疗：包括矫形治疗、脓肿穿刺、窦道换药和手术治疗。①手术治疗适应证：a.经保守治疗效果不佳，病变仍有进展。b.病灶内有较大的死骨及寒性脓肿。c.窦道经久不愈。d.骨质破坏严重，脊柱不稳定。e.出现脊髓和马尾神经损害症状或截瘫。f.严重后凸畸形。②手术治疗原则：a.术前4~6周规范抗结核化疗，控制混合感染。b.术中彻底清除病灶，解除神经及脊髓压迫，重建脊柱稳定性。c.术后继续完成规范化疗全疗程。

3. 髋关节结核

（1）概述：髋关节结核多见于儿童，多为单侧发病。早期为单纯性滑膜结核（多见）或单纯性骨结核，后期会产生寒性脓肿与病理性脱位。

（2）临床表现

1）起病缓慢，有全身结核中毒症状。

2）早期出现疼痛，初起疼痛不剧烈，休息后好转。在小儿则表现为夜啼。儿童患者常诉膝部疼痛。疼痛加剧，出现跛行。后期，在腹股沟内侧与臀部出现寒性脓肿。破溃后形成慢性窦道。

3）股骨头破坏明显时，常形成病理性后脱位。早期髋关节前侧压痛，但肿胀多不明显，继而股四头肌和臀肌显著萎缩。患肢屈曲、外展、外旋，随病情发展则表现为屈曲、内收、内旋，髋关节强直与下肢不等长最常见。

（3）常用试验："4"字试验、伸髋试验和托马斯（Thomas）征。

（4）影像学检查：见表5-6-12。

表 5 - 6 - 12　髋关节结核的影像学检查

检查项目	内容
X 线摄片	必须两侧对比摄影。可见局限性骨质疏松及肿胀的关节囊、进行性关节间隙狭窄及边缘性骨破坏病灶、空洞和死骨、股骨头几乎消失、病理性后脱位
CT 与 MRI	可获得早期诊断，清楚显示髋关节内积液多少，揭示普通 X 线片不能显示的微小骨破坏病灶。MRI 还能显示骨内的炎性浸润

（5）鉴别诊断：需与一过性髋关节滑膜炎、儿童股骨头骨软骨病、类风湿关节炎、化脓性关节炎、强直性脊柱炎等鉴别。

（6）治疗

1）全身支持治疗、抗结核药物治疗和牵引。

2）手术治疗：非手术治疗无效者，根据病变阶段可选用不同方法（图 5 - 6 - 2）。

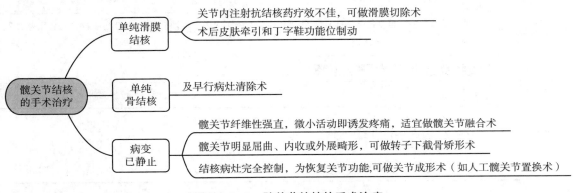

图 5 - 6 - 2　髋关节结核的手术治疗

4. 膝关节结核

（1）概述：本病以儿童和青少年患者多见。多位于股骨下端和胫骨上端。单纯滑膜结核较单纯骨结核常见。

（2）临床表现

1）起病缓慢，有全身结核中毒症状。儿童有夜啼表现。

2）膝关节肿胀和积液明显，可见膝眼饱满，髌上囊肿大，浮髌试验阳性。较晚期，滑膜可显著肿胀和增厚。膝关节穿刺，早期液体较清亮，随病程进展，抽出液变混，最终变脓性。

3）膝关节呈半屈曲状，后屈曲挛缩。后期寒性脓肿形成，溃破后成慢性窦道，经久不愈合。也可产生病理性脱位。病变静止或愈合后膝关节呈纤维性强直。骨生长受抑，双下肢不等长。

（3）影像学检查：见表 5 - 6 - 13。

表 5 - 6 - 13　膝关节结核的影像学检查

检查项目	内容
X 线摄片	早期髌上囊肿胀与局限性骨质疏松，后进行性关节间隙变窄和边缘性骨侵蚀。至后期，骨质破坏加重，关节间隙消失，胫骨向后半脱位。窦道形成出现混合感染时呈骨硬化

续表

检查项目	内容
CT 与 MRI	可看到 X 线平片不能显示的病灶，特别是 MRI 有早期诊断价值
关节镜	对早期诊断膝关节滑膜结核有独特价值，可做镜下滑膜切除术

（4）治疗

1）全身治疗：单纯滑膜结核应用全身抗结核药治疗，多数可治愈。在结核病灶活动期和手术前、后规范应用抗结核药。

2）非手术治疗：见表 5-6-14。

表 5-6-14　膝关节结核的非手术治疗

方法	说明
关节腔穿刺注药	先抽吸关节积液，再将抗结核药直接注入关节腔内。常选用异烟肼，每周注射 1~2 次，3 个月为 1 个疗程
关节制动	限制活动量，休息，做下肢牵引或石膏固定
窦道换药	通畅引流

（5）手术治疗：见表 5-6-15。

表 5-6-15　膝关节结核的手术治疗

方式	适用情况	说明
滑膜切除术	局部药物治疗不见好转，滑膜肿胀肥厚	关节镜下滑膜切除术微创，并发症少、恢复快、疗效佳、费用低
病灶清除术	全关节结核，如病变进展明显不能控制或有积脓	一般 15 岁以下者只做病灶清除术。15 岁以上关节破坏严重、有畸形者，在病灶清除后，同时做膝关节加压融合术
关节融合术	有窦道或有屈曲挛缩者	
全膝关节置换术	结核病灶已完全控制，且保持 10 年以上的静止期	关节置换术后可能会诱发结核病灶活动，需慎重

八、强直性脊柱炎

1. 概述　强直性脊柱炎（AS）是脊椎的慢性进行性炎症，特点是病变常从骶髂关节开始逐渐向上蔓延至脊柱，导致纤维性或骨性强直和畸形。

2. 临床表现

（1）好发于 16~30 岁青壮年，男性多于女性。有明显家族遗传史。

（2）早期可见下腰痛或骶髂部不适、疼痛或发僵，也可表现为臀部、腹股沟酸痛或不适，症状可向下肢放射。少数以颈、胸痛首发。疼痛特点：静止痛、休息痛，活动后缓解，严重者可在睡眠中痛醒，需下床活动后方能重新入睡。

（3）半数患者以下肢大关节肿痛为<u>首发症状</u>，如髋、膝、踝关节等，常为<u>非对称性关节炎</u>。肌腱、韧带、关节囊附着于骨的部位发生炎症也可引起疼痛。

（4）随病情进展，腰椎各方向活动受限，整个脊柱可自下而上发生强直。先是腰椎前凸消失，进而呈驼背畸形、颈椎活动受限，胸廓呼吸运动范围可缩小。晚期常伴骨折发生。

（5）关节外症状：包括眼葡萄膜炎、结膜炎、肺上叶纤维化、升主动脉根部和主动脉瓣病变及心脏传导系统失常等。

（6）个别患者症状始自颈椎，逐渐向下波及胸椎和腰椎，称<u>Bechterew病</u>，容易累及神经根而发生上肢瘫痪、呼吸困难，预后较差。

（7）常用检查：胸廓活动度减低（＜2.5cm），枕墙距异常（＞0cm），Schober试验阳性（＜4cm）等。"4"字试验阳性提示骶髂关节炎症。

3. 辅助检查

（1）常见血小板升高、贫血、红细胞沉降率升高和C反应蛋白升高。

（2）类风湿因子一般阴性，免疫球蛋白可轻度升高。人类白细胞抗原B27（<u>HLA－B27</u>）阳性率高。

（3）X线检查：见图5－6－3。

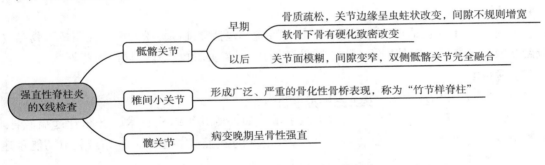

图5－6－3　强直性脊柱炎的X线检查

4. 1984年修订的纽约标准　①下腰背痛的病程至少持续3个月，疼痛随活动改善，但休息不减轻。②腰椎在前后和侧屈方向活动受限。③胸廓扩展范围小于同年龄和性别的正常值。④双侧骶髂关节炎Ⅱ~Ⅳ级，或单侧骶髂关节炎Ⅲ~Ⅳ级。如果具备④并分别附加①~③条中的任一条，可确诊为强直性脊柱炎。

5. 治疗

（1）非手术治疗：注意立、坐、卧的正确姿势，睡硬床、低枕等。早期疼痛时可给予非甾体抗炎药。症状缓解后，鼓励脊柱功能锻炼，保持适当姿势，防止驼背。

（2）手术治疗：有严重驼背而影响生活时，可行腰椎截骨矫形。髋关节强直者可行髋关节置换术。

九、踇外翻

1. 概述　踇外翻，是踇趾向足外侧倾斜、第1跖骨内收的前足畸形。多与遗传及穿鞋不适有关，80%以上有家族史，<u>女性多见</u>。

2. 临床表现

（1）畸形常呈对称性。姆趾的跖趾关节轻度半脱位，内侧关节囊附着处有骨赘形成；严重者姆趾的跖趾关节产生骨关节炎，引起疼痛。

（2）第1跖骨头的突出部分，局部皮肤增厚，可形成滑囊炎。第2、3跖骨头跖面皮肤形成胼胝。

（3）第2趾近侧趾骨间关节处背侧皮肤可形成胼胝或鸡眼。

3. 影像学检查　应拍摄负重足正位、侧位及籽骨轴位X线平片，常用X线测量指标见表5-6-16。

表5-6-16　姆外翻的常用X线测量指标

指标	含义	正常角度	异常角度
姆外翻角	指第1跖骨与近节趾骨轴线的夹角，反映姆外翻的程度	男性平均10.1°，女性平均10.6°	≥15°
第1、2跖骨间角	指第1、2跖骨轴线的夹角，反映第1跖骨内收的程度	男性平均8.3°，女性平均9.9°	≥10°

4. 治疗

（1）非手术治疗：适用于畸形轻，症状不重者。包括穿前部宽松的鞋，使用矫形物品（硅胶分趾垫或分趾鞋袜、姆外翻矫形器、矫形鞋等），滑囊炎者可理疗、局部用药等。

（2）手术治疗

1）指征：保守治疗无效，疼痛及畸形严重者。

2）方法：①第1跖趾关节周围软组织手术，如外侧软组织松解术。②跖骨远端截骨术。③跖骨干及基底截骨手术。④趾骨截骨手术。⑤内侧序列稳定性手术。⑥跖趾关节功能重建性手术。⑦外侧足趾手术。

十、足踝部位常见慢性损伤或无菌性炎性病变

1. 足踝骨关节炎

（1）临床特点：最突出的症状是疼痛。疼痛往往位于关节一侧，但也可蔓延到整个关节。受累关节周围弥散性压痛，邻近关节肌肉的萎缩。可有关节肿胀、积液、滑膜摩擦音。关节僵硬，活动受限，极少数有关节挛缩。

（2）影像学检查：主要是X线检查，当疑及软骨损伤X线检查难以确诊时，考虑CT或MRI检查。X线检查：早期多为阴性；病程后期，关节间隙明显狭窄、消失，软骨下骨质表现硬化征象。在承受压力最大的区域内，软骨下骨小梁间出现多发性、大小不一的囊腔变，关节边缘呈锐性骨赘形成。

（3）治疗：①非手术治疗，包括一般治疗（控制发病原因、休息等），辅助治疗（理疗、湿热敷等），药物治疗（作用是抗炎镇痛、保护和维持及修复软骨）。②手术治疗，适用于经系统保守治疗无效，疼痛症状日渐加重，活动障碍、畸形和关节紊乱严重影响关节功能者。

2. 足踝部腱鞘炎

（1）临床特点：①因机械性摩擦而引起的一种慢性无菌性炎症。②多发生于腓骨肌、胫后

肌与踇长屈肌腱。③早期感踝关节乏力，易疲劳，继之疼痛。受累局部肿胀，可有压痛。④可触及肥厚的肌腱，有时皮下可扪及摩擦感。增加受累肌腱张力，可诱发或加重疼痛。

（2）治疗：具体如下。①早期或症状较轻：禁止跑跳和过多活动，每天行透热治疗。②中期以后或症状较重：卧床休息，足踝部制动；现多采用泼尼松龙加利多卡因局部封闭治疗。③病程长，腱鞘增厚严重而发生交锁或软骨性变：需手术治疗。

3. 足踝部滑囊炎

（1）临床特点：①病因包括创伤性、化脓性、结核性、类风湿性、痛风性、化学性。②急性期，患处肿胀、持续性胀痛，可因患病肌腱收缩加重，甚至影响行走；局部柔软、富于弹性，并伴轻度压痛；如无继发感染，一般无红、肿、热等症状。③慢性期，局部疼痛不适，劳累、运动、阴雨天或受凉后疼痛加重，局部压痛，偶可触及有压痛的硬性软组织包块。

（2）治疗：①彻底去除诱因。②积液少时，减少足部活动，应用透热理疗或中药熏洗，抗炎镇痛膏外敷等。③积液多时，抽去囊内积液挤压包扎，或者抽液后注入泼尼松龙。④必要时手术切除。

十一、关节置换

1. 概述　临床常用到的关节置换包括髋关节置换术、膝关节置换术，其他还有肩、肘、踝关节置换术，跖趾关节置换术。

2. 全髋关节置换术　尽量选择耐磨损界面和良好固定假体，减少磨损而引起的骨溶解和假体松动。重视围手术期处理，加强术后定期随访。

3. 膝关节置换术　术后并发症：①术后疼痛，可应用静脉镇痛泵、神经阻滞、哌替啶等。②深静脉血栓栓塞。③切口愈合不良。④对线不良。⑤假体松动。⑥假体周围骨折。⑦感染。

第七节　运动医学

一、运动系统检查原则

主要原则及注意：①检查时，不能只注意检查局部而忽略整体及全身情况，以免漏诊。②一般先全身再局部检查，也可先检查有关的重要部分；一般按视诊、触诊、动诊、量诊进行；先健侧后患侧；先健处后患处；先主动后被动。③注意充分暴露、两侧对比；全面；反复；轻柔；到位；多体位检查。④综合分析。

二、各关节专科检查方法

1. 颈部骨关节检查

（1）颈椎间孔挤压试验：阳性多见于神经根型颈椎病或颈椎间盘突出症。

（2）侧屈椎间孔挤压试验：阳性最常见于C_5椎间盘突出症。

（3）后仰椎间孔挤压试验：阳性多见于颈椎病。

（4）颈椎间孔分离试验：阳性多见神经根型颈椎病。

（5）椎动脉扭曲试验：常用于检查椎动脉型颈椎病。

（6）屈颈试验：用于检查脊髓型颈椎病。

2. 上肢骨关节检查 见表 5 – 7 – 1。

表 5 – 7 – 1 上肢骨关节检查的方法及意义

项目	方法	阳性意义
杜加斯（Dugas）征	患者能用手摸到对侧肩部，且肘部能够贴到胸壁，为阴性；若不能，为阳性	表明肩关节脱位
Speeds 征和 Yergason 征	即肱二头肌长腱阻抗试验。前者为前臂旋后，前屈肩90°，伸肘位，阻抗位屈肘，出现肩痛为阳性；后者为屈肘90°，阻抗屈肘时肩痛为阳性	提示肱二头肌腱鞘炎
Impingement 征	即前屈上举征。医师以手下压患侧肩胛骨并于中立位前举、上举，肩袖的大结节附着点撞击肩峰的前缘，肩痛为阳性	见于撞击综合征
前屈内旋试验	将患肩前屈90°，屈肘90°用力内旋肩，使肩袖病变撞击喙峰韧带，产生肩痛为阳性	见于撞击综合征
恐惧试验	患者放在外展外旋（投掷）位，医师推肱骨头向前与前关节囊相压撞，后者有病变时剧痛，突感无力，不能活动	提示肩关节前方不稳
肩关节稳定试验	弯腰垂臂位或仰卧位，被动向前方推压肱骨头或向后推肱骨头或向下牵拉肱骨头	可试出肩前方、后方或下方不稳
肘后三角	正常的肘关节在完全伸直时，肱骨外上髁、内上髁和尺骨鹰嘴在一条直线上。肘关节屈曲90°时，三个骨突形成一个等腰三角形，称为肘后三角	肘关节脱位时，肘后三角关系改变。还可与肱骨髁上骨折的鉴别
腕伸肌紧张试验	患者肘关节伸直，前臂旋前位，做腕关节的被动屈曲动作，引起肱骨外上髁处疼痛者，为阳性	见于肱骨外上髁炎
握拳尺偏试验（Finkelstein 试验）	患者拇指屈曲握拳，将拇指握于掌心内，然后使腕关节被动尺偏，引起桡骨茎突处明显疼痛，为阳性	见于桡骨茎突狭窄性腱鞘炎
腕三角软骨挤压试验	腕关节位于中立位，然后使腕关节被动向尺侧偏斜并纵向挤压，若出现下尺桡关节疼痛，为阳性	见于腕三角软骨损伤、尺骨茎突骨折
屈腕试验	医师手握患者腕部，拇指按压在腕横纹处，同时嘱患腕屈曲，若患手麻痛加重，并放射到中指、示指，为阳性	表示患腕管综合征

3. 腰部关节检查

（1）直腿抬高试验：阳性多见于坐骨神经痛和腰椎间盘突出症患者。

（2）直腿抬高加强试验：可鉴别是神经受压还是下肢肌肉等原因引起的抬腿疼痛。

（3）股神经牵拉试验：对诊断高位腰椎间盘突出症有意义。

（4）拾物试验：常用于检查儿童脊柱前屈功能有无障碍。

（5）俯卧背伸试验：用于检查婴幼儿脊柱病变。

（6）Schober 试验：阳性见于强直性脊柱炎中晚期。

（7）骶髂关节扭转试验：骶髂关节痛者为阳性，提示骶髂关节有病变。

（8）骨盆挤压分离试验：阳性提示骨盆环骨折。

4. 髋部关节检查

（1）髋关节屈曲挛缩试验：阳性说明该髋关节有屈曲挛缩畸形，并记录其屈曲畸形角度。

（2）髋关节过伸试验：又称腰大肌挛缩试验。阳性说明髋关节不能过伸。腰大肌脓肿及早期髋关节结核有此体征。

（3）单腿独立试验：检查髋关节承重功能。

（4）下肢短缩试验：阳性表明股骨或胫腓骨短缩或髋关节脱位。

（5）望远镜试验：又称套叠征。阳性表明髋关节不稳或有脱位，常用于小儿髋关节先天性脱位的检查。

（6）蛙式试验：阳性表明髋关节外展受限。用于小儿先天性髋脱位的检查。

5. 膝部关节检查　见表 5 - 7 - 2。

表 5 - 7 - 2　膝部关节检查

检查方式	内容
浮髌试验	阳性表明膝关节内有积液
抽屉试验	用于检查有无前、后交叉韧带损伤，可作两侧对比检查
伸膝抗阻试验	阳性常见于髌骨软骨软化症
半月板回旋挤压试验（McMurray's 试验）	用于检查有无外侧、内侧半月板损伤
研磨提拉试验（Apley 征）	可提示有无外侧或内侧半月板损伤、外侧或内侧副韧带损伤
侧卧屈伸试验	又称重力试验。可提示有无外侧或内侧的半月板损伤、外侧或内侧副韧带损伤
侧副韧带损伤试验	又称膝关节分离试验、侧位运动试验。可提示有无内侧或外侧副韧带损伤
髌骨研磨试验	用于检查髌骨软化症
膝过伸试验	用于检查髌下脂肪垫损伤
髌腱松弛压痛试验	用于检查髌下脂肪垫损伤

三、常见部位关节运动损伤

1. 膝软骨损伤

（1）临床特点：①疼痛，呈钝痛，活动后加重，休息后缓解。②肿胀、"打软腿"、交锁、弹响、捻发音、骨擦音等。③注意有无髌骨轨迹不良、膝内外翻、关节不稳及半月板损伤等。④影像学检查：X 线片可见关节间隙改变，髌骨对线不良或者关节面不平，高密度影等；CT 及 MRI 检查是关节软骨损伤最具灵敏度的影像学检查。⑤关节镜，具有更好的诊断率。

（2）Outerbridge 分级：见表 5 - 7 - 3。

表 5 – 7 – 3　膝软骨损伤的 Outerbridge 分级

分级	临床特征
Ⅰ级	关节软骨表面轻度水疱
Ⅱ级	软骨表面小于 1cm 的毛糙和浅表的开裂
Ⅲ级	深大软骨下骨的裂口，但骨未外露，损伤直径大于 1cm
Ⅳ级	软骨下骨的外露

（3）治疗：见表 5 – 7 – 4。

表 5 – 7 – 4　膝软骨损伤的治疗

方式	内容
非手术治疗	休息、非甾体抗炎药、理疗、活动性调整、支具、关节软骨营养药物等，关节腔内注射透明质酸钠或甾体消炎药
手术治疗	适应证包括非手术治疗失败的有症状的 Outerbridge Ⅲ型、Ⅳ型损伤及有明显软骨松动碎片形成的损伤

2. 肩袖损伤

（1）概述：肩袖是由冈上肌、冈下肌、肩胛下肌和小圆肌四块肌肉围成，这些肌肉起自肩胛骨体部，组成一个袖套样结构包绕肱骨头，止于肱骨大、小结节。肩袖损伤多发生于中老年人，随年龄增长发病率上升，多数患者并无外伤史，主要与退行性改变、血供、撞击等因素相关。

（2）临床表现：①疼痛，肩关节前方或外侧活动时加重，常伴夜间痛。②活动受限，肩关节上举受限最常见，主动受限而被动受限不明显。继发冻结肩患者，主、被动活动均受限。③体征见图 5 – 7 – 1。

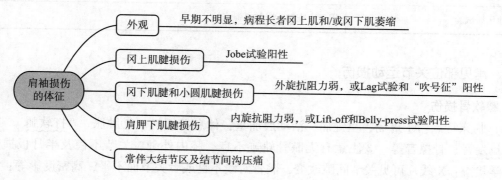

图 5 – 7 – 1　肩袖损伤的体征

（3）影像学检查：见表 5 – 7 – 5。

表5－7－5　肩袖损伤的影像学检查

检查项目	内容
X线摄片	①正位X线片：大结节及肩峰下硬化、增生或者囊肿；肩峰下间隙明显减小或肱骨头相对上移，提示可能为肩袖巨大撕裂。②Y位X线片：明显的肩峰下骨刺，提示可能肩袖损伤
MRI	是目前最常用的方法
CTA	适用于有MRI禁忌证的患者
B超	无创、经济且准确性较高

（4）治疗

1）非手术治疗：休息、非甾体抗炎镇痛药物（NSAID）、改变生活方式、康复治疗、器械治疗以及类固醇激素注射治疗等。

2）手术治疗：保守治疗无效者，常需手术治疗。方式包括肩袖部分损伤的修补、肩袖全层损伤的修补和巨大的肩袖撕裂的手术（关节镜下修复强调松解的重要性）。

3. 肩峰下撞击症

（1）临床特点：见图5－7－2。

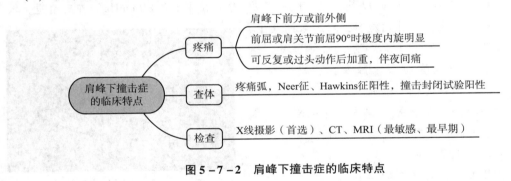

图5－7－2　肩峰下撞击症的临床特点

（2）治疗：①非手术治疗，包括正规的物理治疗、行为修正、抗炎治疗及在肩峰下注射糖皮质激素。②手术治疗，适用于确定是原发性肩峰撞击综合征、疼痛经保守治疗无效、有肩袖撕裂需要缝合时。

4. 肩关节前向不稳定

（1）临床特点：①患肩关节易"滑脱"，疼痛，外展、外旋位恐惧感。②恐惧试验、复位试验、前抽屉试验或过度外展试验阳性。③常见病理包括骨性损伤、盂唇损伤、关节囊、韧带损伤。④辅助检查包括X线摄片、CT、MRI（是评价肩关节复发性脱位的首选方法）和关节镜检查。

（2）治疗：①非手术治疗，主要包括初次脱位后3~6周的外旋位制动，随后行肩袖和肩胛周围肌肉肌力的练习。对年轻人的初次脱位，更倾向于手术。②手术治疗，非手术治疗无效、活动受限、持续功能障碍等适用。

四、关节镜基本器械的使用方法

1. 关节镜设备是由成像系统、光源系统、动力系统、射频消融系统、资料采集处理系统以及一系列的手动手术器械构成。其中，首要的必备设备是内镜镜头、摄像系统和光源系统。

2. 电动刨削系统是关节镜所特有且必备的设备，由多种类型刨削刀头、电动刨削手柄、控制主机和脚踏板开关组成。

第八节　关节脱位

考点直击

【病历摘要】

男，45岁。车祸后左肘关节疼痛、活动障碍1小时。

患者1小时前骑自行车与汽车相撞后摔倒，出现左肘关节疼痛，活动障碍，急诊就诊。伤后无意识障碍，无恶心、呕吐。既往体健，无高血压、心脏病病史，无手术、外伤史，无药物过敏史，无遗传性疾病家族史。

查体：体温36.4℃，脉搏97次/分，呼吸20次/分，血压130/80mmHg。神志清楚，浅表淋巴结未触及肿大，口唇无发绀，双肺未闻及干、湿啰音。心界不大，心率97次/分，心律整齐，腹平软，无压痛，肝、脾肋下未触及，移动性浊音（－）。

骨科专科检查：左肘关节肿胀，弹性固定，压痛（＋），肘关节后方有空虚感，左腕关节活动正常，左手运动、感觉正常。

左肘关节X线片如图5-8-1。

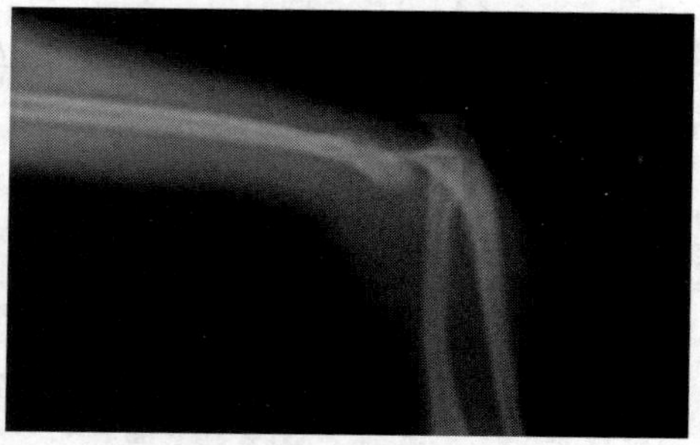

图5-8-1　左肘关节X线片

【病例分析】

1. 初步诊断　左肘关节后脱位。

2. 诊断依据　①左肘关节外伤史，伤后右肘关节疼痛、活动障碍。②左肘关节肿胀、弹性固定，压痛（＋），肘关节后方有空虚感。③左肘关节X线片示左尺骨鹰嘴相对于肱骨髁后移。

3. 鉴别诊断　①左肘关节软组织损伤。②左尺骨、桡骨、肱骨髁部骨折。③左肘部神经血管损伤。

4. 进一步检查　左肘关节CT。

5. 治疗原则　①手法复位。②外固定。③康复治疗。

一、肩关节脱位

1. 概述　创伤是肩关节脱位的主要原因，多为间接暴力所致。根据肱骨头脱位方向可分为前脱位、后脱位、上脱位和下脱位等，以前脱位最多见。前脱位时，肱骨头可位于锁骨下、喙突下、肩前方及关节盂下。

2. 诊断

（1）患者有上肢外展外旋或后伸着地受伤史，肩部疼痛、肿胀、肩关节活动障碍，有以健手托住病侧前臂、头向病侧倾斜的特殊姿势，即应考虑有肩关节脱位可能。

（2）检查可见患肩呈方肩畸形，肩胛盂处有空虚感，上肢有弹性固定；Dugas 征阳性，即将病侧肘部紧贴胸壁时，手掌搭不到健侧肩部，或者手掌搭在健侧肩部时，肘部无法贴近胸壁。

（3）正位、侧位 X 线片及穿胸位 X 线片可确定肩关节脱位的类型、移位方向及有无撕脱骨折。临床常规行 CT 扫描。

（4）严重创伤时，肩关节前脱位可合并神经、血管损伤，应检查病侧上肢的感觉及运动功能。

3. 治疗　肩关节前脱位应首选手法复位加外固定治疗；肩关节后脱位可行切开复位加外固定治疗。

（1）手法复位：一般采用局部浸润麻醉，用Hippocrates 法复位。

1）患者仰卧，术者站在病侧床边，腋窝处垫棉垫，以同侧足跟置于患者腋下靠胸壁处，双手握住患肢于外展位做徒手牵引，以足跟顶住腋部作为反牵引力。左肩脱位时术者用左足，右肩脱位时用右足。

2）需持续牵引，用力均匀，牵引一段时间后肩部肌逐渐松弛，此时内收、内旋上肢，肱骨头会经前方关节囊的破口滑入肩胛盂内，可感到有弹跳及听到响声，提示复位成功，再做搭肩试验检查，应转为阴性。

（2）固定：单纯性肩关节脱位复位后可用三角巾悬吊上肢，肘关节屈曲 90°，腋窝处垫棉垫固定 3 周，合并大结节骨折者应延长 1~2 周。关节囊破损明显或肩带肌肌力不足者，术后摄片会有肩关节半脱位，宜将患肢手掌搭在对侧肩部，肘部贴近胸壁，用绷带将上臂固定在胸壁，并托住肘部。

（3）康复治疗：固定期间需活动腕部与手指，解除固定后，鼓励患者主动锻炼肩关节各个方向活动。配合理疗、按摩。锻炼需循序渐进，不可冒进。

（4）切开复位：对陈旧性肩关节脱位影响上肢功能者，可选择切开复位术，修复关节囊及韧带。合并神经损伤者，关节复位后，神经功能多可得到恢复。若为神经血管断裂伤应手术修复。

二、肘关节脱位

1. 病因　外伤是导致肘关节脱位的主要原因。

2. 诊断　上肢外伤后，肘部疼痛、肿胀、活动障碍；肘后突畸形；前臂处于半屈位，并有弹性固定；肘后出现空虚感，可扪及凹陷；肘后三角关系发生改变。肘部正、侧位 X 线平片可发现肘关节脱位的移位情况、有无合并骨折。侧方脱位可合并神经损伤，应检查手部感觉、运动功能。

3. 保守治疗

（1）手法复位

1）可采用单人复位法。肘关节内麻醉或臂丛麻醉。术者站在患者的前面，提起患者患肢，环抱术者的腰部，使肘关节置于半屈曲位。以一手握住患者腕部，沿前臂纵轴做持续牵引动作，另一拇指压住尺骨鹰嘴突，亦沿前臂纵轴方向做持续推挤动作直至复位。

2）也可用双手握住上臂下段，八个手指在前方，两个拇指压在尺骨鹰嘴突上，肘关节处于半屈曲位，拇指用力方向为前臂的纵轴，其他八指则将肱骨远端推向后方。

3）复位成功的标志为肘关节恢复正常活动，肘后三角关系恢复正常。

（2）固定：用长臂石膏托或支具固定肘关节于屈曲90°，再用三角巾悬吊胸前2~3周后可进行肘关节屈伸锻炼。

4. 手术治疗　肘关节在功能锻炼时，如屈曲位超过30°，有明显肘关节不稳或脱位趋势时，应手术重建肘关节韧带。

三、髋关节脱位

详见第二篇第五章第三节相应内容。

四、膝关节脱位

1. 诊断　最常见于交通事故；也可发生于坠落伤或运动损伤。患者可合并血管损伤，主要症状是缺血，肢端麻木疼痛；主要体征为足背动脉无搏动，足部温度降低，足趾感觉减退和腘部进行性肿胀。可合并韧带损伤，可伴腓总神经损伤。X线检查可了解脱位情况及有无骨折。

2. 治疗　尽快行闭合复位，禁止管型石膏固定或过紧的包扎。若明确血管损伤，立即手术探查腘部。合并韧带损伤者，行韧带重建修复术。

第九节　周围神经损伤

一、臂丛神经损伤

1. 诊断

（1）上臂丛的第5、6颈神经根或上干损伤，因冈上肌、冈下肌、三角肌、小圆肌、肱二头肌麻痹，表现为肩外展和屈肘功能障碍。下臂丛的第8颈神经根、第1胸神经根或下干损伤，表现为尺神经支配肌肉麻痹及部分正中神经和桡神经功能障碍。单独第7颈神经根或中干损伤少见，常合并上干或下干损伤，表现为桡神经功能障碍。

（2）全臂丛损伤表现为整个上肢肌呈弛缓性麻痹。若臂丛神经为根性撕脱伤，可出现霍纳（Horner）征，即病侧眼睑下垂、眼裂变窄、瞳孔缩小、额面部无汗等。

（3）除支配肌肉麻痹外，相应支配的皮肤感觉区域出现感觉减退或消失。臂丛神经根的感觉支配区域见表5-9-1。

表 5 – 9 – 1　臂丛神经根的感觉支配区域

臂丛神经根	支配区域
第 5 颈神经根	上臂外侧
第 6 颈神经根	前臂外侧及拇、示指
第 7 颈神经根	中指
第 8 颈神经根	环、小指及前臂内侧
第 1 胸神经根	上臂内侧中、下部

2. 治疗　根性撕脱伤，应早期探查，行神经移位术。开放性、药物性或手术性损伤，应早期修复。闭合性牵拉伤，可观察 3 个月，若无明显功能恢复者应手术探查，行神经松解、缝合或移植术。晚期臂丛神经损伤或神经修复后功能无恢复者，可采用剩余有功能的肌肉行肌肉（腱）移位术或关节融合术重建部分重要功能。

二、桡神经损伤

1. 诊断

（1）桡神经在肱骨中段后方至肱骨中、下 1/3 交界处外侧紧贴骨面，该处骨折时容易引起桡神经损伤。表现为伸腕、伸拇、伸指、前臂旋后障碍及手背桡侧（虎口区）感觉异常。典型畸形是垂腕。

（2）若为桡骨头脱位所致的桡神经深支损伤，伸腕功能基本正常（桡偏），仅有伸拇、伸指障碍，无手部感觉障碍。

2. 治疗　肱骨骨折所致桡神经损伤者，首选复位骨折、固定，观察 2~3 个月。若肱桡肌功能恢复，可继续观察，否则应手术探查。晚期功能不恢复者，可行肌腱移位重建伸腕、伸拇、伸指功能。

三、正中神经损伤

1. 诊断

（1）正中神经损伤常由儿童肱骨髁上骨折和腕部切割伤引起。

（2）腕部损伤时所支配的鱼际肌和蚓状肌麻痹，表现为拇指对掌功能障碍和手的桡侧半感觉障碍，特别是示、中指远节感觉消失。

（3）肘上损伤时所支配的前臂肌亦麻痹，除上述表现外，另有拇指和示、中指屈曲功能障碍。

2. 治疗

（1）闭合性挤压损伤，应予短期观察，如无恢复表现应手术探查。

（2）开放性损伤应争取行一期修复或延期修复。

（3）若神经修复后功能无恢复，行肌腱移位重建拇指对掌功能。

四、尺神经损伤

1. 诊断　尺神经易在腕部和肘部损伤，腕部损伤主要表现为骨间肌和第 3、4 蚓状肌、拇收肌麻痹所致环、小指爪形手畸形及手指内收、外展障碍和拇示指捏夹试验（Froment 试验）阳性，以及手部尺侧半和尺侧一个半手指感觉障碍，特别是小指感觉消失。肘上损伤除以上表现外，另有环、小指末节屈曲功能障碍，一般仅表现为屈曲无力。

2. 治疗 尺神经损伤修复后手内肌功能恢复较差，特别是高位损伤。应尽早神经探查，采用显微外科技术修复。晚期可通过功能重建矫正爪形手畸形。

五、坐骨神经损伤

1. 诊断 坐骨神经损伤后表现依损伤平面而定。

（1）髋关节后脱位、臀部刀伤、臀肌挛缩手术及臀部肌内注射药物均可致其高位损伤，引起股后部肌肉、小腿和足部所有肌肉全部瘫痪，导致膝关节不能屈，踝关节与足趾运动功能完全丧失，呈足下垂。小腿后外侧和足部感觉丧失。

（2）若损伤位于股后中、下部，则腘绳肌正常，膝关节屈曲功能保留，仅表现踝、足趾功能障碍。

2. 治疗 高位损伤预后较差，应尽早手术探查，根据情况行神经松解或修复手术。

六、腓总神经损伤

1. 诊断 腓骨头、颈部骨折易引起腓总神经损伤，导致小腿前外侧伸肌麻痹，出现踝背伸、外翻功能障碍，呈足内翻下垂畸形。伸拇、伸趾功能丧失，小腿前外侧和足背前、内侧感觉障碍。

2. 治疗 尽早手术探查。功能无恢复者，晚期可行肌腱移位矫正垂足畸形。

七、胫神经损伤

1. 诊断 股骨髁上骨折及膝关节脱位易损伤胫神经，引起小腿后侧屈肌群及足底内在肌麻痹，出现踝跖屈、内收、内翻障碍，足趾跖屈、外展和内收障碍，小腿后侧、足背外侧、跟外侧和足底感觉功能障碍。

2. 治疗 胫神经损伤多为挫伤，应观察 2~3 个月，无恢复征象应手术探查。

第十节 骨软组织肿瘤

一、骨瘤

1. 诊断

（1）肿瘤发展缓慢，多累及颅面骨，70% 发生在额窦和筛窦。

（2）病变可长期没有任何症状。只有影响到鼻窦内容物引流及出现鼻窦炎或引起眼眶壁畸形，或者突出于口腔黏膜下或颅骨表面时方被发现。常无明显体征。生长在肢体上的骨瘤偶可触及包块。

（3）X 线检查见圆形或椭圆形，致密、边界清楚的骨表面或髓腔内肿物，通常无破坏性改变，密度与成熟骨相近，周围无软组织肿胀和骨膜反应。

2. 治疗 无症状的骨瘤，一般无须治疗，可长期随访观察。有邻近组织压迫出现症状者，可做边缘切除。

二、骨样骨瘤

1. 诊断

（1）骨样骨瘤常发生于儿童和少年，好发于下肢长骨。肿瘤直径很少超过 1cm。

（2）主要症状是疼痛，有夜间痛，进行性加重，多可服用阿司匹林缓解。若病损在关节附近，可出现关节炎症状。

（3）CT 检查有助于发现瘤巢。

2. 治疗 采取手术治疗，将瘤巢及其外围的骨组织彻底清除，可防止复发。

三、骨软骨瘤

1. 诊断

（1）骨软骨瘤多发生于青少年，多见于长骨干骺端，如股骨远端、胫骨近端和肱骨近端。

（2）可长期无症状，多因无意中发现骨性包块而就诊。肿瘤压迫周围组织或其表面的滑囊发生炎症，可产生疼痛。体格检查所见肿块比 X 线平片显示大。

（3）X 线检查在干骺端可见从骨皮质突向软组织的骨性突起，其骨皮质和骨松质以窄小或宽广的蒂与正常骨相连，彼此髓腔相通，皮质相连续，突起表面为软骨帽，不显影，厚薄不一，有时可呈不规则钙化影。

2. 治疗 一般无须治疗。若肿瘤生长过快，有疼痛或影响关节活动功能；影响邻骨或发生关节畸形；压迫神经、血管及肿瘤自身发生骨折；肿瘤表面滑囊反复感染；病变活跃有恶变可能者应行切除术。切除应从肿瘤基底四周部分正常骨组织开始，包括纤维膜或滑囊、软骨帽等。

四、软骨瘤

1. 诊断

（1）软骨瘤好发于手和足的管状骨，以无痛性肿胀和畸形为主。可有病理性骨折。

（2）内生软骨瘤 X 线检查见髓腔内有椭圆形透亮点，呈溶骨性破坏，骨皮质变薄无膨胀，溶骨区内有间隔或斑点状钙化影。骨膜下软骨瘤在一侧皮质形成凹形缺损，并可有钙化影。

2. 治疗 以手术治疗为主。采用刮除或病段切除植骨术，预后好。

五、骨巨细胞瘤

1. 诊断

（1）女性略多，好发部位为长骨干骺端和椎体，特别是股骨远端和胫骨近端。

（2）主要症状为疼痛和肿胀，与病情发展相关。局部包块压之有乒乓球样感觉和压痛，病变关节活动受限。侵袭性强的肿瘤可致病理性骨折。

（3）典型 X 线特征为骨端偏心位、溶骨性、囊性破坏而无骨膜反应，病灶膨胀生长、骨皮质变薄，呈肥皂泡样改变。

（4）血管造影显示肿瘤血管丰富，并有动静脉瘘形成。

2. 治疗 肿瘤较小者（瘤体截面积小于 50% 相对应的骨截面积）可行刮除、灭活、植骨或骨水泥填充术。肿瘤较大者（瘤体截面积大于 50% 相对应的骨截面积）、复发性骨巨细胞瘤、合并病理性骨折、肿瘤破坏骨关节无法保留时，可行肿瘤边缘切除、异体骨关节移植内固定术或肿瘤人工关节置换术。化疗无明显效果，放疗后易肉瘤变。药物仅作为辅助治疗。

六、骨肉瘤

1. 诊断

（1）好发于青少年，好发部位为股骨远端、胫骨近端和肱骨近端的干骺端。

（2）主要症状为局部疼痛，多为持续性，逐渐加重，夜间尤重。可伴有局部肿块，附近关节活动受限。局部表面皮温升高，静脉怒张。可有全身恶病质表现。溶骨性骨肉瘤可导致病理性骨折。

（3）放射性核素骨显像可确定肿瘤大小及发现转移病灶。碱性磷酸酶可作为判断预后的指标之一。

（4）X 线片表现可为不同形态，骨密质和髓腔有成骨性、溶骨性和混合性骨质破坏，骨膜反应明显，呈侵袭性发展，可见 Codman 三角或呈"日光射线"形态。MRI 可用于明确肿瘤的边界和侵袭范围。

2. 新辅助化疗 有利于及时杀灭全身微小转移灶；缩小局部肿瘤的体积和范围，提高保肢成功率；早期识别高危病例；改善预后。常用药物包括甲氨蝶呤、多柔比星（阿霉素）、顺铂、异环磷酰胺、长春新碱等。

3. 手术治疗

（1）保肢手术：瘤段切除原则上要求做到根治或广泛切除。功能重建常用人工假体置换，肿瘤骨灭活再植，异体骨 + 人工假体置换术、异体骨关节移植等。适应证：①骨骼发育成熟或接近成熟者（14 岁以上）。②Enneking 分期ⅡA 期或对化疗反应好的ⅡB 期肿瘤。③重要神经、血管未受累。④局部软组织条件允许，可达到广泛切除的外科边界。⑤术后预计功能优于义肢。⑥患者有强烈的保肢愿望。

（2）截肢术：适用于对化疗不敏感的ⅡB 期或不伴肺外转移的ⅢA 期患者。

（3）肺转移瘤清扫术：适用于原发瘤已切除，无肺外转移；经过正规化疗，肺转移瘤对胸腔相邻脏器无侵犯，每侧肺转移瘤最好不超过 5 个，患者能耐受手术。

七、软骨肉瘤

1. 诊断

（1）好发于成人和老年人；男性稍多于女性。好发部位以骨盆最多见，其次是股骨近端、肱骨近端和肋骨。

（2）发病缓慢，以疼痛和肿胀为主。开始为隐痛，以后逐渐加重。肿块增长缓慢，可产生压迫症状。

（3）X 线表现为密度减低的<u>溶骨性破坏</u>，边界不清，病灶内有散在的钙化斑点或絮状骨化影，典型者可有云雾状改变。

2. 治疗　软骨肉瘤对放、化疗不敏感。外科手术是主要选择，原则是彻底切除肿瘤；ⅠA 或ⅠB 期行<u>广泛大块切除</u>，ⅡA 或ⅡB 期行<u>根治性切除</u>，切除后行功能重建，无法重建者考虑截肢。

八、尤因肉瘤

1. 诊断

（1）好发于儿童，多见于<u>长骨骨干</u>、骨盆和肩胛骨。

（2）主要症状为局部疼痛、肿胀，并<u>进行性加重</u>。全身情况迅速恶化，常伴有低热、白细胞增多和红细胞沉降率加快。

（3）X 线检查常见长骨骨干或扁骨发生较广泛的浸润性骨破坏，表现为<u>虫蚀样溶骨改变</u>，界限不清；外有骨膜反应，呈板层状或"葱皮"现象。

2. 治疗　放疗是局部治疗的重要方法，可作为一些特殊部位或未能彻底手术切除患者的辅助治疗手段。在化疗的基础上，行广泛或根治性肿瘤切除＋重建术是治疗的<u>主要手段</u>。

九、骨囊肿

1. 诊断

（1）常见于儿童和青少年，好发于<u>长管状骨干骺端</u>，依次为肱骨近段、股骨近端、胫骨近端和桡骨远端。

（2）多无明显症状，可有局部隐痛或肢体局部肿胀。患者多在病理性骨折后就诊。

（3）X 线检查见干骺端圆形或椭圆形、界限清楚的溶骨性病灶，骨皮质有不同程度的膨胀变薄，<u>单房或多房性</u>，经常毗邻骨骺生长板，但不越过生长板。

2. 治疗　单纯性骨囊肿的标准治疗为<u>病灶刮除</u>，自体或异体骨移植填充缺损。患儿年龄小（＜14 岁），病灶紧邻骨骺，应慎选手术治疗。<u>甲泼尼龙</u>注入囊腔有一定疗效。

十、骨纤维异样增殖症

1. 诊断

（1）病损进展较慢，常无自觉症状，多在 X 线检查时无意发现。常并发<u>病理性骨折</u>。

（2）X 线表现为受累骨骼膨胀变粗，密质骨变薄，典型者<u>呈磨砂玻璃样改变</u>，界限清楚。股骨近端的病损可使股骨颈弯曲，酷似"牧羊人手杖"。

2. 治疗　可采用刮除植骨术。对腓骨、肋骨等长骨，可作节段性切除。有畸形者可行截骨矫形术。

十一、骨肿瘤的病因与流行病学

骨肿瘤的发病因素复杂。其发病与年龄有关，如骨肉瘤多发生于青少年，骨巨细胞瘤主要发生于成人。部分多发性骨软骨瘤和纤维样增殖症与家族遗传有关。良性骨肿瘤可以恶变。

第十一节 小儿骨科

1. 小儿骨折多发生在四肢，局部肿胀、疼痛相对较轻。骨折类型多为青枝骨折、裂纹骨折或嵌插骨折等不完全骨折，稳定性较好，采用手法复位即可恢复。一般采用外固定，多不采用手术方法进行治疗。

2. 预后良好，小儿生长发育阶段骨折愈合相对较快，一般2~3周可达到临床愈合，患儿可恢复正常行走、奔跑、跳跃，以及上肢抓、捏、拿、握等。

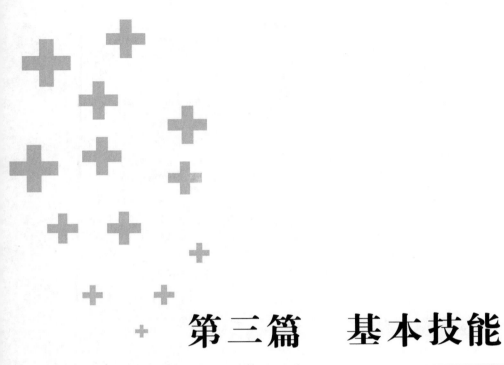

第三篇　基本技能

第二篇　基本技能

第六章　基本急救技能

第一节　心肺复苏

一、胸外心脏按压

1. 方法　患者平卧于硬板或地上，操作者立于或跪于患者一侧；将一手掌根部置于按压点，另一手掌根部覆于前者之上，手指向上方跷起，两臂伸直，凭自身重力通过双臂和双手掌，垂直向胸骨加压；每次按压后应使胸廓充分回弹，胸骨回到其自然位置。

2. 注意事项　正确按压部位是胸部中央。胸外心脏按压频率为 100~120 次/分。成人按压深度 5~6cm，儿童按压深度至少为胸廓前后径的 1/3。尽可能减少胸外心脏按压中断，若必须中断，应将中断控制在 10 秒内。

二、通气

1. 按压通气比　心脏按压 30 次后即进行 2 次通气。如有双人抢救儿童时按压通气比为 15：2。新生儿按压通气比为 3：1，每分钟 90 次按压和 30 次通气。

2. 开放气道　保持呼吸道通畅是进行人工呼吸的先决条件。昏迷患者呼吸道梗阻最常由舌后坠和呼吸道内的分泌物、呕吐物或其他异物引起。解除舌后坠最简单有效的方法是头后仰法；对于有颈椎或脊髓损伤者，应采用托下颌法。

3. 徒手人工呼吸　操作者一手保持患者头部后仰，并将其鼻孔捏闭，另一手置于患者颈部后方并向上抬起；深吸一口气并对准患者口部用力吹入，每次吹毕即将口移开，此时患者凭借胸廓的弹性收缩被动地自行完成呼气。每次送气时间应大于 1 秒。潮气量以可见胸廓起伏即可。

三、胸外电除颤

1. 能量选择　双相波 200J（或制造商建议的能量，120~200J），单相波 360J。儿童首次除颤的能量一般为 2J/kg，再次除颤至少为 4J/kg，最大不超过 10J/kg。

2. 电极安放　胸外电除颤时最常见的电极安放位置是"前－侧位"，将一个电极板放在胸骨右缘锁骨下方（心底部），另一个电极板置于左乳头外侧（心尖部）。两个电极板之间距离不小于 10cm，电极板放置要贴紧皮肤，并有一定压力。

3. 注意要点　两电极之间不能有导电糊或导电液体相连。准备放电时，操作人员及其他人员不应再接触患者、病床，以及同患者相连接的仪器。

第二节　骨科急救

一、骨科伤员固定搬动方法

1. 固定　是骨折急救的重要措施。凡疑有骨折者，均应按骨折处理。目的：①避免骨折断端在搬运过程中对周围重要组织，如血管、神经、内脏的损伤。②减少骨折断端的活动，减轻患者的疼痛。③便于运送。

（1）闭合性骨折者，急救时不必脱去病肢的衣裤和鞋袜。若病肢肿胀严重，可用剪刀将病肢衣袖和裤脚剪开，减轻压迫。

（2）骨折有明显畸形，并有穿破软组织或损伤附近重要血管、神经的危险时，可适当牵引病肢，待稳定后再行固定。

（3）固定可用特制夹板，或者就地取材选用木板、木棍、树枝等。若无任何可利用的材料时，上肢骨折可将病肢固定于胸部，下肢骨折可将病肢与对侧健肢捆绑固定，脊柱骨折采用滚动式搬动并俯卧位搬运。

2. 迅速转运　患者经初步处理、妥善固定后，应尽快地转运至最近的医院进行治疗。

二、四肢骨折与骨盆骨折的止血、包扎、固定

1. 止血　①加压包扎法，最常用。②填塞止血法，常用于颈部、臀部等较深伤口。③指压止血法，适用于头、面、颈部及四肢的动脉出血急救。④止血带止血法，适用于四肢大血管破裂或经其他急救止血无效者。

2. 包扎　见图6-2-1。

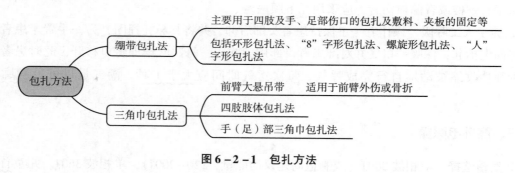

图6-2-1　包扎方法

3. 固定

（1）上臂骨折固定：将夹板放在骨折上臂的外侧，用绷带固定；再固定肩肘关节，用一条三角巾折叠成燕尾式悬吊前臂于胸前，另一条三角巾围绕患肢于健侧腋下打结。若无夹板固定，可用三角巾先将患肢固定于胸廓，然后用三角巾将患肢悬吊于胸前。

（2）前臂骨折固定：将夹板置于前臂四侧，然后固定腕、肘关节，用三角巾将前臂屈曲悬吊于胸前，用另一条三角巾将患肢固定于胸廓。若无夹板固定，先用三角巾将患肢悬吊于胸前，然后三角巾将患肢固定于胸廓。

（3）股骨骨折固定

1）健肢固定法：用绷带或三角巾将双下肢绑在一起，在膝关节、踝关节及两腿之间的空隙处加棉垫。

2）躯干固定法：用长夹板从脚跟至腋下，短夹板从脚跟至大腿根部，分别置于患肢的外、内侧，用绷带或三角巾捆绑固定。

（4）小腿骨折固定：用长度由脚跟至大腿中部的两块夹板，分别置于小腿内外侧，再用三角巾或绷带固定，也可用三角巾将患肢固定于健肢。

三、骨筋膜隔室综合征急救处理

1. 手术指征　①肢体明显肿胀疼痛。②筋膜间隙张力大、压痛。③肌肉被动牵拉疼痛。④筋膜间隙测压在 30mmHg 以上。

2. 手术方法

（1）切开受累间室全长，包括皮肤及深层筋膜，切开长度不够则减压不彻底。前臂一般取掌侧 S 形切口，小腿部采用前外及后内侧双切口切开减压。

（2）筋膜切开后，即见肌腹膨出于切口之外，观察肌肉的血运与颜色，一般逐渐红润好转，如有肌膜较肥厚仍约束肌腹不得减压者，可行肌膜切开。除伴有血管损伤者外，一般不探查深部组织，术前桡动脉或足背动脉搏动减弱者，术后脉搏可迅速改善，说明减压有效。

第七章　骨科专业基本技能

第一节　常见骨科症状体征识别、检查方法及操作

一、骨科常见症状与体征识别

1. 视诊

（1）体位和姿势

1）体位是指患者身体在卧位时所处的状态，常见自动体位、被动体位和强迫体位等。脊髓损伤伴截瘫者处于被动体位；骨折和关节脱位者常处于某种强迫体位。

2）姿势即举止状态，主要靠骨骼结构和各部分肌肉的紧张度维持姿势。锁骨骨折者常表为以健手扶持患肘的姿势。

（2）步态：即行走时所表现的姿势。常见异常步态见图7-1-1。

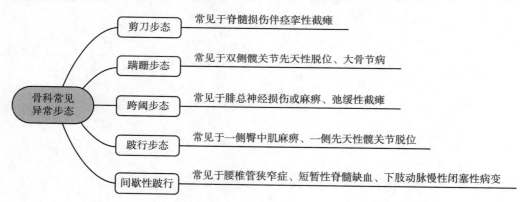

图7-1-1　骨科常见异常步态

（3）局部情况：①皮肤有无发红、发绀、色素沉着、发亮或静脉曲张等，局部有无包块。②软组织有无肿胀或淤血，肌肉有无萎缩及纤维颤动。③瘢痕、创面、窦道、分泌物及其性状。④伤口的形状及深度，有无异物残留及活动性出血。⑤有无畸形，如肢体长度、粗细或成角畸形。⑥局部包扎和固定情况。

2. 触诊　①局部温度和湿度。②局部有无包块。③明确压痛的部位、深度、范围、性质及程度等。一般由外周健康组织向压痛点中心区逐渐移动，动作由浅入深、先轻后重。④有无异常活动及骨擦感。

3. 叩诊　见表7-1-1。

表7-1-1　骨科叩诊

表现	方法及意义
轴向叩击痛	怀疑存在骨与关节疾病时，可沿肢体轴向用拳头叩击肢体远端，相应部位出现疼痛即为阳性，多见于骨、关节急性损伤或炎症
脊柱间接叩击痛	被检查者取坐位，检查者一手置于被检查者头顶，另一手半握拳叩击左手，有脊柱病变者可在相应部位出现疼痛。若患者出现上肢放射痛，提示颈神经根受压
棘突叩击痛	检查脊柱时常用叩诊锤或手指叩击相应的棘突，如有骨折或炎性病变常出现叩击痛
神经干叩击征	叩击已损伤神经的近端时末梢出现疼痛，并向远端推移，表示神经再生现象

4. 听诊　见表7-1-2。

表7-1-2　骨科听诊

表现	意义
骨擦音	常见于骨折患者
关节弹响	关节活动时听到异常响声并伴相应的临床症状时，多有病理意义，如弹响髋、肩峰下滑囊炎和膝关节半月板损伤等
骨传导音	减弱提示骨折。用手指或叩诊锤叩击两侧肢体远端对称的骨隆起处，将听诊器听筒放在肢体近端对称的骨隆起处，双侧对比判断骨传导音的强弱，若有骨折则骨传导音减弱

5. 动诊　见图7-1-2。

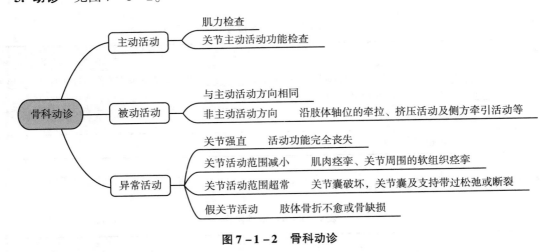

图7-1-2　骨科动诊

6. 量诊　即测量肢体的角度、长度及周径的方法。

二、检查方法与操作

1. 肩检查　肩的正常外形呈圆弧形，两侧对称。锁骨位置表浅，全长均可触到。喙突尖在锁骨下方肱骨头内侧，与肩峰和肱骨大结节形成肩等边三角。检查肩关节活动范围时，须先将肩胛骨下角固定，以鉴别是盂肱关节的单独活动还是包括其他两个关节的广义的肩关节活动。

肩关节的运动包括内收、外展、前屈、后伸、内旋和外旋。

2. 肘检查 见表 7 - 1 - 3。

表 7 - 1 - 3 肘检查

检查方法	内容
视诊	正常肘关节完全伸直时，肱骨内、外上髁和尺骨鹰嘴在一直线上；肘关节完全屈曲时，3 个骨突构成一等腰三角形（肘后三角）。前臂充分旋后时，上臂与前臂之间有 10°~15° 外翻角，称提携角
触诊	肱骨干可在肱二头肌与肱三头肌之间触及。肱骨内、外上髁和尺骨鹰嘴位置表浅容易触及
动诊和量诊	肘关节完全伸直位时，因侧副韧带被拉紧，不可能有侧方运动，如出现异常的侧方运动，则提示侧副韧带断裂或内、外上髁骨折

3. 腕关节检查 见表 7 - 1 - 4。

表 7 - 1 - 4 腕关节检查

检查方法	内容
视诊	微屈腕时，腕前区有 2~3 条腕前皮肤横纹。用力屈腕时，掌侧有 3 条明显的纵行皮肤隆起，中央为掌长肌腱，桡侧为桡侧腕屈肌腱，尺侧为尺侧腕屈肌腱。鼻烟窝是腕背侧的明显标志
触诊	手舟骨骨折时鼻烟窝有压痛。正常时桡骨茎突比尺骨茎突低 1cm，当桡骨远端骨折时这种关系有改变
动诊和量诊	通常以第 3 掌骨与前臂纵轴成一直线为腕关节中立位 0°

4. 手检查 见表 7 - 1 - 5。

表 7 - 1 - 5 手检查

检查方法	内容
视诊	钮孔状畸形见于手指近指间关节背面中央腱束断裂；鹅颈畸形系因手内在肌萎缩或作用过强所致；爪形手畸形是前臂肌群缺血性肌挛缩的结果
触诊	指骨、掌骨均可触到
动诊和量诊	手指各关节完全伸直为中立位 0°

5. 脊柱检查 见表 7 - 1 - 6。

表 7 - 1 - 6 脊柱检查

检查方法	内容
视诊	正常人第 7 颈椎棘突最突出。腰骶部如有丛毛或膨出提示脊椎裂；腰椎间盘突出症患者，行走时身体常向前侧方倾斜
触诊	颈前屈时第 7 颈椎棘突最明显。两肩胛下角连线，通过第 7 胸椎棘突，约平第 8 胸椎椎体。两髂嵴最高点连线通过第 4 腰椎棘突或第 4、5 腰椎椎体间隙
叩诊	脊柱疾病时，以手指（或握拳）、叩诊锤叩打局部时可出现深部疼痛，而压痛不明显或较轻
动诊和量诊	脊柱中立位是身体直立，目视前方

6. 骨盆和髋部检查　见表 7 - 1 - 7。

表 7 - 1 - 7　骨盆和髋部检查

检查方法	内容
视诊	注意髋部疾病所致的病理步态，常需要行走、站立和卧位结合检查
触诊	先天性髋关节脱位和股骨头缺血性坏死者，多有内收肌挛缩，可触及紧张的内收肌。外伤性脱位者可有明显的局部<u>不对称性突出</u>
叩诊	髋部有骨折或炎症，握拳轻叩大粗隆或在下肢伸直位叩击足跟部时，可引起髋关节疼痛
动诊	髋关节中立位 0°为髋膝伸直，髌骨向上
量诊	发生股骨颈骨折、髋脱位、髋关节结核或化脓性关节炎股骨头破坏时，大转<u>子向上移位</u>

7. 膝关节检查　见表 7 - 1 - 8。

表 7 - 1 - 8　膝关节检查

检查方法	内容
视诊	检查时患者先呈立正姿势站立。正常时，两膝和两踝能同时并拢互相接触。若两踝能并拢而两膝不能互相接触则为<u>膝内翻</u>；若两膝并拢而两踝不能接触则为<u>膝外翻</u>
触诊	顺序为先检查<u>前侧</u>，再俯卧位检查膝后侧，在屈曲位检查腘窝、外侧的股二头肌、内侧的半腱肌和半膜肌有无压痛或挛缩
动诊和量诊	膝伸直为中立位 0°

8. 踝关节检查　见表 7 - 1 - 9。

表 7 - 1 - 9　踝关节检查

检查方法	内容
视诊	观察双足大小和外形是否正常一致。外伤时踝及足均有<u>明显肿胀</u>
触诊	检查足背动脉，一般可在足背第 1、2 跖骨之间触及其搏动。踝内翻时踝疼痛，而外翻时没有疼痛，压痛点在外踝，则推断病变在外踝的韧带上
动诊和量诊	踝关节中立位为小腿与足外缘<u>垂直</u>。跖趾关节的中立位是足与地面平行

第二节　骨科治疗操作与常见手术操作

一、石膏绷带固定

1. 适应证　①小夹板难以固定的某些部位的骨折如脊柱骨折。②开放性骨折经清创缝合术后创口尚未愈合者。③某些骨关节行关节融合术者（如关节结核行融合术）。④畸形矫正术后，维持矫正位置。⑤治疗化脓性骨髓炎、关节炎者，固定患肢，减轻疼痛。⑥肌腱、血管、神经以及韧带需要石膏保护固定。

2. 常用石膏类型　①石膏托。②石膏夹板或前后石膏托。③石膏管型。

3. 注意事项

（1）石膏固定过程中应快速、平整、无皱褶，根据包扎部位的需要可做适当加强。

（3）石膏固定后伤肢须抬高 5~7 天以减轻肢体肿胀。肿胀消退后伤肢即可自由活动。

（3）石膏固定应将手指、足趾露出，方便观察手指或足趾血液循环、感觉和运动情况，如发现手指或足趾肿胀明显、疼痛剧烈，皮肤颜色变紫、变青、变白，感觉麻木或有运动障碍时，应立即紧急处理。

二、牵引术

1. 皮肤牵引

（1）适应证：①小儿股骨骨折。②年老体弱者的股骨骨折，在夹板固定的同时辅以患肢皮肤牵引。③手术前后维持固定，如可用于股骨头骨折、股骨颈骨折、股骨转子间骨折的术前，以及人工关节置换术后等。

（2）注意事项：皮肤必须完好，避免过度牵引，牵引 2~4 周，骨折断端有纤维性连接，不再发生移位时可换为石膏固定。皮肤牵引带不能压迫腓骨头颈部，以免引起腓总神经麻痹。

2. 骨牵引

（1）适应证：①成人长骨不稳定、易移位骨折。②开放性骨折伴有软组织缺损、伤口污染、骨折感染或战伤骨折。③有严重多发伤、复合伤，需密切观察，肢体不宜做其他固定者。

（2）常用骨骼牵引：包括尺骨鹰嘴牵引、桡尺骨远端牵引、股骨髁上牵引、胫骨结节牵引、跟骨牵引、第 1~4 跖骨近端牵引、颅骨牵引。

（3）注意事项

1）骨牵引时必须有相应的反牵引，如抬高床脚或床头。

2）定期检查牵引针（或钉）进针处有无不适，如皮肤绷得过紧，可适当切开少许以减张；穿针处如有感染，应设法使之引流通畅，保持皮肤干燥；感染严重时应拔出钢针改换位置牵引。

3）牵引期间每天观察患肢长度及患肢血液循环情况，注意牵引重量，防止过度牵引。

4）牵引时间一般不超过 8 周，如需继续牵引治疗，应更换牵引针（或钉）的部位，或者改用皮肤牵引。

3. 特殊牵引　见图 7 - 2 - 1。

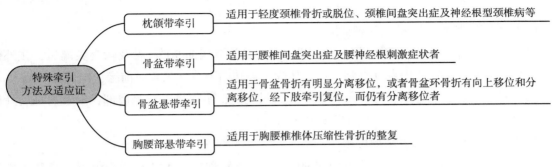

图 7 - 2 - 1　特殊牵引方法及适应证

三、手术体位

手术体位见图 7 - 2 - 2。

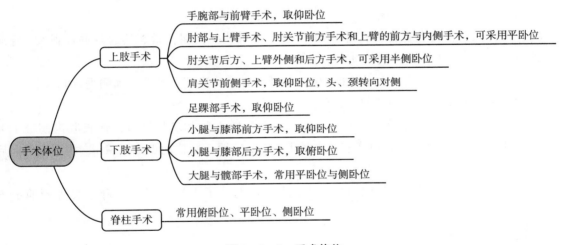

图 7 - 2 - 2　手术体位

四、消毒铺巾范围

消毒范围距离切口<u>至少 15cm</u>，四肢通常超过 1 个关节；消毒铺巾后，常采用消毒手术膜覆盖切口周围；完成消毒铺巾后，需在患者颈部水平拉起两块双层消毒小单，使手术区域与前方麻醉区域隔断。

五、外固定和内固定

1. 外固定　常用夹板、支具、石膏绷带、持续牵引和骨外固定器等。

2. 内固定　主要用于闭合或切开复位后，采用金属内固定物，如接骨板、螺丝钉、加压钢板或带锁髓内钉等，将已复位的骨折予以固定。

六、关节穿刺术

1. 肩关节穿刺术　患者一般取坐位。

（1）前侧入路：将患者肩关节轻度外展外旋，肘关节屈曲90°；触及喙突尖端后，在外侧于肱骨小结节和喙突连线中点垂直刺入；或从喙突尖端向下找到三角肌前缘，向后外方刺入。

（2）后侧入路：将患者上肢内旋内收，交叉过胸前，手部搭于对侧肩部，触及肩峰后外侧角，在其下方2cm、内侧1cm，朝向喙突尖端刺入。

2. 肘关节穿刺术　患者一般取坐位。

（1）后外侧入路：将患者肘关节屈曲90°，反复旋转前臂，确认桡骨头位置，紧贴桡骨头近侧，于肱桡关节间隙刺入；若关节肿胀导致桡骨头触摸不清，可从尺骨鹰嘴尖端和肱骨外上髁连线中点，向前内方刺入。

（2）鹰嘴上入路：将患者肘关节屈曲45°，紧邻尺骨鹰嘴尖端上方，穿过肱三头肌肌腱，向前下方刺入。

3. 腕关节穿刺术　患者一般取坐位。

（1）外侧入路：将患者肘关节屈曲90°，触及桡骨茎突尖端，紧邻其远侧垂直刺入，穿刺时注意避开行经桡骨茎突远方的桡动脉。

（2）内侧入路：将患者肘关节屈曲90°，触及尺骨茎突尖端，紧邻其远侧垂直刺入。

4. 髋关节穿刺术　患者一般取仰卧位。

（1）前侧入路：将患者下肢放于中立位，触及髂前上棘和耻骨结节，在腹股沟韧带下方2cm，股动脉外侧垂直刺入；也可在髂前上棘下方2cm，股动脉搏动点外侧3cm，将穿刺针向后内方60°刺入。

（2）外侧入路：将患者下肢轻度内收，从股骨大转子尖端上缘，平行于股骨颈前上方刺入。

5. 膝关节穿刺术

（1）髌上入路：患者取仰卧位，将下肢放于中立位，触及髌骨外上角，在髌骨上极和髌骨外缘两条相切线的垂直交点进针，将穿刺针向内下后方刺入。

（2）髌下入路：患者取坐位，将膝关节屈曲90°，小腿自由下垂，从关节线上方1cm，髌韧带内侧或外侧1cm，将穿刺针向髁间窝方向刺入。

6. 踝关节穿刺术　患者一般取仰卧位。

（1）前内侧入路：将患者踝关节轻度跖屈，在胫距关节水平，胫骨前肌腱内侧，将穿刺针向外后方刺入。

（3）经内踝入路：触及内踝尖端，在其前方5mm，将穿刺针向外上后方刺入。

（4）经外踝入路：触及外踝尖端，在其前方5mm，将穿刺针向内上后方刺入。

七、骨科常规手术

1. 清创术

（1）时间：一般伤后6~8小时内是清创的黄金时间。

（2）清创

1）清洗：用无菌刷及肥皂液刷洗患肢 2~3 次，范围包括创口上、下关节，刷洗后用无菌生理盐水冲洗，然后可用 0.1% 活力碘冲洗创口或用 0.1% 活力碘浸湿的纱布敷于创口，再用生理盐水冲洗；常规消毒铺巾后行清创术。

2）切除创缘皮肤 1~2mm，皮肤挫伤者，应切除失去活力的皮肤。由浅至深清除异物，切除污染和失去活力的皮下组织、筋膜、肌肉；在尽量切除污染部分的情况下，保留肌腱、神经和血管的完整性；彻底清创，不留死角。

3）切除严重挫伤的关节韧带和关节囊；若仅污染，在彻底切除污染物的情况下，尽量予以保留重建。尽量保留骨外膜，以保证骨愈合。

4）骨折断端的处理：彻底清理干净的同时应尽量保持骨的完整性。污染骨需用骨凿或咬骨钳去除，骨松质可以刮除。

5）彻底清创后，用无菌生理盐水再次冲洗创口及其周围 2~3 次；然后用 0.1% 活力碘浸泡或湿敷创口 3~5 分钟；若创口污染较重，伤后时间较长，可加用 3% 过氧化氢溶液清洗，然后用生理盐水冲洗；再次清洗后应更换手套、敷单及手术器械再继续手术。

（3）骨折固定及组织修复

1）固定：直视下将骨折复位，根据骨折类型选择适当的内外固定方法，以最简单、最快捷为宜。

2）重要软组织修复：肌腱、神经、血管等重要组织损伤，争取在清创时予以修复。

（4）闭合创口：完全闭合创口，争取一期愈合。

2. 肿物切除术　以脂肪瘤为例。

（1）操作方法：术前清洗局部皮肤，备皮。局部浸润麻醉。

1）切除法：①于脂肪瘤表面，沿其长轴做切口，直达脂肪瘤的包膜，沿脂肪瘤包膜用示指或止血钳行钝性分离。②脂肪瘤多呈多叶状，形态不规则，完整分离出具有包膜的脂肪瘤组织，用组织钳提起瘤体分离基底，切除肿瘤。③彻底结扎止血后，逐层缝合皮下组织、皮肤。

2）挤切法：适用于四肢或其他部位皮下组织较疏松的小脂肪瘤（一般 ≤7cm），且与周围组织无慢性炎症粘连者。先以左手拇指、示指及中指捏起脂肪瘤，全层切开脂肪瘤表面皮肤，用力均匀地挤捏，肿瘤即可自行滑出皮肤切口，再行切除，逐层缝合皮下组织、皮肤。

（2）并发症：见表 7-2-1。

表 7-2-1　肿物切除术并发症的预防及处理

并发症	预防	处理
脂肪液化	彻底止血，消灭死腔，必要时留置引流，操作动作轻柔	拆除部分或全部缝线，高渗盐水清洗腔隙，并用高渗盐水纱条填入引流
切口感染	治疗原发病；严格无菌操作，严密缝合，不留死腔	早期敞开感染部位切口，清除积液、积脓及坏死组织，聚维酮碘纱条引流，每天换药，再行二期缝合

八、特殊部位的骨折手术要点

详见第二篇第二章第一节、第三节相应内容。

第四篇　外科通用部分

第八章　普外科

第一节　甲状腺和甲状旁腺疾病

一、单纯性甲状腺肿

1. 病因　①甲状腺素原料（碘）缺乏，环境缺碘是引起单纯性甲状腺肿的主要因素。②甲状腺素需要量增高。③甲状腺素合成和分泌障碍。

2. 临床表现　甲状腺不同程度的肿大，能随吞咽上下活动。病程早期，甲状腺呈对称、弥漫性肿大，腺体表面光滑，质地柔软，随吞咽上下移动。甲状腺不同程度的肿大和肿大结节对周围器官引起的压迫症状（图 8 – 1 – 1）是本病的主要表现。

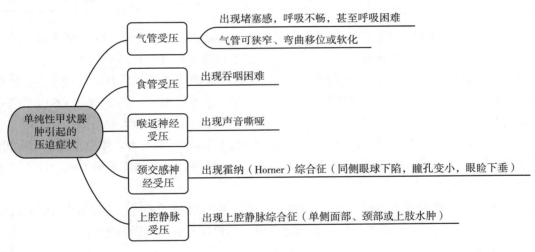

图 8 – 1 – 1　单纯性甲状腺肿引起的压迫症状

3. 治疗

（1）生理性甲状腺肿，可不给予药物治疗，宜多食含碘丰富的海带、紫菜等食物。

（2）对 20 岁以下的弥漫性单纯甲状腺肿患者，可给予小剂量甲状腺素或左甲状腺素（优甲乐）。

（3）手术指征：①因气管、食管或喉返神经受压引起临床症状者。②胸骨后甲状腺肿。③巨大甲状腺肿影响工作和生活者。④结节性甲状腺肿继发甲状腺功能亢进者。⑤结节性甲状腺肿疑有恶变者。

二、甲状腺功能亢进症

1. 概述　甲状腺功能亢进症（甲亢）的常见类型有原发性甲亢（如 Graves 病）、继发性甲亢和高功能腺瘤；格雷夫斯（Graves）病又称毒性弥漫性甲状腺肿。本节主要介绍原发性甲状腺功能亢进症。

2. 临床表现 见表 8 – 1 – 1。

表 8 – 1 – 1 甲状腺功能亢进症的临床表现

项目	临床表现
高代谢综合征	常有疲乏无力、怕热多汗、皮肤潮湿、多食善饥、体重明显下降等
精神神经系统	多言好动、紧张焦虑、焦躁易怒、手和眼睑震颤等
心血管系统	心悸气短、心动过速、第一心音亢进；收缩压升高、舒张压降低，脉压增大
消化系统	稀便、排便次数增加；重者可有肝大、肝功能异常
肌肉骨骼系统	主要是甲状腺毒症性周期性瘫痪
造血系统	循环血淋巴细胞占比增加，单核细胞增加，白细胞总数降低
生殖系统	女性月经减少或闭经；男性勃起功能障碍，偶有男性乳腺发育
眼征	①单纯性突眼。②浸润性突眼（恶性突眼），为 Graves 病特有的眼征

3. 诊断 具备以下三项甲亢诊断即可成立：①高代谢症状和体征。②甲状腺肿大。③血清总甲状腺素（TT_4）、游离甲状腺素（FT_4）增高，促甲状腺激素（TSH）减低。

（1）基础代谢率测定：在完全安静、空腹时进行。常用计算公式：基础代谢率 =（脉率 + 脉压）– 111。正常值为 ± 10%；增高至 + 20% ~ + 30% 为轻度甲亢，+ 30% ~ + 60% 为中度，+ 60% 以上为重度。

（2）甲状腺摄^{131}I 率的测定：正常甲状腺 24 小时内摄取的^{131}I 量为人体总量的 30% ~ 40%。若 2 小时内摄取^{131}I 量超过人体总量的 25%，或者 24 小时内超过人体总量的 50%，且吸^{131}I 高峰提前出现，均可诊断甲亢。

（3）血清中三碘甲腺原氨酸（T_3）和甲状腺素（T_4）含量的测定：甲亢时，血清 T_3 可高于正常 4 倍左右，T_4 为正常的 2.5 倍。T_3 测定对甲亢的诊断具有较高的敏感性。

4. 手术治疗

（1）手术指征：①继发性甲亢或高功能腺瘤。②中度以上的原发性甲亢。③腺体较大，伴有压迫症状，或者胸骨后甲状腺肿等类型甲亢。④抗甲状腺药物或^{131}I 治疗后复发者或坚持长期用药有困难者。⑤妊娠早、中期的甲亢患者凡具有上述指征者，应考虑手术治疗，并可以不终止妊娠。

（2）禁忌证：①青少年患者。②症状较轻者。③老年患者或有严重器质性疾病不能耐受手术者。

（3）手术方式：①行双侧甲状腺次全切除术，手术可选择常规或腔镜方式。②根据腺体大小或甲亢程度决定切除腺体量。③通常需切除腺体的 80% ~ 90%，并同时切除峡部，每侧残留腺体如成人拇指末节大小（3~4g）。

（4）术前准备

1）一般准备：①精神过度紧张者适当应用镇静和安眠药；心率过快者可口服普萘洛尔；

心力衰竭者可给予洋地黄制剂。②颈部 X 线摄片，了解有无气管受压或移位。③心电图检查。④喉镜检查，确定声带功能。⑤测定基础代谢率，了解甲亢程度。

2）药物准备：术前不用阿托品，以免引起心动过速。甲状腺功能亢进症手术前的药物准备见表 8-1-2。

表 8-1-2 甲状腺功能亢进症手术前的药物准备

药物方案	内容
抗甲状腺药物加碘剂	可先用硫脲类药物，待甲亢症状得到基本控制后，即改服 2 周碘剂，再进行手术
单用碘剂	适合症状不重，以及继发性甲亢和高功能腺瘤患者。常用复方碘化钾溶液，每天 3 次；从 3 滴开始，以后逐天每次增加 1 滴，至每次 16 滴为止，然后维持此剂量，以两周为宜
普萘洛尔	适用于常规应用碘剂或合并应用硫氧嘧啶类药物不能耐受或无效者

5. 术后主要并发症

（1）术后呼吸困难：见表 8-1-3。

表 8-1-3 甲状腺功能亢进症术后呼吸困难的预防及处理

常见原因	预防及处理
甲状腺术后出血	拆除伤口缝线，清除血肿，敞开切口，解除对气道的压迫，再次手术并妥善止血，必要时气管插管或气管切开
双侧喉返神经损伤	关键是预防和避免其损伤
气管痉挛	紧急气管切开
喉头水肿及呼吸道分泌物阻塞	立即面罩吸氧，静脉注射地塞米松。处理后呼吸困难未改善，立即气管切开
气管软化、塌陷	术前及术中采取预防措施，如放置气管套管等

（2）喉上神经损伤：①外支损伤，使环甲肌麻痹，以致音调降低。②内支损伤，造成喉黏膜感觉丧失，容易误咽发生呛咳。

（3）喉返神经损伤：一侧喉返神经损伤，大都引起声音嘶哑。双侧喉返神经损伤，可造成严重的呼吸困难，甚至窒息。

（4）手足抽搐：由手术时误伤甲状旁腺或其血液供给受累所致。多表现为面、唇或手足部的针刺样麻木感或强直感。发作时，立即静脉注射 10% 葡萄糖酸钙或氯化钙 10~20ml。

（5）甲状腺危象：常发生于术后 12~36 小时内，是甲亢的严重并发症，因甲状腺素过量释放引起暴发性肾上腺素能兴奋现象。

1）主要表现：高热（>39℃）、脉快（>120 次/分），同时合并神经、循环及消化系统严重功能紊乱如烦躁、谵妄、大汗、呕吐、水泻等。

2）治疗：应用镇静药、降温、充分供氧、补充能量、维持水、电解质及酸碱平衡等。口服复方碘化钾溶液，或者紧急时用 10% 碘化钠 5~10ml 加入 10% 葡萄糖溶液 500ml 中静脉滴注。降低周围组织对甲状腺素的反应，可选用利血平、普萘洛尔。

三、甲状腺腺瘤

1. 临床表现

（1）多见于 40 岁以下的女性。甲状腺无痛性肿块，早期无症状，个别有吞咽不适或压迫感。

（2）甲状腺内可触及单个圆形或椭圆形结节，个别为多发。表面光滑，界限清楚，与皮肤无粘连，随吞咽上下移动。质地不一，实性者软，囊性者则硬。

（3）部分因肿瘤出血而突然增大，出现局部胀痛和压痛，肿瘤增大后可引起邻近器官组织压迫症状。部分为自主高功能性腺瘤，可出现甲亢症状。少数发生恶变。

2. 治疗　原则上应早期手术，可行腺瘤切除术。

3. 高功能腺瘤　无须在促甲状腺激素（TSH）刺激下即可自主分泌 T_3 或 T_4，并抑制垂体分泌 TSH，使周围正常甲状腺功能受到不同程度的抑制，甚至腺体萎缩。治疗首选外科手术。手术方式可选单纯腺瘤切除术、患侧腺叶次全切除术。

四、甲状腺癌

1. 病理类型　①乳头状癌，是成人甲状腺癌的最主要类型和儿童甲状腺癌的全部。②滤泡状癌。③髓样癌。④未分化癌。

2. 临床表现

（1）甲状腺内发现肿块是最常见表现。肿瘤侵犯气管，可有呼吸困难或咯血；侵犯喉返神经可出现声音嘶哑；侵犯颈丛出现耳、枕、肩等处疼痛。肿瘤压迫或浸润食管，可引起吞咽障碍；交感神经受压引起 Horner 综合征。

（2）局部淋巴结转移可出现颈淋巴结肿大。晚期常转移到肺、骨等器官。

（3）髓样癌多有明显家族史，可出现腹泻、心悸、面部潮红和血钙降低等症状；血清降钙素多增高。

3. 诊断　若甲状腺肿块质硬、固定，颈淋巴结肿大，或有压迫症状者，或者存在多年甲状腺肿块，在短期内迅速增大者，均应怀疑为甲状腺癌。超声等有助于诊断。注意与慢性淋巴细胞性甲状腺炎鉴别，细针穿刺细胞学检查可帮助诊断。血清降钙素测定可协助诊断髓样癌。

4. 分化型甲状腺癌

（1）TNM 分期：见表 8 - 1 - 4。

表 8 - 1 - 4　分化型甲状腺癌的 TNM 分期

TNM 分期		定义
原发肿瘤（T）	T_x	原发肿瘤不能评估
	T_0	没有原发肿瘤证据
	T_1	肿瘤最大径≤2cm，且在甲状腺内。T_{1a}，肿瘤最大径≤1cm，且在甲状腺内。T_{1b}，肿瘤最大径＞1cm，≤2cm；且在甲状腺内

续表

TNM 分期		定义
原发肿瘤（T）	T_2	2cm＜肿瘤最大直径≤4cm，且在甲状腺内
	T_3	肿瘤最大直径＞4cm，且在甲状腺内，或任何肿瘤伴甲状腺外浸润（如累及胸骨甲状肌或甲状腺周围软组织）。T_{3a}，肿瘤最大直径＞4cm，局限在甲状腺腺体内的肿瘤。T_{3b}，任何大小的肿瘤伴有明显的侵袭带状肌的腺外侵袭（包括胸骨舌骨肌、胸骨甲状肌、甲状舌骨肌、肩胛舌骨肌）
	T_{4a}	适度进展性疾病。任何肿瘤浸润超过包膜浸润皮下软组织、喉、气管、食管、喉返神经
	T_{4b}	远处转移。肿瘤浸润椎前筋膜或包绕颈动脉或纵隔血管
区域淋巴结（N）	N_x	区域淋巴结不能评估
	N_0	无证据表明存在区域淋巴结转移
	N_1	区域淋巴结转移
	N_{1a}	Ⅵ区转移（气管前、气管旁、喉前/Delphian 淋巴结）或纵隔上淋巴结（Ⅶ区），包括单侧或双侧转移
	N_{1b}	转移至Ⅰ、Ⅱ、Ⅲ、Ⅳ或Ⅴ区淋巴结单侧、双侧或对侧，或咽后淋巴结
远处转移（M）	M_0	无远处转移
	M_1	有远处转移

（2）临床分期：见表 8-1-5。

表 8-1-5　分化型甲状腺癌的临床分期

分期	55 岁以下	55 岁及以上
Ⅰ期	任何 TN，M_0	$T_{1\sim2}N_{0\sim x}M_0$
Ⅱ期	任何 TN，M_1	$T_{1\sim2}N_1M_0$，$T_{3a}/T_{3b}NM_0$
Ⅲ期	—	$T_{4a}NM_0$
ⅣA 期	—	$T_{4b}NM_0$
ⅣB 期	—	TNM_1

5. 治疗

（1）手术治疗

1）甲状腺全切或近全切指征：①颈部有放射史。②已有远处转移。③双侧癌结节。④甲状腺外侵犯。⑤肿块直径大于4cm。⑥不良病理类型：高细胞型、柱状细胞型、弥漫硬化型、岛状细胞或分化程度低的变型。⑦双侧颈部多发淋巴结转移。

2）腺叶切除指征：①无颈部放射史。②无远处转移。③无甲状腺外侵犯。④无其他不良病理类型。⑤肿块直径小于1cm。

3）颈淋巴结最小范围清扫，即中央区颈淋巴结（Ⅵ）清扫。

（2）放射性核素治疗：对分化型甲状腺癌患者，术后有残留甲状腺组织存在，其吸^{131}I

率 > 1%，甲状腺组织显像甲状腺床有残留甲状腺组织显影者，均应进行 ^{131}I 治疗。

（3）TSH 抑制治疗：甲状腺癌做近全或全切除者应终身服用甲状腺素片或左甲状腺素，以预防甲状腺功能减退及抑制 TSH。

（4）放射外照射治疗：主要用于未分化型甲状腺癌。

五、继发性甲状旁腺功能亢进

1. 诊断　①患者常有慢性肾功能不全、长期肾透析病史、维生素 D 缺乏、长期口服影响钙剂吸收药物等相关病史。②实验室检查包括血钙、血磷、甲状旁腺激素测定等。

2. 鉴别诊断　与原发性甲状旁腺功能亢进、恶性肿瘤性高钙血症、结节病、维生素 D 过量等相鉴别。

六、其他颈部疾病

1. 颈淋巴结结核

（1）临床表现：颈部一侧或两侧有多个大小不等的肿大淋巴结，肿大淋巴结的分期及表现见表 8 - 1 - 6。少数患者可有低热、盗汗、食欲缺乏、消瘦等全身症状。

表 8 - 1 - 6　肿大淋巴结的分期及表现

分期	表现
初期	肿大的淋巴结较硬，无痛，可推动
中期	发生淋巴结周围炎和/或各个淋巴结互相融合成团，形成不易推动的结节性肿块
后期	淋巴结发生干酪样坏死、液化，形成寒性脓肿，脓肿破溃后形成经久不愈的窦道或慢性溃疡

（2）诊断：根据结核病接触史及局部体征，特别是已形成寒性脓肿，或者已溃破形成经久不愈的窦道或溃疡时，多可明确诊断。若鉴别困难，可行穿刺活检和其他影像学检查。

（3）治疗：见图 8 - 1 - 2。

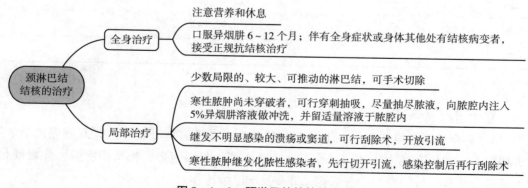

图 8 - 1 - 2　颈淋巴结结核的治疗

2. 常见颈部肿块

（1）慢性淋巴结炎：多继发于头、面、颈部和口腔的炎症病灶。肿大的淋巴结散见于颈侧区或颌下、颏下区。常需与恶性病变鉴别，必要时应切除肿大的淋巴结做病理检查。

（2）转移性肿瘤：原发癌灶绝大部分在头颈部，以鼻咽癌和甲状腺癌转移<u>最多见</u>。锁骨上窝转移性淋巴结的原发灶，多在胸腹部；胃肠道、胰腺癌肿多经胸导管转移至左锁骨上淋巴结。

（3）恶性淋巴瘤：包括霍奇金淋巴瘤和非霍奇金淋巴瘤，多见于男性青壮年。肿大的淋巴结常先出现于一侧或两侧颈侧区，生长迅速，相互粘连成团。确诊需要淋巴结的病理检查。

（4）甲状舌管囊肿：甲状腺舌管通常在胎儿<u>6 周左右</u>自行闭锁，若甲状腺舌管退化不全，即可形成先天性囊肿，感染破溃后成为甲状舌管瘘。

1）多见于 15 岁以下儿童，男性多于女性。

2）在颈前区中线、舌骨下方有直径 1~2cm 的圆形肿块。境界清楚，表面光滑，有囊性感，并能随吞咽或伸、缩舌而上下移动。

3）治疗需完整切除囊肿或瘘管，应切除部分舌骨以彻底清除囊壁或窦道，以免复发，术中冰冻切片检查有无恶变。

第二节　乳房疾病

考点直击

【病历摘要】

女，32 岁。左乳房红肿、疼痛 3 天，伴发热 1 天。

患者于 3 天前感觉左乳房胀满、疼痛，逐渐加重，左乳房外侧红肿、触痛，范围约核桃大小，未予处理，逐渐增大，疼痛加重。昨日开始发热，食欲缺乏。患者为初产妇，产后 1 个月，哺乳中。既往体健，无乳腺疾病病史。

查体：体温 39℃，脉搏 90 次/分，呼吸 20 次/分，血压 120/80mmHg，发育、营养良好，神志清楚，皮肤巩膜无黄染，双肺未闻及啰音。心界不大，心率 90 次/分，律齐，未闻及杂音。腹平软，肝脾肋下未触及。脊柱四肢检查未见异常。

乳腺检查：左乳房外侧明显红肿，皮温高，边界不清，范围约 4cm×4cm，触痛，波动感（－）。左乳头、皮肤未见明显破损。左腋窝可触及质韧淋巴结 1 枚，约 1.5cm×1.0cm。右乳房及右腋窝未见异常。

实验室检查：血常规示血红蛋白 120g/L，白细胞 15.8×10^9/L，中性粒细胞 0.86，血小板 210×10^9/L。

【病例分析】

1. 诊断　急性乳腺炎。

2. 诊断依据　①初产妇，哺乳期间急性起病。②左乳房红肿、疼痛，伴发热等全身中毒症状。③查体见左乳房红肿、皮温高、触痛，左腋窝淋巴结肿大。④血白细胞计数及中性粒细胞占比均增高。

3. 鉴别诊断 ①其他类型乳房炎症（浆细胞性乳腺炎、乳房结核）。②炎性乳腺癌。③乳腺囊性增生病。

4. 进一步检查 ①乳腺 B 超。②左乳红肿区诊断性穿刺，脓液细菌培养 + 药物敏感试验。

5. 治疗原则 ①脓肿形成前应用抗生素治疗。②吸净患侧乳汁，防止淤积。③局部热敷。④脓肿形成后切开引流。

一、急性乳腺炎

1. 病因 ①乳汁淤积。②细菌入侵，沿淋巴管入侵是感染的主要途径，致病菌主要是金黄色葡萄球菌。

2. 临床表现

（1）主要为患侧乳房肿胀疼痛、局部红肿、发热。若炎症进展，疼痛呈搏动性，可有寒战、高热、脉搏加快。常有患侧淋巴结肿大、压痛，白细胞计数明显升高。

（2）一般起初呈蜂窝织炎样表现，数天后可形成脓肿，表浅的脓肿可触及波动，深部的脓肿需穿刺才能确定。脓肿可向外溃破，深部脓肿可穿至乳房与胸肌间的疏松组织，形成乳房后脓肿。严重感染者可并发脓毒症。

3. 治疗

（1）早期呈蜂窝织炎表现而未形成脓肿时，应用抗生素治疗，首选青霉素。对青霉素过敏者，应用红霉素。

（2）脓肿形成后及时做脓肿切开引流。

1）为避免损伤乳管而形成乳瘘，做放射状切开，乳晕下脓肿沿乳晕边缘做弧形切口。深部脓肿或乳房后脓肿沿乳房下缘做弧形切口，经乳房后间隙引流。

2）切开后以手指分离脓肿的多房间隔，利于引流。脓腔较大时，可在脓腔的最低部位另加切口做对口引流。

二、乳腺纤维腺瘤

1. 临床表现 常见于青年女性。除肿块外，患者常无明显自觉症状。肿块增长缓慢，质似硬橡皮球的弹性感，表面光滑，易于推动。月经周期对肿块的大小无明显影响。

2. 治疗 手术切除是目前治疗纤维腺瘤唯一有效的方法，肿块须常规做病理检查。

三、乳腺囊性增生病

1. 临床表现 常见于中年妇女，主要表现为一侧或双侧乳房胀痛和肿块，部分患者具有周期性。

（1）乳房胀痛一般于月经前明显，月经后减轻，严重者整个月经周期都有疼痛。

（2）体检发现一侧或双侧乳房内可有大小不一，质韧的单个或多个结节，可有触痛，与周围分界不清，亦可表现为弥漫性增厚。

（3）少数患者可有乳头溢液，多为浆液性或浆液血性液体。

2. 治疗

（1）主要是对症治疗，可用中药如口服中药逍遥散。对症状较重者，可用他莫昔芬治疗，于月经干净后5天开始口服，每天2次，每次10mg，连用15天后停药。

（2）对局限性乳腺囊性增生病，应在月经干净后5天内复查，若肿块变软、缩小或消退，可观察并继续中药治疗。若肿块无明显消退者，或者在观察过程中，发现局部病灶有恶变可疑时，应予切除并做快速病理检查。

四、乳腺癌

1. 病理类型 见图8-2-1。

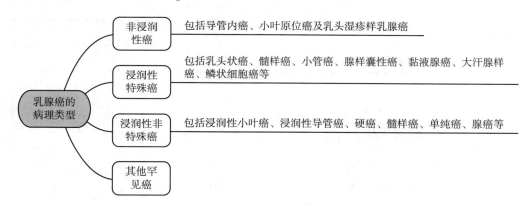

图8-2-1 乳腺癌的病理类型

2. 转移途径 ①局部扩展。②淋巴转移。③血运转移。最常见的远处转移依次为骨、肺、肝。

3. 临床表现

（1）早期病侧乳房出现无痛、单发的小肿块。肿块质硬，表面不光滑，与周围组织分界不很清楚，在乳房内不易被推动。随着肿瘤增大，可引起乳房局部逐渐隆起。

（2）累及乳房悬韧带（Cooper韧带），可使其缩短而致肿瘤表面皮肤凹陷，即"酒窝征"。邻近乳头或乳晕的癌肿因侵入乳管使之缩短，可把乳头牵向癌肿一侧，使乳头扁平、回缩、凹陷。如皮下淋巴管被癌细胞堵塞，引起淋巴回流障碍，出现真皮水肿，皮肤呈"橘皮样"改变。

（3）炎性乳腺癌发展迅速、预后差。局部皮肤可呈炎症样表现，包括发红、水肿、增厚、粗糙、表面温度升高。

（4）乳头湿疹样乳腺癌恶性程度低、发展慢。乳头有瘙痒、烧灼感，以后出现乳头和乳晕的皮肤变粗糙、糜烂如湿疹样，进而形成溃疡，有时覆盖黄褐色鳞屑样痂皮。

4. 辅助检查 见表 8 - 2 - 1。

表 8 - 2 - 1 乳腺癌的辅助检查及意义

检查项目	意义
乳腺 X 线摄片	用于乳腺癌的筛查和早期诊断，是乳腺疾病最基本和首选的检查方法
超声	适用于任何人群的乳腺检查。乳腺癌主要表现为边界不规则的肿块，可呈锯齿状或蟹足状
MRI	在乳腺检查中具有明显的优势，对乳腺癌的敏感性高

5. TNM 分期 见表 8 - 2 - 2。

表 8 - 2 - 2 乳腺癌的 TNM 分期

TNM 分期		定义
原发肿瘤（T）	T_0	原发癌瘤未查出
	T_{is}	原位癌
	T_1	肿瘤最大直径≤2cm
	T_2	2cm＜肿瘤最大直径≤5cm
	T_3	肿瘤最大直径＞5cm
	T_4	癌瘤大小不计，侵犯皮肤或胸壁，包括炎性乳腺癌
区域淋巴结（N）	N_0	同侧腋窝淋巴结无转移
	N_1	同侧腋窝可推动的淋巴结转移
	N_2	同侧腋窝淋巴结转移融合，或与周围组织粘连
	N_3	同侧锁骨上淋巴结、同侧胸骨旁淋巴结转移
远处转移（M）	M_0	无远处转移
	M_1	有远处转移

6. 临床分期 0 期：$T_{is}N_0M_0$。Ⅰ期：$T_1N_0M_0$。Ⅱ期：$T_{0\sim1}N_1M_0$，$T_2N_{0\sim1}M_0$，$T_3N_0M_0$。Ⅲ期：$T_{0\sim2}N_2M_0$，$T_3N_{1\sim2}M_0$，T_4任何NM_0，任何TN_3M_0。Ⅳ期：包括 M_1 的任何 TN。

7. 诊断 病史、查体及乳腺超声、乳腺 X 线摄片或 MRI 是临床诊断的重要依据。确诊需要进行活体组织检查。

8. 鉴别诊断 ①浆细胞性乳腺炎，是乳腺的无菌性炎症，炎性细胞中以浆细胞为主。临床上 60% 呈急性炎症表现，肿块大时皮肤可呈橘皮样改变。40% 患者开始即为慢性炎症，表现为乳腺肿块，边界不清，可有皮肤粘连和乳头凹陷。急性期应予抗炎治疗，炎症消退后若肿块仍存在，可考虑手术切除。②乳腺癌还应与纤维腺瘤、乳腺囊性增生病等疾病相鉴别。

9. 治疗

（1）手术治疗

1）保留乳房的乳腺癌切除术：切除肿瘤、肿瘤周围 1~2cm 组织，确保标本边缘无肿瘤细胞浸润。术后必须辅以放疗。适用于临床Ⅰ期、Ⅱ期，且乳房有适当体积，术后能保持外观效果者。

2）乳腺癌改良根治术：包括保留胸大肌、切除胸小肌和保留胸大、小肌两种术式，术后外观效果好，是目前常用的手术方式。适用于临床Ⅰ期、Ⅱ期患者。

3）乳腺癌根治术和乳腺癌扩大根治术：现已较少使用。

4）全乳房切除术：适用于原位癌、微小癌及年迈体弱不宜做根治术者。

5）前哨淋巴结活检术及腋窝淋巴结清扫术：对腋窝淋巴结阳性者常规行腋窝淋巴结清扫术，范围包括Ⅰ、Ⅱ组腋窝淋巴结。对腋窝淋巴结阴性者可先行前哨淋巴结活检术。

（2）化学治疗：乳腺癌是实体瘤中应用化疗最有效的肿瘤之一。浸润性乳腺癌伴腋淋巴结转移者是应用辅助化疗的指征。术前化疗多用于局部晚期的病例。

（3）内分泌治疗：乳腺癌细胞中雌激素受体（ER）含量高者，对内分泌治疗有效。常用他莫昔芬、芳香化酶抑制药。

（4）放射治疗：是乳腺癌局部治疗的手段之一。在保留乳房的乳腺癌手术后，应于肿块局部广泛切除后给予适当剂量放射治疗。

（5）靶向治疗：曲妥珠单抗是目前最常用的抗HER2靶向治疗药物。

第三节 动脉性疾病

一、血栓闭塞性脉管炎

1. 概述 血栓闭塞性脉管炎（TAO）又称Buerger病，是血管的炎性、节段性和反复发作的慢性闭塞性疾病。多侵袭四肢中、小动静脉，以下肢多见，好发于男性青壮年。

2. 病因 见表8-3-1。

表8-3-1 血栓闭塞性脉管炎的分类及病因

分类	病因
外来因素	主要有吸烟，寒冷与潮湿的生活环境，慢性损伤和感染。主动或被动吸烟是本病发生和发展的重要因素
内在因素	自身免疫功能紊乱，性激素和前列腺素失调以及遗传因素

3. 病理

（1）通常始于动脉，然后累及静脉，由远端向近端进展，呈节段性分布，两段之间血管比较正常。

（2）活动期为受累动静脉管壁全层非化脓性炎症，有内皮细胞和成纤维细胞增生；淋巴细胞浸润，中性粒细胞浸润较少，偶见巨细胞；管腔被血栓堵塞。

（3）后期炎症消退，血栓机化，新生毛细血管形成。动脉周围广泛纤维组织形成，常包埋静脉和神经。

（4）虽有侧支循环逐渐建立，但不足以代偿，因而神经、肌和骨骼等均可出现缺血性改变。

4. 临床表现

（1）病肢怕冷，皮肤温度降低，苍白或发绀。

（2）病肢感觉异常及疼痛，早期起因于血管壁炎症刺激末梢神经，后因动脉阻塞造成缺血性疼痛，即间歇性跛行或静息痛。

（3）长期慢性缺血导致组织营养障碍改变。严重缺血者，病肢末端出现缺血性溃疡或坏疽。

（4）病肢的远侧动脉搏动减弱或消失。

（5）发病前或发病过程中出现复发性游走性浅静脉炎。

5. 血栓闭塞性脉管炎与动脉硬化性闭塞症的鉴别 见表8-3-2。

表8-3-2 血栓闭塞性脉管炎与动脉硬化性闭塞症的鉴别

鉴别要点	血栓闭塞性脉管炎	动脉硬化性闭塞症
发病年龄	青壮年多见	多 >45 岁
血栓性浅静脉炎	常见	无
高血压、冠心病、高脂血症、糖尿病	常无	常见
受累血管	中、小动静脉	大、中动脉
其他部位动脉病变	无	常见
受累动脉钙化	无	可见
动脉造影	节段性闭塞，病变近、远侧血管壁光滑	广泛性不规则狭窄和节段性闭塞，硬化动脉扩张、扭曲

6. 治疗

（1）一般疗法：严格戒烟，防止受冷、受潮和外伤，但不应使用热疗。疼痛严重者，可用镇痛药及镇静药，慎用易成瘾的药物。病肢适度锻炼，以利促使侧支循环建立。

（2）非手术治疗：选用具有抗血小板聚集与扩张血管作用的药物，高压氧舱治疗，中医中药治疗。

（3）手术治疗：闭塞动脉近侧和远侧仍有通畅的动脉时，可施行旁路转流术。不能施行上述手术时，可选用腰交感神经节切除术或大网膜移植术、动静脉转流术，或腔内血管成形术（PTA）。

二、动脉栓塞

1. 栓子来源 ①心源性，最常见。②血管源性。③医源性。

2. 临床表现 可概括为"5P"，即疼痛（pain）、感觉异常（paresthesia）、麻痹（paralysis）、无脉（pulselessness）和苍白（pallor）。

（1）疼痛：常最早出现。轻微的体位改变或被动活动均可致剧烈疼痛，故病肢常处于轻度屈曲的强迫体位。

（2）皮肤色泽和温度改变：皮肤呈苍白色。若皮下静脉丛的某些部位积聚少量血液，则有散在的小岛状紫斑。栓塞远侧肢体的皮肤温度降低并有冰冷感觉。用手指自趾（指）端向近侧顺序检查，常可扪到骤然改变的变温带，其平面约比栓塞平面低一手宽。

（3）动脉搏动减弱或消失：栓塞平面远侧的动脉搏动明显减弱，以至消失；栓塞近侧动脉搏动反而更为强烈。

（4）感觉和运动障碍：栓塞平面远侧肢体皮肤感觉异常、麻木甚至丧失。可出现深感觉丧失，运动功能障碍及不同程度的足或腕下垂。

（5）全身影响：伴有心脏病者，可出现血压下降、休克和左心衰竭，甚至死亡。受累肢体可发生组织缺血性坏死，引起严重代谢障碍，表现为高钾血症、肌红蛋白尿和代谢性酸中毒，最终导致肾衰竭。

3. 治疗

（1）非手术治疗

1）适应证：①小动脉栓塞。②全身情况不能耐受手术者。③肢体已出现明显的坏死征象，手术已不能挽救肢体。④栓塞时间较长，或者有良好的侧支建立可以维持肢体的存活者。

2）常用药物：尿激酶等促纤溶药。抗凝治疗初以全身肝素化 3~5 天，然后用香豆素类衍生物维持 3~6 个月。治疗期间严密观察患者凝血功能。

（2）手术治疗：凡诊断明确，尤其是大、中动脉栓塞，若患者全身情况允许，应尽早施行切开动脉直接取栓；或者利用福格蒂（Fogarty）取栓导管取栓。术后重视肌病肾病性代谢综合征的防治。如病肢出现肿胀，肌组织僵硬、疼痛，并致已恢复血供的远端肢体再缺血时，应及时作肌筋膜间隔切开术；肌组织已有广泛坏死者，需做截肢术。

第四节　周围静脉疾病

一、下肢静脉解剖和生理

1. 解剖　下肢静脉由浅静脉、深静脉、交通静脉和小腿肌静脉组成。

1）浅静脉有大、小隐静脉两条主干。大隐静脉是人体最长的静脉，在膝平面下由前外侧和后内侧分支与小隐静脉交通；在腹股沟韧带下穿卵圆窝注入股总静脉前，主要有阴部外静脉、腹壁浅静脉、旋髂浅静脉、股外侧静脉和股内侧静脉五个分支。

2）小腿外侧的交通静脉多位于小腿中段。大腿内侧的交通静脉多位于中、下 1/3。

2. 血流动力学

（1）静脉系统即容量血管，占全身血量的 64%，起着血液向心回流的通路、贮存血量、调节心脏的流出道及皮肤温度等作用。

（2）下肢静脉血流能对抗重力向心回流的原因：①静脉瓣膜向心单向开放，向心导引血流并阻止逆向血流。②肌关节泵的动力功能，驱使下肢静脉血流向心回流并降低静脉压。③胸腔吸气期与心脏舒张期产生的负压作用，对周围静脉有向心吸引作用；腹腔内压力升高及动脉搏动压力向邻近静脉传递，促使静脉回流和瓣膜关闭。

（3）长时间的静息态坐、立位，使下肢远侧的静脉处于高压与淤血状态。

二、单纯性下肢静脉曲张

1. 病因　静脉壁软弱、静脉瓣膜缺陷及浅静脉内压升高，是引起浅静脉曲张的主要原因。

2. 临床表现　主要为下肢浅静脉扩张、迂曲，下肢沉重、乏力感。可出现踝部轻度肿胀和足靴区皮肤营养性变化：皮肤色素沉着、皮炎、湿疹、皮下脂质硬化和溃疡形成。

3. 体格检查

（1）大隐静脉瓣膜功能试验（Trendelenburg 试验）：患者平卧，抬高下肢使静脉排空，大腿根部扎止血带，阻断大隐静脉，让患者站立，10 秒内释放止血带，如出现自上而下的静脉逆向充盈，提示瓣膜功能不全。在腘窝部扎止血带，可检测小隐静脉瓣膜功能。如在未放开止血带前，止血带下方的静脉在 30 秒内已充盈，表明有交通静脉瓣膜关闭不全。

（2）深静脉通畅试验（Perthes 试验）：用止血带阻断大腿浅静脉主干，嘱患者用力踢腿或做下蹲活动连续 10~20 次，小腿肌泵收缩迫使静脉血液向深静脉回流，使曲张静脉排空。如活动后浅静脉曲张更为明显，张力增高，甚至有胀痛，表明深静脉不通畅。

（3）交通静脉瓣膜功能试验（Pratt 试验）：患者仰卧，抬高受检下肢，在大腿根部扎止血带。然后从足趾向上至腘窝缚缠第一根弹力绷带，再自止血带处向下，缠绕第二根弹力绷带。患者站立，一边向下解开第一根弹力绷带，一边向下继续缚缠第二根弹力绷带，如在两根绷带之间的间隙内出现曲张静脉，提示该处瓣膜有功能不全的交通静脉。

4. 非手术治疗　病肢穿医用弹力袜或用弹力绷带使曲张静脉处于萎瘪状态；避免久站、久坐，间歇抬高病肢。适应证：①症状轻微又不愿手术者。②妊娠期发病，分娩后症状有可能消失者，可暂行非手术治疗。③手术耐受力极差者。

5. 手术治疗　诊断明确且无禁忌证者都可施行大隐或小隐静脉高位结扎及主干与曲张静脉剥脱术。已确定交通静脉功能不全的，可选择筋膜外、筋膜下或借助内镜做交通静脉结扎术。

6. 并发症　①血栓性浅静脉炎。②溃疡形成。③曲张静脉破裂出血。

三、原发性下肢深静脉瓣膜功能不全

1. 临床表现　除浅静脉曲张外，根据临床表现的轻重程度可分为三度，见表 8-4-1。

表 8-4-1　原发性下肢深静脉瓣膜功能不全的分度及临床表现

分度	临床表现
轻度	久站后下肢沉重不适，踝部轻度水肿
中度	轻度皮肤色素沉着及皮下组织纤维化，单个小溃疡；下肢沉重感明显，踝部中度肿胀
重度	短时间活动后出现小腿胀痛或沉重感，水肿明显并累及小腿，伴有广泛色素沉着、湿疹或多个、复发性溃疡

2. 检查　静脉造影；下肢活动静脉压测定；超声。

3. 治疗　凡诊断明确，瓣膜功能不全Ⅱ级以上者，结合临床表现的严重程度，考虑行深静脉瓣膜重建术。

四、下肢深静脉血栓形成

1. 易感因素　凡导致静脉血流缓慢、静脉壁损伤和血液凝固功能异常的状态，均可导致下肢深静脉血栓形成。

2. 临床表现

（1）中央型：即髂－股静脉血栓形成。起病急骤，全下肢明显肿胀，病侧髂窝、股三角区有疼痛和压痛，浅静脉扩张，病肢皮温及体温均升高。

（2）周围型：包括股静脉或小腿深静脉血栓形成。局限于股静脉的血栓形成，主要特征为大腿肿痛。局限在小腿部的深静脉血栓形成，特点为突然出现小腿剧痛，患足不能着地踏平，行走时症状加重；小腿肿胀且有深压痛，做踝关节过度背屈试验可致小腿剧痛（Homans 征阳性）。

（3）混合型：即全下肢深静脉血栓形成。主要表现为全下肢明显肿胀、剧痛，股三角区、腘窝、小腿肌层可有压痛，常伴体温升高和脉率加速（股白肿）。如病程进展，肢体极度肿胀，出现足背动脉和胫后动脉搏动消失，进而小腿和足背出现水疱，皮肤温度明显降低并呈青紫色（股青肿），如不及时处理，可发生静脉性坏疽。

3. 辅助检查　见表 8 － 4 － 2。

表 8 － 4 － 2　下肢深静脉血栓形成的辅助检查

检查方式	内容
多普勒超声	可判断下肢主干静脉是否有阻塞
下肢静脉造影	是诊断下肢深静脉血栓形成的"金标准"，但不主张急性期造影

4. 治疗

（1）非手术治疗

1）一般处理：卧床休息、抬高患肢，适当使用利尿药。病情允许时，着医用弹力袜或弹力绷带后起床活动。

2）祛聚药物：如阿司匹林、右旋糖酐、双嘧达莫等，能扩充血容量、降低血黏度，防治血小板聚集，常作为辅助治疗。

3）抗凝治疗：通常先用普通肝素或低分子量肝素静脉或皮下注射，达到低凝状态后改用维生素 K 拮抗药（如华法林）口服。

4）溶栓治疗：静脉滴注链激酶、尿激酶、组织型纤溶酶原激活物（t－PA）等。

（2）手术疗法：①取栓术，最常用于下肢深静脉血栓形成，尤其是髂－股静脉血栓形成的早期病例。②经导管直接溶栓术（CDT），适用于急性期中央型和混合型血栓形成。

第五节　腹外疝

1. 解剖要点

（1）腹股沟管：成年人长度为4~5cm，男性精索及女性子宫圆韧带由此通过。

（2）直疝三角：外侧边为腹壁下动脉，内侧边为腹直肌外侧缘，底边为腹股沟韧带；缺乏完整的腹肌覆盖，且腹横筋膜较薄，易发生疝。

2. 病因　腹壁强度降低和腹腔内压力增高是腹外疝发生的两个主要原因。

3. 类型　腹外疝包括易复性疝、难复性疝、嵌顿性疝、绞窄性疝等。少数病程较长的疝，因内容物不断进入疝囊时产生的下坠力量将囊颈上方的腹膜逐渐推向疝囊，尤其是髂窝区后腹膜与后腹壁结合得极为松弛，更易被推移，以至盲肠（包括阑尾）、乙状结肠或膀胱随之下移而成为疝囊壁的一部分。这种疝称为滑动性疝，也属难复性疝。

4. 临床表现

（1）腹股沟斜疝：疝囊经过腹壁下动脉外侧的腹股沟管深环（内环）突出，向内、向下、向前斜行经过腹股沟管，再穿出腹股沟管浅环（皮下环），并可进入阴囊。腹股沟区可复性肿块为特征性表现。

1）易复性疝一般仅有轻度坠胀感，肿块呈梨形；在站立、咳嗽或排便时肿块突出增大，平卧时肿块可全部或部分回纳入腹腔。

2）难复性疝主要特点是疝块不能完全回纳，但疝内容物未发生器质性病理改变。滑动性疝虽不多见，但滑入疝囊的盲肠或乙状结肠可在疝修补术时被误认为疝囊的一部分而被切开，应特别注意。

3）嵌顿性疝表现为疝块突然增大，并伴明显疼痛。平卧或用手推送不能使疝块回纳。可伴有机械性肠梗阻表现。

4）绞窄性疝症状严重。但肠袢坏死穿孔时，疼痛可因疝块压力骤降而暂时有所缓解。

（2）腹股沟直疝：疝囊经腹壁下动脉内侧的直疝三角区直接由后向前突出，不经过腹股沟管深环，也不进入阴囊。

1）常见于年老体弱者，患者直立时，在腹股沟内侧端、耻骨结节上外方出现一半球形肿块，不伴疼痛或其他症状。平卧后疝块多能自行消失，不需要用手推送复位。

2）疝内容物常为小肠或大网膜。膀胱有时可进入疝囊，成为滑动性直疝，手术时应予以注意。

5. 鉴别诊断

（1）腹股沟斜疝与直疝的鉴别：见表8-5-1。

表8-5-1　腹股沟斜疝与直疝的鉴别

鉴别要点	斜疝	直疝
发病年龄	多见于儿童、青壮年	多见于老年

续表

鉴别要点	斜疝	直疝
突出途径	腹股沟管，可进入阴囊	直疝三角，一般不进入阴囊
疝外形	椭圆或梨形	半球形
回纳后压住腹股沟管深环	疝块不再突出	疝块仍可突出
精索与疝解剖关系	疝囊与精索关系密切，精索位于疝囊后方	疝囊与精索分离，关系不密切，精索位于疝囊前外方
疝囊颈与腹壁下动脉关系	疝囊颈在腹壁下动脉外侧	疝囊颈在腹壁下动脉内侧
嵌顿机会	较多	极少

（2）腹股沟斜疝与其他疾病的鉴别：见表 8 - 5 - 2。

表 8 - 5 - 2　腹股沟斜疝与其他疾病的鉴别

疾病	鉴别要点
鞘膜积液	肿块透光试验阳性具有特征性
精索囊肿或睾丸下降不全	肿块位于腹股沟管或精索睾丸行径，边界清晰。前者有囊性感，张力高，阴囊内可扪到同侧睾丸；后者质坚韧，为实质感，阴囊内同侧睾丸缺如
股疝	多发生于中老年妇女，肿块由卵圆窝突出，易嵌顿，位于腹股沟韧带下方，体型肥胖的妇女不易发现
子宫圆韧带囊肿	肿块位于腹股沟管，呈圆形或椭圆形，有囊性感，边界清楚，张力高，其上端不伸入腹腔。可与疝同时并存

6. 手术治疗

（1）传统疝手术

1）单纯疝囊高位结扎术：①婴幼儿的腹肌在发育中可逐渐强壮而使腹壁加强，行单纯疝囊高位结扎常能获得满意的疗效，不需要施行修补术。②绞窄性斜疝常采取单纯疝囊高位结扎、避免施行修补术，因感染常使修补失败。

2）加强或修补腹股沟管前壁的方法：以 Ferguson 法最常用。适用于腹横筋膜无显著缺损、腹股沟管后壁尚健全的病例。

3）加强或修补腹股沟管后壁的方法：①巴西尼（Bassini）疝修补术，临床应用最广泛。②霍尔斯特德（Halsted）疝修补术。③麦克维（McVay）疝修补术，适用于后壁薄弱严重病例，还可用于股疝修补。④Shouldice 法，适用于较大的成人腹股沟斜疝和直疝。

（2）无张力疝修补术：具有术后疼痛轻、恢复快、复发率低等优点。常用平片无张力疝修补术（Lichtenstein 手术）、疝环充填式无张力疝修补术（Rutkow 手术）、巨大补片加强内脏囊手术。

（3）经腹腔镜疝修补术：包括经腹腔的腹膜前修补（TAPP）、完全经腹膜外路径的修补

（TEP）、腹腔内的补片修补（IPOM）、单纯疝环缝合法。

7. 嵌顿性疝与绞窄性疝的处理

（1）嵌顿性疝可先试行手法复位的情况：①嵌顿时间在3~4小时以内，局部压痛不明显，也无腹部压痛或腹肌紧张等腹膜刺激征者。②年老体弱或伴有其他较严重疾病而估计肠祥尚未绞窄坏死者。除上述情况外，嵌顿性疝原则上需要紧急手术治疗。绞窄性疝原则上应立即手术治疗。

（2）手术的关键在于正确判断疝内容物的活力，然后根据病情确定处理方法。

1）在扩张或切开疝环、解除疝环压迫的前提下，凡肠管呈紫黑色，失去光泽和弹性，刺激后无蠕动和相应肠系膜内无动脉搏动者，可判定为肠坏死。如肠管尚未坏死，可将其送回腹腔，按一般易复性疝处理。

2）不能肯定是否坏死时，可在其系膜根部注射0.25%~0.50%普鲁卡因60~80ml，再用温热等渗盐水纱布覆盖该段肠管或将其暂时送回腹腔，10~20分钟后再观察。如果肠壁转为红色，肠蠕动和肠系膜内动脉搏动恢复，证明肠管尚具有活力，可回纳腹腔。

3）如肠管确已坏死，或者经上述处理后病理改变未见好转，或者一时不能肯定肠管是否已失去活力时，应在患者全身情况允许的前提下，切除该段肠管并进行一期吻合。患者情况不允许肠切除吻合时，可将坏死或活力可疑的肠管外置于腹外，并在其近侧段切一小口，插入一肛管，以期解除梗阻；7~14天后，全身情况好转，再施行肠切除吻合术。绞窄的内容物如系大网膜，可予切除。

第六节　腹部损伤

考点直击

【病历摘要】

女，29岁。因"左侧胸肋部疼痛2小时，伴腹胀"急诊就诊。

患者2小时前行走时被自行车把撞击左腰部后倒地。感左侧胸肋部疼痛剧烈，即至医院就诊。自诉左侧胸肋部剧痛，伴口干、腹胀、恶心，无呕吐。患者自受伤后神清，精神萎靡，无尿，无排便，体重无明显减轻。

查体：T 37.6℃，HR 110次/分，BP 85/50mmHg。神清，较烦躁，颜面、结膜明显苍白，左肺呼吸音低，未及啰音。左季肋部皮下瘀斑，压痛。腹稍胀，全腹散在压痛，以左上腹为著，肌紧张可疑，但有明显反跳痛，肠鸣音可闻及，弱。四肢湿冷。

辅助检查：血常规示Hb 78g/L，HCT 0.27，WBC 12.2×10^9/L，N 0.82，PLT 323×10^9/L。腹部B超：腹水，肝脾形态欠清。

【病例分析】

1. 诊断　①外伤性脾破裂。②低血容量性休克。

2. 诊断依据

（1）外伤性脾破裂：①近期有明确的外伤史。②进行性加重的腹胀、腹痛，左上腹为甚。③影像学检查提示腹水（积血可能），脾形态不清

（2）低血容量性休克：患者有外伤史，出现脉快，血压明显降低，四肢湿冷，口干、烦躁等休克征象，血常规示 Hb 降低。

3. 鉴别诊断　①消化道穿孔。②肝破裂。③血气胸。

4. 进一步检查　①诊断性腹腔穿刺。②胸、腹部 X 线检查。③必要时腹部 CT 检查。④监测血常规，完善肝肾功能、电解质、凝血功能检查。

5. 治疗原则

（1）严密观察病情，监测生命体征。

（2）抗生素预防感染。

（3）扩容、抗休克治疗。

（4）在抗休克同时积极准备手术，行剖腹探查。

一、概论

1. 分类　见图 8 - 6 - 1。

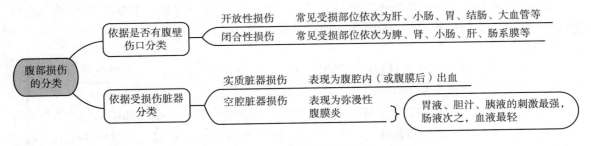

图 8 - 6 - 1　腹部损伤的分类

2. 腹部脏器损伤的判断

（1）考虑有腹内脏器损伤的情况：①早期出现休克，尤其是失血性休克征象。②有持续性甚至进行性加重的腹部疼痛，伴恶心、呕吐等消化道症状。③明显腹膜刺激征。④气腹表现。⑤腹部出现移动性浊音。⑥便血、呕血或尿血。⑦直肠指检发现前壁有压痛或波动感，或者指套染血。

（2）对判断何种脏器损伤有价值的情况

1）有恶心、呕吐、便血、气腹者多为胃肠道损伤，再结合暴力打击部位，腹膜刺激征最明显的部位和程度，可确定损伤在胃、上段小肠、下段小肠或结肠。

2）有排尿困难、血尿、外阴或会阴部放射痛者，提示泌尿系统脏器损伤。

3）有肩部放射痛者，多提示上腹部脏器损伤，其中以肝和脾破裂多见。

4）有下位肋骨骨折者，注意肝或脾破裂可能。

5）有骨盆骨折者，提示直肠、膀胱、尿道损伤可能。

3. 辅助检查

（1）诊断性腹腔穿刺术和腹腔灌洗术：对判断腹腔内脏有无损伤和哪类脏器损伤有很大帮助。

1）腹腔穿刺术的穿刺点最多选于脐和髂前上棘连线的中、外 1/3 交界处或经脐水平线与腋前线相交处。若抽到不凝血，提示实质脏器破裂所致内出血。抽不到液体并不完全排除内脏损伤可能，应严密观察，必要时可重复穿刺，或者改行腹腔灌洗术。

2）诊断性腹腔灌洗术检查结果阳性的情况：①灌洗液含有肉眼可见的血液、胆汁、胃肠内容物或证明是尿液。②显微镜下红细胞计数超过 $100 \times 10^9/L$ 或白细胞计数超过 $0.5 \times 10^9/L$。③淀粉酶超过 100 Somogyi 单位。④灌洗液中发现细菌。

（2）X 线检查：最常用胸部 X 线摄片及平卧位腹部平片，必要时可拍摄骨盆 X 线片。

（3）超声：主要用于诊断肝、脾、胰、肾等实质脏器的损伤。

（4）CT：仅适用于伤情稳定而又需明确诊断者。

（5）诊断性腹腔镜检查：可用于一般状况良好而不能明确有无或何种腹内脏器伤的患者。

（6）MRI 检查：对血管损伤和某些特殊部位的血肿如十二指肠壁间血肿有较高的诊断价值。

4. 剖腹探查指征 ①全身情况有恶化趋势，出现口渴、烦躁、脉率增快，或者体温及白细胞计数上升，或者红细胞计数进行性下降。②腹痛和腹膜刺激征进行性加重或范围扩大。③肠鸣音逐渐减弱、消失或腹部逐渐膨隆。④膈下有游离气体，肝浊音界缩小或消失，或者出现移动性浊音。⑤积极抗休克后病情未见好转或继续恶化。⑥消化道出血。⑦腹腔穿刺抽出气体、不凝血、胆汁、胃肠内容物等。⑧直肠指检有明显触痛。

5. 处理

（1）对已确诊或高度怀疑腹腔内脏器损伤者，做好紧急术前准备，力争尽早手术。如腹部以外另有伴发损伤，首先处理对生命威胁最大的损伤。

（2）防治休克是救治中的重要环节。休克诊断已明确者，可给予镇静药或镇痛药；已发生休克的腹腔内出血者，要积极抗休克，力争在收缩压回升至 90mmHg 以上后进行手术；若积极治疗下休克仍未能纠正，提示腹内可能有活动性大出血，应在抗休克的同时迅速剖腹止血。手术切口选择常用腹部正中切口。

二、肝损伤

1. 肝外伤分级 见表 8 - 6 - 1。

表 8 - 6 - 1　肝外伤分级

分级	表现
I 级	①血肿位于被膜下，<10% 肝表面面积。②包膜撕裂，肝实质裂伤深度 <1cm
II 级	①血肿位于被膜下，10%~50% 肝表面面积，或者肝实质内血肿直径 <10cm。②肝实质裂伤深度 1~3cm，长度 <10cm

续表

分级	表现
Ⅲ级	①血肿位于被膜下，>50%肝表面面积或仍在继续扩大，或者被膜下或实质内血肿破裂，或者实质内血肿>10cm并仍在继续扩大。②裂伤深度>3cm
Ⅳ级	肝实质破裂累及25%~75%的肝叶，或者单一肝叶内有1~3个Couinaud肝段受累
Ⅴ级	①肝实质破裂超过75%肝叶或单一肝叶超过3个Couinaud肝段受累。②肝后下腔静脉/主肝静脉损伤
Ⅵ级	血管破裂，肝撕脱

注：Ⅲ级或以下者如为多处损伤，其损伤程度则增加一级。

2. 手术治疗

（1）暂时控制出血，尽快查明伤情：开腹后发现肝破裂并有大量活动性出血时，立即用手指或橡皮管阻断肝十二指肠韧带暂时控制出血，同时用纱布压迫创面暂时止血。常温下每次阻断肝十二指肠韧带的安全时间为20~30分钟，肝硬化等病理情况时，每次不宜超过15分钟。

（2）手术方式：见表8-6-2。

表8-6-2　肝损伤的手术方式

手术方式	内容
清创缝合术	清除裂口内的血块、异物，以及离断、粉碎或失去活力的肝组织
肝动脉结扎术	用于裂口内有不易控制的动脉性出血时。尽量不结扎肝固有动脉和肝总动脉
肝切除术	适用于有大块肝组织破损，特别是粉碎性肝破裂，或者肝组织挫伤严重者。但不宜采用创伤大的规则性肝切除术
纱布填塞法	可用于裂口较深或肝组织已有大块缺损，止血不满意但又无条件进行较大手术的患者

三、脾损伤

1. 分类　按病理解剖，脾破裂可分为中央型破裂、被膜下破裂和真性破裂。中央型和被膜下破裂可无明显出血征象。脾被膜下血肿，或者少数脾真性破裂后被网膜等周围组织包裹形成的局限性血肿，可因轻微外力作用，导致被膜或包裹组织胀破而发生大出血，称延迟性脾破裂。

2. 脾损伤分级　见表8-6-3。

表8-6-3　脾损伤分级

分级	表现
Ⅰ级	脾包膜下破裂或包膜及实质轻度损伤，手术见脾裂伤长度≤5.0cm，深度≤1.0cm
Ⅱ级	脾裂伤长度>5.0cm，深度>1.0cm，但脾门未累及，或脾段血管受累
Ⅲ级	脾破裂伤及脾门部或脾部分离断，或脾叶血管受损
Ⅳ级	脾广泛破裂，或脾蒂、脾动静脉主干受损

3. 处理　原则是抢救生命第一，保留脾脏第二。

（1）生命体征平稳的被膜下、中央型破裂和表浅局限的真性破裂，无其他腹腔脏器合并伤者，可在严密观察下行非手术治疗。观察中如发现继续出血或有其他脏器损伤，应立即中转手术。

（2）脾中心部碎裂，脾门撕裂或有大量失活组织，高龄及多发伤严重者需迅速施行全脾切除术。一旦发生延迟性脾破裂，应行脾切除。

四、胰腺损伤

1. 诊断

（1）胰腺破损或断裂后，胰液可积聚于网膜囊内，表现为上腹明显压痛和肌紧张，可因膈肌受刺激而出现肩部疼痛。外渗的胰液经网膜孔或破裂的小网膜进入腹腔，可引起弥漫性腹膜炎伴剧烈腹痛。

（2）血淀粉酶和腹腔穿刺液的淀粉酶升高，可帮助诊断。超声可发现胰腺回声不均和周围积血、积液。诊断不明而病情稳定者可做 CT 或 MRI 检查。

2. 处理

（1）上腹部创伤，高度怀疑或诊断为胰腺损伤，特别有明显腹膜刺激征者，应立即手术探查胰腺。胰腺严重挫裂伤或断裂者，手术时较易确诊；而损伤范围不大者可能漏诊。

（2）手术探查时发现胰腺附近后腹膜有血肿、积气、积液、胆汁者，应将此处切开，包括切断胃结肠韧带或按 Kocher 方法掀起十二指肠，探查胰腺的腹侧和背侧，以查清是否存在胰腺损伤。

（3）手术原则是彻底止血，控制胰液外漏和充分引流。如有合并伤，同时予以处理。被膜完整的胰腺挫伤，仅做局部引流；胰体部分破裂但主胰管未断裂者，可用丝线做褥式缝合修补；胰颈、体、尾部的严重挫裂伤或横断伤，宜作胰腺近端缝合、远端切除术。

五、小肠外伤

1. 临床表现

（1）肠壁挫伤或血肿，初期可有轻度或局限性腹膜刺激症状，全身无明显改变，随血肿的吸收或挫伤炎症的修复，腹部体征可消失，也可因肠壁坏死、穿孔引起腹膜炎。

（2）肠破裂、穿孔时，肠内容物外溢，腹膜受消化液的刺激，可表现为剧烈腹痛，伴恶心、呕吐。可有面色苍白、皮肤厥冷、脉搏细弱等症状。可有全腹腹膜刺激征、移动性浊音阳性及肠鸣音消失，随受伤时间的推移，感染中毒症状加重。小肠破裂后部分患者有气腹表现。部分患者可在十几小时内无明确的腹膜炎表现。

（3）小肠外伤可合并腹内实质脏器破裂，造成出血及休克。

2. 辅助检查　见表 8 - 6 - 4。

表 8 - 6 - 4　小肠外伤的辅助检查

检查方式	内容
胸部 X 线摄片和/或立位腹部平片	出现膈下游离气体或侧腹部游离气体是诊断小肠闭合性损伤合并穿孔的最有力证据。膈下游离气体阴性不能排除小肠破裂
B 超检查	可指导具体的穿刺部位行介入诊断，可见腹水或显示血肿部位
腹腔穿刺术	是腹部损伤和急腹症常用的辅助诊断或确诊手段之一，对小肠破裂的确诊率高

3. 手术探查指征

（1）有腹膜炎体征，或者开始不明显但随时间的进展腹膜炎加重，肠鸣音逐渐减弱或消失。

（2）腹腔穿刺或腹腔灌洗检查阳性。

（3）腹部平片发现有气腹者。

（4）就诊较晚，有典型受伤史，呈现腹胀、休克者。

4. 术前注意事项　①进行有效的液体复苏。②保持有效的胃肠减压，留置导尿。③尽早使用抗生素，针对肠道细菌选用广谱抗生素。④麻醉前准备。

5. 手术方式　包括肠修补术、肠切除吻合术、肠造瘘术、腹腔冲洗术。施行肠部分切除吻合术的情况：①裂口较大或裂口边缘部肠壁组织挫伤严重者。②小段肠管多处破裂者。③肠管大部分或完全断裂者。④肠管严重挫伤、血供障碍者。⑤肠壁内或系膜缘有大血肿者。⑥肠系膜损伤影响肠壁血液循环者。

六、结肠外伤

1. 临床特点　有外伤史或结肠镜检查史。主要是细菌性腹膜炎及全身感染中毒表现。严重腹痛、恶心、呕吐。黑便或便血，直肠指检可有血迹。腹式呼吸减弱或消失，严重腹胀。对疑有结肠外伤的患者，应反复观察病情。

2. 治疗

（1）除少数裂口小，腹腔污染轻，全身情况良好的患者，可考虑一期修补或一期切除吻合（尤其是右半结肠）外，大部分患者先采用肠造瘘术或肠外置术处理，待患者情况好转时，再行关闭瘘口。

（2）对较严重的损伤一期修复后，可加做近端结肠造瘘术，确保肠内容物不再进入远端。

（3）一期修复手术的主要禁忌证：①腹腔严重污染。②全身严重多发伤或腹腔内其他脏器合并伤，必须尽快结束手术。③全身情况差或伴有肝硬化、糖尿病等。④失血性休克需要大量输血（＞2000ml）者、高龄患者、高速火器伤者、手术时间已延误者。

七、腹膜后血肿

1. 临床表现　腹痛是最常见的症状，部分患者有腹胀和腰背痛。主要表现有内出血征象和肠麻痹。伴尿路损伤者常有<u>血尿</u>。血肿巨大或伴有渗入腹膜腔者可有腹肌紧张和反跳痛、肠鸣音减弱或消失。血肿进入盆腔者可有<u>里急后重感</u>。

2. 辅助检查 见表8-6-5。

表8-6-5 腹膜后血肿的辅助检查

检查方式	内容
实验室检查	初期白细胞稍高或正常，红细胞及血红蛋白可减低，后期白细胞明显增高，中性粒细胞增高
X线检查	若出现脊柱或骨盆骨折、腰大肌阴影消失和肾影异常等征象，提示<u>腹膜后血肿</u>可能
B超	可发现血肿及腹主动脉瘤
CT	能显示出血、血肿与其他组织的关系。当增强扫描时衰减值增加，提示<u>活动性出血</u>
血管造影和放射性核素显像	能提示<u>出血的位置</u>
B超或CT引导下穿刺抽吸	可<u>明确诊断</u>

3. 治疗原则 因腹膜后血肿常伴大血管或内脏损伤，除积极防治休克和感染外，多数需行<u>剖腹探查</u>。术中如见后腹膜并未破损，可先估计血肿范围和大小，在全面探查腹腔内脏器并对其损伤作出相应处理后，再对血肿的范围和大小进行一次估计。

第七节 急腹症

1. 概述

（1）病因：见图8-7-1。

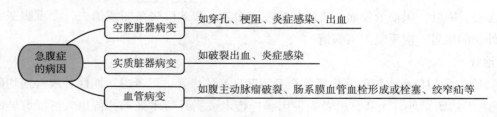

图8-7-1 急腹症的病因

（2）急腹症的腹痛类型：见表8-7-1。

表8-7-1 急腹症的腹痛类型

类型	内容
内脏神经痛	定位模糊，范围大，不准确。依据胚胎来源，前肠来源器官引起的疼痛位置通常在<u>上腹部</u>；中肠来源的器官在<u>脐周</u>；后肠来源的器官在<u>下腹部</u>

类型	内容
躯体神经痛	定位清楚、腹痛点聚焦准确
放射痛	是腹痛时牵涉到远处部位的疼痛，如肩部放射痛

2. 常见急腹症的诊断要点 见表 8 - 7 - 2。

表 8 - 7 - 2 常见急腹症的诊断要点

疾病	诊断要点
胃十二指肠溃疡急性穿孔	常有溃疡病史，突发上腹部刀割样疼痛，迅速蔓延至全腹部，明显腹膜刺激症状，"板状腹"，肝浊音界消失，X 线检查见膈下游离气体
急性胆囊炎	患者进食油腻食物后右上腹绞痛发作，向右肩和右腰背部放射，墨菲（Murphy）征阳性。超声见胆囊壁炎症、增厚、胆囊内结石有助于诊断
急性胆管炎	典型表现为上腹疼痛伴高热、寒战、黄疸。细菌易进入血液循环，导致休克和精神症状
急性胰腺炎	常见于饮酒或暴食后。左上腹持续剧烈疼痛，可向肩背部放射，伴有恶心、呕吐。呕吐后腹痛不缓解。血清和尿淀粉酶明显升高。增强 CT 可见胰腺弥漫性肿胀，胰周积液，胰腺有坏死时可见皂泡征
急性阑尾炎	典型表现为转移性右下腹痛和右下腹固定压痛
急性小肠梗阻	常有腹痛、腹胀、呕吐和肛门停止排气排便。初期肠蠕动活跃，肠鸣音增强，可闻"气过水声"；后期出现肠坏死时，肠鸣音减弱或消失。立卧位 X 线平片可见气液平面，肠腔扩张
腹部钝性损伤	有实质脏器破裂出血或伴血管损伤者，应伴心率加快，血压下降等血容量降低表现。合并空腔脏器破裂穿孔者，应伴腹膜刺激症状和体征
妇产科疾病所致急性腹痛	①急性盆腔炎。②卵巢肿瘤蒂扭转。③异位妊娠

3. 处理原则

（1）尽快明确诊断，针对病因采取相应措施。诊断尚未明确时，禁用强效镇痛药，以免掩盖病情发展。需行手术治疗或探查者，必须依据病情进行相应的术前准备。

（2）如诊断不能明确，需要行急诊手术探查的情况：①脏器有血运障碍，如肠坏死等。②腹膜炎不能局限，有扩散倾向。③腹腔有活动性出血。④非手术治疗病情无改善或恶化。

（3）手术原则：救命放在首位，其次是根治疾病。手术选择力求简单又解决问题。在全身状况许可时，尽可能将病灶一次根治。病情危重者，可先控制病情，待平稳后再行根治性手术。

第八节　胃、十二指肠疾病

考点直击

【病历摘要】

女性，35 岁。间断上腹痛 6 年，伴呕吐 1 周。

患者 6 年前间断出现上腹痛，多发生于夜间，进食后缓解，近 1 周间断性上腹痛，进食后腹胀，反复呕吐，呕吐物为大量酸臭宿食。排便量减少。发病以来，体重无明显变化。

查体：体温 36.0℃，脉搏 70 次/分，呼吸 16 次/分，血压 120/60mmHg。皮肤、巩膜无黄染，心、肺查体无异常。上腹膨隆，腹软，剑突下压痛，无反跳痛，未触及包块。肝、脾肋下未触及，Murphy 征（－）。移动性浊音（－），肠鸣音 3 次/分。

实验室检查：血常规示血红蛋白 120g/L，白细胞 6.7×10^9/L，中性粒细胞 0.78，血小板 120×10^9/L。粪常规检查未见异常。

【病例分析】

1. 初步诊断　①幽门梗阻。②十二指肠溃疡。

2. 诊断依据

（1）幽门梗阻：①长期间断上腹痛，近期症状再发。②餐后腹胀并呕吐大量酸臭宿食。

（2）十二指肠溃疡：①青年女性，慢性病程。②规律性疼痛（以夜间痛为主，进食可缓解），体重无变化。③剑突下压痛。

3. 鉴别诊断　①肠梗阻。②胆石症、胆囊炎。③胃癌。

4. 进一步检查

（1）胃镜及活组织病理检查。

（2）肝功能、肾功能、血电解质及动脉血气分析、肿瘤标志物。

（3）腹部 B 超或 CT，腹部立位 X 线摄片。

（4）择期行幽门螺杆菌病原检测。

5. 治疗原则　①禁食水，胃肠减压。②休息，支持疗法，维持水、电解质及酸碱平衡。③静脉应用抑酸药（H_2 受体阻断药、质子泵抑制药）。④必要时手术治疗。⑤若有幽门螺杆菌感染，择期行根除幽门螺杆菌治疗（质子泵抑制药、铋制剂 +2 种抗菌药物）。

一、急性胃十二指肠溃疡穿孔

1. 诊断

（1）急性十二指肠溃疡穿孔多发生在球部前壁，胃溃疡穿孔多见于胃小弯。

（2）多有溃疡病史，部分有服用阿司匹林等非甾体抗炎药或激素病史。穿孔前常有溃疡症状加重或有过度疲劳、精神紧张等诱发因素。

（3）突发上腹部剧痛，呈"刀割样"，腹痛迅速波及全腹。面色苍白、出冷汗，常伴恶心、呕吐。严重时可有血压下降。

（4）患者表情痛苦，取屈曲体位，不敢移动。腹式呼吸减弱或消失，全腹压痛，以穿孔处最重。腹肌紧张呈"板状腹"，反跳痛明显。肠鸣音减弱或消失。叩诊肝浊音界缩小或消失，可闻及移动性浊音。

（5）实验室检查见白细胞计数升高。

（6）腹部 X 线检查是诊断腹部空腔脏器穿孔的首选方法。立位腹部 X 线片可见膈下新月形的游离气体，气体的形态和位置可随体位变动而变化。

2. 治疗

（1）保守治疗：适合年轻患者，空腹穿孔，穿孔时间短，腹膜炎程度轻、范围局限，腹腔污染不严重。包括取半卧体位，禁食水、放置胃管，持续胃肠减压，输液保持体液和酸碱平衡，抗感染治疗等。

（2）手术治疗：包括穿孔修补术（首选）、胃大部切除术和穿孔修补 + 迷走神经切断术。

二、胃十二指肠溃疡大出血

1. 诊断

（1）多为动脉性出血。十二指肠溃疡出血多位于球部后壁，胃溃疡出血多位于胃小弯。

（2）出血量少者可仅有黑便。出血量大且速度快者可伴呕血，色泽红。便血色泽可由黑色转呈紫色，便血前有头晕，眼前发黑，心悸、乏力。短期内出血量超过 800ml，可表现为烦躁不安、脉搏细速、呼吸急促、四肢湿冷。

（3）出血时患者常无明显腹部体征。由于肠腔内积血，刺激肠蠕动增加，肠鸣音增强。

（4）胃镜检查可明确出血部位和原因，是急性上消化道出血的首选辅助检查。

2. 治疗　见表 8 - 8 - 1。

表 8 - 8 - 1　治疗

治疗方式	内容
补充血容量	快速输入平衡盐溶液，同时进行输血配型试验。观察生命体征
放置胃管	吸出残血，冲洗胃腔，直至胃液变清，以便观察后续出血情况
药物治疗	静脉或肌内注射凝血酶；静脉输注 H_2 受体阻断药或质子泵抑制药；静脉应用生长抑素类制剂
胃镜下止血	—
手术治疗	①出血部位的贯穿缝扎术。②胃大部切除术

三、胃十二指肠溃疡瘢痕性幽门梗阻

1. 临床表现　主要表现为腹痛和反复呕吐。初期为上腹部胀和不适，阵发性上腹部痛，同时伴嗳气、恶心。随着症状加重，出现腹痛和呕吐，呕吐物为宿食，有腐败酸臭味，不含胆汁。出现脱水时，可见皮肤干燥、皱缩、弹性降低，眼眶凹陷；尿量减少，尿液浓缩，色泽变深。上腹部可见胃型，振水音阳性。

2. 治疗

（1）先行保守治疗，放置胃管，进行胃肠减压和引流。高渗温盐水洗胃，同时补充液体、电解质，维持酸碱平衡和营养。

（2）保守治疗后症状未缓解，提示多为瘢痕性梗阻，首选胃大部切除术。

四、胃大部切除术

1. 适应证　胃十二指肠溃疡保守治疗无效或者并发穿孔、出血、幽门梗阻、癌变者。

2. 胃切除的范围　应切除远端 2/3~3/4 胃组织并包括幽门、近胃侧部分十二指肠球部。小弯侧胃左动脉第一降支至大弯侧胃网膜左动脉的最下第一个垂直分支的连线为胃切断线，按此连线可切除 60% 的远端胃组织。

3. 重建胃肠连续性　见表 8-8-2。

表 8-8-2　胃大部切除术重建胃肠连续性的手术方式

手术方式	内容
比尔罗特（Billroth）Ⅰ式吻合术	是胃与十二指肠吻合，注意吻合口不得有张力
比尔罗特（Billroth）Ⅱ式吻合术	为十二指肠断端缝闭，胃和空肠吻合，分为结肠后和结肠前方式
胃空肠鲁氏Y（Roux-en-Y）形吻合术	是胃大部切除后，十二指肠断端关闭，取十二指肠悬韧带（Treitz 韧带）以远 10~15cm 空肠横断，远断端与残胃吻合，近断端与距前胃肠吻合口 45~60cm 的远断端空肠侧行端侧吻合。可防止胆胰液流入残胃招致的反流性胃炎

4. 术后早期并发症

（1）术后出血：胃肠道腔内出血可通过内镜明确出血部位并止血；腹腔内出血可通过腹腔穿刺抽得不凝血或腹腔引流管引流液性状明确诊断。若出血无明显缓解应再次手术止血。

（2）术后胃瘫：以胃排空障碍为主，常发生在术后 2~3 天。患者出现恶心、呕吐，呕吐物多呈绿色。需放置胃管进行引流、胃减压。胃管引流量减少，引流液由绿转黄、转清是胃瘫缓解的标志。

（3）术后胃肠壁缺血性坏死、吻合口破裂或瘘：多见于高选择性迷走神经切断术。一旦发现，应立即禁食，放置胃管进行胃肠减压，并严密观察。

（4）十二指肠残端破裂：见于十二指肠残端处理不当或比尔罗特Ⅱ式输入袢梗阻。腹腔穿刺可得腹腔液含胆汁，一旦确诊立即手术。

（5）术后肠梗阻：见表8-8-3。

表8-8-3　胃大部切除术后不同位置肠梗阻的特点

梗阻位置	特点
输入袢梗阻	多见于比尔罗特Ⅱ式吻合术。表现为上腹部剧烈腹痛伴呕吐。呕吐物不含胆汁。上腹部常可扪及肿块
输出袢梗阻	多见于比尔罗特Ⅱ式吻合术。表现为上腹部饱胀不适，严重时有呕吐，呕吐物含胆汁
吻合口梗阻	多见于吻合口过小或吻合时内翻过多，加上术后吻合口水肿所致。处理方法是胃肠减压，消除水肿

5. 术后远期并发症

（1）倾倒综合征：多见于比尔罗特Ⅱ式吻合。

1）早期倾倒综合征：进食后半小时出现心悸、出冷汗、乏力、面色苍白等短暂血容量不足表现，并伴有恶心、呕吐、腹部绞痛和腹泻。保守治疗为调整饮食，少食多餐，避免过甜的高渗食品；症状重者可采用生长抑素治疗；手术宜慎重。

2）晚期倾倒综合征：又称低血糖综合征，发生在进食后2~4小时。主要表现为头晕、面色苍白、出冷汗、乏力，脉搏细数。治疗应采用饮食调整，减缓碳水化合物的吸收，严重者可皮下注射生长抑素。

（2）碱性反流性胃炎：表现为胸骨后或上腹部烧灼痛，呕吐物含胆汁，体重下降。多采用保护胃黏膜、抑酸、调节胃动力等综合措施。

（3）溃疡复发：先行保守治疗。

（4）营养性并发症：术后患者常出现上腹部饱胀、贫血、消瘦等症状。治疗应采取调节饮食，少食多餐，选用高蛋白、低脂肪饮食，补充维生素、铁剂和微量元素。

（5）残胃癌：指因良性疾病行胃大部切除术后5年以上，残胃出现的原发癌。多发生在前次因良性病变行胃大部切除术后10年以上。患者进食后饱胀伴贫血、体重下降。胃镜检查可确诊。

五、胃癌

1. 扩散与转移　①直接浸润。②淋巴转移，是胃癌的主要转移途径。③血行转移，以肝转移为多。④腹膜种植转移。

2. 临床表现

（1）早期胃癌多无明显症状，有时出现上腹部不适，进食后饱胀、恶心等非特异性的上消化道症状。随病情进展，上腹疼痛加重、食欲缺乏、乏力、消瘦、体重减轻。部分患者可出现类似十二指肠溃疡的症状。胃癌疼痛无规律性。

（2）贲门胃底癌可有胸骨后疼痛和进食梗阻感。幽门附近的胃癌可导致幽门部分或完全性梗阻而发生呕吐，呕吐物多为隔夜宿食和胃液。肿瘤破溃或侵犯胃周血管可有呕血、黑便等消化道出血症状；也可能发生急性穿孔。

3. 辅助检查 见表8-8-4。

表8-8-4 胃癌的辅助检查

检查方式	意义
电子胃镜	能直接观察胃黏膜病变的部位和范围，并可对可疑病灶钳取小块组织做病理学检查，是诊断胃癌的最有效方法
上消化道造影	是诊断胃癌的常用方法，X线征象主要有龛影、充盈缺损、胃壁僵硬胃腔狭窄、黏膜皱襞的改变等
腹部增强CT	可作为胃癌术前分期的首选方法

4. 治疗

（1）早期胃癌的内镜下治疗：直径小于2cm的无溃疡表现的分化型黏膜内癌，可在内镜下黏膜切除术（EMR）或内镜黏膜下剥离术（ESD）。对于肿瘤浸润深度达到黏膜下层、无法完整切除和可能存在淋巴结转移的早期胃癌，原则上应采用标准的外科根治性手术。

（2）根治性手术：标准术式是D_2淋巴结清扫的胃切除术。

1）切除范围：胃切断线要求距肿瘤肉眼边缘5cm以上；远侧部癌应切除十二指肠第一部3~4cm，近侧部癌应切除食管下端3~4cm。

2）手术方式：见表8-8-5。

表8-8-5 胃癌的手术方式

手术方式	内容
根治性远端胃切除术	切除胃的3/4~4/5，幽门下3~4cm切断十二指肠，距癌边缘5cm切断胃，按照D_2标准清扫淋巴结，切除大网膜、网膜囊；消化道重建可选Billroth Ⅰ式胃十二指肠吻合或Billroth Ⅱ式胃空肠吻合
根治性全胃切除术	多适用于胃体与胃近端癌，切除全部胃，幽门下3~4cm切断十二指肠，食管胃交界部以上3~4cm切断食管，按照D_2标准清扫淋巴结，切除大网膜、网膜囊，根据情况切除脾，消化道重建常行食管空肠Roux-en-Y吻合
腹腔镜胃癌根治术	可作为临床Ⅰ期胃癌的标准治疗方式

（3）姑息性手术：指原发灶无法切除，针对由胃癌导致的梗阻、穿孔、出血等并发症状而做的手术，如胃空肠吻合术、空肠造瘘等。

（4）化学治疗：对于不可切除性、复发性或姑息手术后等胃癌晚期患者，化疗可能有减缓肿瘤的发展速度，改善症状等效果。

第九节 小肠和结肠疾病

考点直击

【病历摘要】

女性，35岁。腹痛，腹胀，呕吐，停止排便、排气1天。

患者于1天前无明显诱因出现阵发性腹痛，呈绞痛，以右下腹为重，同时腹胀，停止肛门排便、排气。腹痛逐渐加重，伴恶心、呕吐，呕吐物初为胃液及胆汁，以后呕吐物有粪臭味。共呕吐5~6次，量1000~1500ml，每天尿量约500ml，对症治疗未见明显好转。既往大小便正常，2年前曾因化脓性阑尾炎穿孔行阑尾切除术。

查体：体温37℃，脉搏102次/分，呼吸20次/分，血压130/80mmHg。急性病容，神志清，全身皮肤未见黄染，皮肤黏膜干燥，弹性稍差。双肺未闻及干、湿啰音，心界不大，心率102次/分，心律整齐，腹膨隆，右下腹有手术瘢痕，可见肠型及蠕动波，全腹柔软，轻压痛，无反跳痛，未触及明确肿块，肝、脾肋下未触及，肠鸣音高亢。直肠指检：腔内空虚，未触及明确肿物，指套无血迹。

实验室检查：血红蛋白160g/L，白细胞1.5×10^9/L，血K^+ 3.0mmol/L，血Na^+ 135mmol/L，血Cl^- 105mmol/L。

腹部立位X线片如图8-9-1。

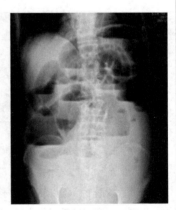

图8-9-1 腹部立位X线片

【病例分析】

1. 初步诊断 ①急性肠梗阻，机械性、完全性、单纯性低位小肠梗阻。②低钾血症。③阑尾切除术后。

2. 诊断依据

（1）急性肠梗阻：①腹部手术史。②腹痛、腹胀、呕吐，呕吐物有粪臭味。停止排便、排气1天。③腹部膨隆，肠鸣音亢进。④立位腹部X线片可见多个小肠气-液平面。

（2）低钾血症：血K^+ 3.0mmol/L。

（3）阑尾切除术后：曾因化脓性阑尾炎穿孔行阑尾切除术。

3. 鉴别诊断

（1）肠道肿瘤。

（2）输尿管结石。

4. 进一步检查

（1）尿常规。

（2）腹部B超。

（3）肿瘤标志物。

（4）肝、肾功能，复查血电解质。

5. 治疗原则

（1）禁饮食，留置胃管持续胃肠减压。

（2）维持血容量和水、电解质平衡，适当补钾。

（3）非手术治疗无效则行手术治疗。

（4）预防感染。

一、结肠癌

1. 分型

（1）大体分型：见表8-9-1。

表8-9-1　结肠癌大体分型

分型	特点
溃疡型	多见，占50%以上。早期即可有溃疡，易出血，分化程度较低，转移较早
隆起型	肿瘤的主体向肠腔内突出，向周围浸润少，预后较好
浸润型	癌肿沿肠壁各层弥漫浸润，表面常无明显溃疡或隆起。分化程度低，转移早而预后差

（2）组织学分类：①腺癌，主要为管状腺癌和乳头状腺癌，其次为黏液腺癌。②腺鳞癌。③未分化癌，预后差。

2. 转移途径　①淋巴转移，是主要转移途径。②血行转移，肝转移最先且最常见，其次为肺、骨等。③腹膜种植转移。

3. 临床表现　早期多无明显症状，偶可出现下腹部隐痛不适，腹胀、排便习惯改变等。随病情发展，可出现下腹疼痛加重、排便不规则，甚至便中出现黏液或脓血便。进展期常伴有食欲缺乏、乏力、消瘦、体重减轻。部分患者可扪及腹部包块，或者表现为明显腹胀，以及停止排便、排气等肠梗阻症状。

4. 左、右半结肠癌的比较　见表8-9-2。

表8-9-2　左、右半结肠癌的比较

鉴别要点	左半结肠癌	右半结肠癌
血液供应	肠系膜下动脉	肠系膜上动脉
肠道内容物	固体、细菌多	液体、细菌少
病理类型	常见浸润型	多为隆起型
生长速度	较快	较慢

鉴别要点	左半结肠癌	右半结肠癌
好发部位	乙状结肠	盲肠
临床表现	梗阻症状	中毒症状

5. 辅助检查

（1）结肠镜检查：可直接观察结肠黏膜病变的部位和范围，并可对可疑病灶钳取小块组织做病理学检查，是诊断结肠癌的最有效方法。

（2）X 线钡剂灌肠或气钡双重对比造影检查：可见肠腔内肿块、管腔狭窄或龛影。

（3）胸部 X 线检查：可提示有无肺部的远处转移。

（4）腹部增强 CT：为结肠癌术前分期的重要方法。

6. 结肠癌的 TNM 分期　见表 8 - 9 - 3。

表 8 - 9 - 3　结肠癌的 TNM 分期

TNM 分期		定义
原发肿瘤（T）	T_x	原发肿瘤无法评价
	T_0	无原发肿瘤证据
	T_{is}	原位癌；局限于上皮内或仅侵犯黏膜固有层
	T_1	肿瘤侵犯黏膜下层
	T_2	肿瘤侵犯固有肌层
	T_3	肿瘤穿透固有肌层至浆膜下或侵犯无腹膜覆盖的结直肠旁组织
	T_{4a}	肿瘤穿透腹膜脏层
	T_{4b}	肿瘤直接侵犯或粘连于其他器官或脏器
区域淋巴结（N）	N_x	区域淋巴结状况无法评价
	N_0	无区域淋巴结转移
	N_1	1~3 枚区域淋巴结转移
	N_{1a}	有 1 枚区域淋巴结转移
	N_{1b}	有 2~3 枚区域淋巴结转移
	N_{1c}	浆膜下、肠系膜、无腹膜覆盖结肠、直肠周围组织有肿瘤种植，无区域淋巴结转移
	N_2	4 枚或更多的区域淋巴结转移
	N_{2a}	4~6 枚区域淋巴结转移
	N_{2b}	7 枚及更多区域淋巴结转移

续表

TNM 分期		定义
远处转移（M）	M_x	远处转移无法评价
	M_0	无远处转移
	M_1	有远处转移
	M_{1a}	远处转移局限于单个器官或部位（如肝、肺、卵巢，非区域淋巴结）
	M_{1b}	远处转移分布于 1 个以上的器官/部位或腹膜转移

7. 结肠癌的临床分期　见表 8 – 9 – 4。

表 8 – 9 – 4　结肠癌的临床分期

临床分期	TNM 分期
0 期	$T_{is}N_0M_0$
Ⅰ 期	$T_{1\sim2}N_0M_0$
Ⅱ A 期	$T_3N_0M_0$
Ⅱ B 期	$T_{4a}N_0M_0$
Ⅱ C 期	$T_{4b}N_0M_0$
Ⅲ A 期	$T_{1\sim2}N_1/N_{1c}M_0$、$T_1N_{2a}M_0$
Ⅲ B 期	$T_{3\sim4a}N_1M_0$、$T_{2\sim3}N_{2a}M_0$、$T_{1\sim2}N_{2b}M_0$
Ⅲ C 期	$T_{4a}N_{2a}M_0$、$T_{3\sim4a}N_{2b}M_0$、$T_{4b}N_{1\sim2}M_0$
Ⅳ A 期	$T_{0\sim4b}N_{0\sim2b}M_{1a}$
Ⅳ B 期	$T_{0\sim4b}N_{0\sim2b}M_{1b}$

8. 手术治疗

（1）结肠癌根治手术：要求整块切除肿瘤及其远、近两端 10cm 以上的肠管，并包括系膜和区域淋巴结。不同结肠癌根治手术见图 8 – 9 – 2。

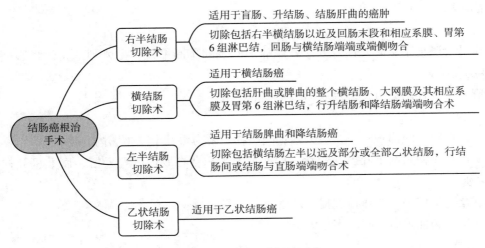

图 8 - 9 - 2　结肠癌根治手术

（2）结肠癌并发急性梗阻的手术：在进行胃肠减压，以及纠正水、电解质及酸碱平衡紊乱等适当的准备后，早期施行手术。

1）右侧结肠癌做右半结肠切除一期回肠结肠吻合术；如癌肿不能切除，可行回肠横结肠侧侧吻合。

2）左侧结肠癌并发急性梗阻时，可置入支架缓解梗阻，限期行根治性手术；若开腹手术见粪便较多可行术中灌洗后予以吻合；若肠管扩张、水肿明显，可行近端造瘘、远端封闭，将封闭的断端固定在造瘘周围；若肿物不能切除，可在梗阻部位的近侧做横结肠造瘘；术后行辅助治疗，待肿瘤缩小降期后，评估可否行二期根治性切除。

9. 化疗　以氟尿嘧啶为基础用药，以全身静脉化疗为主。

10. 肝转移　肝转移灶完整切除是获得治愈的唯一机会；同时合理应用生物靶向药物与化疗联合治疗。

二、肠梗阻

1. 分类　见图 8 - 9 - 3。

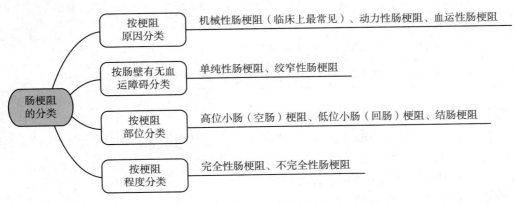

图 8 - 9 - 3　肠梗阻的分类

2. 临床表现

（1）腹痛

1）机械性肠梗阻呈阵发性绞痛。若腹痛的间歇期不断缩短，呈剧烈的持续性腹痛，应警惕绞窄性肠梗阻可能。

2）麻痹性肠梗阻只有持续性胀痛或不适。

（2）呕吐

1）高位梗阻呕吐出现较早，较频繁；吐出物主要为胃及十二指肠内容物。

2）低位小肠梗阻的呕吐出现较晚，后期主要为积蓄在肠内并经发酵、腐败呈粪样带臭味的肠内容物。

3）呕吐物呈棕褐色或血性，提示肠管血运障碍。

4）麻痹性肠梗阻时，呕吐多呈溢出性。

（3）腹胀

1）高位肠梗阻腹胀不明显，有时可见胃型。

2）低位肠梗阻及麻痹性肠梗阻腹胀显著，遍及全腹。

3）结肠梗阻时，若回盲瓣关闭良好，梗阻以上肠袢可成闭袢，则腹周膨胀显著。

4）腹部隆起不均匀对称，提示肠扭转等闭袢性肠梗阻

（4）排气排便停止

1）完全性肠梗阻表现为停止排气排便。梗阻初期，尤其是高位下积存的气体和粪便仍可排出，不能排除完全性肠梗阻。

2）某些绞窄性肠梗阻，如肠套叠、肠系膜血管栓塞或血栓形成，可排出血性黏液样粪便。

（5）体征：单纯性肠梗阻早期全身情况无明显变化。晚期因呕吐、脱水及电解质紊乱可出现唇干舌燥、眼窝内陷、皮肤弹性减退、脉搏细弱等。绞窄性肠梗阻可出现全身中毒症状及休克。体格检查方式及体征见表8-9-5。

表8-9-5 肠梗阻的体格检查方式及体征

方式	体征
视诊	机械性肠梗阻常可见肠型和蠕动波。肠扭转时腹胀多不对称；麻痹性肠梗阻则腹胀均匀
触诊	单纯性肠梗阻可有腹部轻度压痛，但无腹膜刺激征；绞窄性肠梗阻，可有腹部固定压痛和腹膜刺激征，压痛的肿块常为有绞窄的肠袢
叩诊	绞窄性肠梗阻，腹腔有渗液，移动性浊音可呈阳性
听诊	机械性肠梗阻，肠鸣音亢进，腹部有气过水声或金属音。麻痹性肠梗阻，肠鸣音减弱或消失

3. 辅助检查

（1）X线检查：空肠黏膜的环状皱襞在肠腔充气时呈鱼骨刺状；回肠扩张的肠袢多，可见阶梯状的气液平面；结肠胀气位于腹部周边，显示结肠袋形。

（2）CT：可显示肠梗阻的部位、程度和性质。

4. 考虑绞窄性肠梗阻的表现

（1）腹痛发作急骤，初始即为持续性剧烈疼痛，或者在阵发性加重之间仍有持续性疼痛。

有时出现腰背部痛。

（2）病情发展迅速，早期出现休克，抗休克治疗后改善不明显。

（3）有腹膜炎的表现，体温上升、脉率增快、白细胞计数升高。

（4）腹胀不对称，腹部有局部隆起或触及有压痛的肿块（孤立胀大的肠袢）。

（5）呕吐出现早而频繁，呕吐物、胃肠减压抽出液、肛门排出物为血性。腹腔穿刺抽出血性液体。

（6）腹部 X 线检查见孤立扩大的肠袢。

（7）经积极的非手术治疗症状体征无明显改善。

5. 单纯性肠梗阻与绞窄性肠梗阻的鉴别要点　见表 8 - 9 - 6。

表 8 - 9 - 6　单纯性肠梗阻与绞窄性肠梗阻的鉴别要点

鉴别要点	单纯性肠梗阻	绞窄性肠梗阻
腹痛	阵发性腹痛为主	腹痛剧烈，持续性绞痛
腹胀	均匀全腹胀	不对称，麻痹性肠梗阻
肠鸣音	气过水音，金属音	气过水音
压痛	轻，部位不固定	固定压痛
腹膜刺激征	无	有
一般情况	良好	感染中毒症状
休克	无	感染中毒性休克
腹腔穿刺	阴性	血性液体或炎性渗出液
血性大便或呕吐物	无	可有
X 线表现	小肠袢扩张呈梯形排列	孤立、位置形态不变的肠袢

6. 急性肠梗阻的基础治疗　①胃肠减压。②纠正水、电解质及酸碱平衡紊乱。③抗感染。④抑制胃肠道液体分泌。⑤对症治疗，如解痉、镇静、镇痛等。

第十节　阑尾疾病

急性阑尾炎

1. 病因　①阑尾管腔阻塞，是急性阑尾炎最常见的病因。②细菌入侵。③阑尾先天畸形。

2. 病理类型　①急性单纯性阑尾炎。②急性化脓性阑尾炎。③坏疽及穿孔性阑尾炎。④阑尾周围脓肿。

3. 临床表现

（1）腹痛：典型发作始于上腹，逐渐移向脐部，数小时（6~8 小时）后转移并局限在右下腹。部分病例发病开始即出现右下腹痛。

（2）伴随症状：早期常有食欲缺乏、恶心、呕吐等。部分患者有腹泻。阑尾穿孔致腹膜炎时，可出现麻痹性肠梗阻表现。可出现乏力、发热、心悸等全身症状。

（3）体征：见表8-10-1。

表8-10-1　急性阑尾炎的体征

体征	内容
右下腹压痛	是最常见的重要体征。压痛点通常位于麦氏点，可随阑尾位置的变异而改变，但压痛点始终在一个固定的位置上
腹膜刺激征象	反跳痛，腹肌紧张，肠鸣音减弱或消失等。提示阑尾炎症加重，出现化脓、坏疽或穿孔等病理改变
右下腹肿块	右下腹饱满，扪及一压痛性肿块，边界不清，固定，应考虑阑尾周围脓肿

（4）可作为辅助诊断的其他体征：①结肠充气试验阳性。②腰大肌试验阳性，提示阑尾位于腰大肌前方，盲肠后位或腹膜后位。③闭孔内肌试验阳性，表明阑尾邻近闭孔内肌。④直肠指检，可有直肠右前方压痛；阑尾穿孔时直肠前壁压痛明显，形成脓肿时可触及痛性包块。

4. 辅助检查

（1）实验室检查

1）多数患者的白细胞计数和中性粒细胞占比升高。白细胞计数升高到（10~20）×10^9/L，可发生核左移。

2）尿检查一般无阳性发现，如尿中出现少数红细胞，说明炎性阑尾与输尿管或膀胱相靠近。

（2）影像学检查

1）腹部平片：可见盲肠扩张和气液平面，偶可发现粪石及异物影。

2）超声：可检出右下腹肿胀的阑尾、脓肿或积液。

3）CT：有利于阑尾周围脓肿的诊断。

5. 鉴别诊断　①胃十二指肠溃疡穿孔。②右输尿管结石。③妇产科疾病。④急性肠系膜淋巴结炎。⑤急性胃肠炎等。

6. 并发症　①腹腔脓肿。②内、外瘘形成。③化脓性门静脉炎。

7. 手术方式　见表8-10-2。

表8-10-2　不同类型阑尾炎的手术方式

类型	手术方式
急性单纯性阑尾炎	行阑尾切除术，切口一期缝合；有条件可采用经腹腔镜阑尾切除术
急性化脓性或坏疽性阑尾炎	行阑尾切除术；腹腔如有脓液，应冲洗腹腔，吸净脓液后关腹；注意保护切口，一期缝合；也可采用腹腔镜阑尾切除术
穿孔性阑尾炎	宜采用右下腹经腹直肌切口，切除阑尾，清除腹腔脓液，并彻底冲洗腹腔，根据情况放置腹腔引流；术中注意保护切口，冲洗切口，一期缝合；也可采用腹腔镜阑尾切除术
阑尾周围脓肿	如脓肿局限，应使用抗生素治疗，促进吸收，必要时超声引导下穿刺抽脓或置管引流；如脓肿无法局限，可采用超声定位后手术切开引流，同时处理阑尾

8. 术后并发症　出血、切口感染、粘连性肠梗阻、阑尾残株炎、粪瘘等。

第十一节 肛管、直肠疾病

考点直击

【病历摘要】

男性，54岁。大便带血及黏液3个月。

患者3个月前开始无明显诱因出现大便带少量鲜血，血附于大便表面，并带有黏液，当时未就诊，自行外用痔疮膏未见好转。症状逐渐加重，出现排便不尽感。发病以来进食正常，体重下降约2kg。既往体健，无胃病病史，无高血压、肝病和心脏病病史。无烟酒嗜好。无遗传病家族史。

查体：体温36.5℃，脉搏88次/分，呼吸20次/分，血压135/85mmHg。睑结膜略苍白。双肺未闻及干、湿啰音，心界不大，心率88次/分，心律整齐。腹平软，无压痛，肝、脾肋下未触及，移动性浊音（－），肠鸣音正常。患者膝胸位行直肠指检：齿状线上方2cm直肠后壁可扪及菜花样肿物，指套表面有血和黏液。

实验室检查：血常规示血红蛋白120g/L，白细胞7.5×10^9/L，中性粒细胞0.68，血小板290×10^9/L。大便隐血试验呈强阳性。尿常规（－）。

【病例分析】

1. 初步诊断 直肠癌。

2. 诊断依据

（1）中年男性，大便带血及黏液，体重下降。

（2）直肠指检时于齿状线上方2cm直肠后壁可扪及菜花样肿物。

（3）大便隐血试验呈强阳性。

3. 鉴别诊断

（1）痔。

（2）炎症性肠病。

（3）直肠息肉。

4. 进一步检查

（1）结肠镜检查及活组织病理检查。

（2）血清癌胚抗原（CEA）检查。

（3）腹部B超、CT或MRI检查。

5. 治疗原则

（1）术前准备。

（2）根治性手术治疗。

（3）术后辅助化疗。

（4）其他如免疫治疗等。

直肠癌

1. 病理类型 ①大体分型：溃疡型（最常见）、隆起型、浸润型。②组织学分类：腺癌、腺鳞癌、未分化癌。

2. 转移途径 ①直接浸润。②淋巴结转移，是主要转移途径。③血行转移。④种植转移。

3. 临床表现

（1）症状：见表 8 – 11 – 1。

表 8 – 11 – 1　直肠癌的症状

症状	内容
直肠刺激症状	便意频繁，排便习惯改变；便前肛门有下坠感、里急后重、排便不尽感，晚期有下腹痛
肠腔狭窄症状	初时大便变细，肠管部分梗阻后，有腹痛、腹胀、肠鸣音亢进等不全性肠梗阻表现
癌肿破溃出血症状	大便表面带血及黏液，甚至有脓血便

（2）体征：①直肠指检触及肿物，直肠指检是诊断低位直肠癌最重要的体格检查。②腹股沟淋巴结肿大。③肠梗阻可表现为腹部膨隆、肠鸣音亢进；肝转移可表现为肝大、黄疸、移动性浊音。

4. 辅助检查 见表 8 – 11 – 2。

表 8 – 11 – 2　直肠癌的辅助检查

检查方式	内容
实验室检查	包括大便隐血、癌胚抗原（CEA）等
电子结肠镜检查	可直接观察直肠黏膜病变的部位和范围，并可对可疑病灶钳取小块组织做病理学检查，是诊断直肠癌最准确的方法
全腹增强 CT	可明确有无肝、腹膜、盆腔及肺部的远处转移
直肠增强 MRI	可作为直肠癌术前分期的首选方法
直肠腔内超声	用于术前评估肿瘤的浸润深度及直肠周围淋巴结的侵犯情况

5. 直肠癌的 TNM 分期 见表 8 – 11 – 3。

表 8 - 11 - 3　直肠癌的 TNM 分期

TNM 分期		定义
原发肿瘤（T）	T_1	肿瘤侵及黏膜或黏膜下层
	T_2	肿瘤浸润至固有肌层
	T_3	肿瘤穿透固有肌层进入浆膜下或非腹膜化的直肠组织
	T_4	肿瘤穿透脏腹膜或直肠浸润到其他组织器官（包括浆膜浸润到结肠的其他肠段）
区域淋巴结（N）	N_0	没有区域淋巴结转移
	N_1	结肠或直肠周围有 1~3 个淋巴结转移
	N_2	结肠或直肠周围有 4 个或更多的淋巴结转移
远处转移（M）	M_0	无远处转移
	M_1	有远处转移

6. 直肠癌的临床分期　见表 8 - 11 - 4。

表 8 - 11 - 4　直肠癌的临床分期

临床分期	TNM 分期
Ⅰ 期	$T_{1~2}N_0M_0$
Ⅱ 期	$T_{3~4}N_0M_0$
Ⅲ 期	$T_{1~4}N_{1~2}M_0$
Ⅳ 期	$T_{1~4}N_{0~2}M_1$

7. 手术治疗

（1）局部手术：早期直肠癌不伴淋巴结转移者（T_1N_0期）有可能获得治愈性切除，酌情选择内镜下治疗，如内镜下黏膜切除术（EMR）和内镜黏膜下剥离术（ESD）；经肛门或肛门内镜微创手术局部切除。

（2）根治性切除术：适用于进展期直肠癌患者（T_2期及以上）。

1）常用术式：低位前切除术（Dxion 术），迈尔斯（Miles）手术，又称经腹会阴直肠切除术，以及经腹直肠癌切除、近端造瘘、远端封闭手术（Hartmann 术）。

2）直肠切除范围：①对于保留肛门的手术，要求远端切除线距离肿瘤远端至少 2cm；近端切除线距离肿瘤近端约 10cm。②对于不保留肛门的手术，切除范围为乙状结肠远端、全部直肠、肠系膜下动脉及其区域淋巴结、全直肠系膜、肛提肌、坐骨直肠窝内脂肪、肛管及肛门周围约 5cm 直径的皮肤、皮下组织及全部肛管括约肌，于左下腹行永久性结肠造瘘。

（3）姑息手术：以解除痛苦和处理并发症为主要目的。

第十二节　腹膜和腹膜腔感染

一、急性腹膜炎

1. 病因

（1）继发性腹膜炎：最常见。常继发于腹腔空腔脏器穿孔、外伤引起的腹壁或内脏破裂、腹腔内脏器炎症的扩散和腹部手术中的腹腔污染等。致病菌以大肠埃希菌最常见。

（2）原发性腹膜炎：又称自发性腹膜炎。腹腔内无原发病灶，致病菌多为溶血性链球菌、肺炎链球菌或大肠埃希菌。

2. 病理生理

细菌刺激腹膜充血、水肿，产生浆液性渗出液，并出现巨噬细胞、中性粒细胞，加以坏死组织、细菌和凝固的纤维蛋白，使渗出液成为脓液。病变较轻时，渗出物逐渐被吸收，炎症消散，自行修复而痊愈。若局限部位化脓，积聚于膈下、髂窝、肠祥间、盆腔，可形成局限性脓肿。腹膜炎治愈后，腹腔内多留有不同程度的粘连。

3. 临床表现

见表 8－12－1。

表 8－12－1　急性腹膜炎的临床表现

表现	内容
腹痛	呈持续性剧烈疼痛；先从原发病变部位开始，随炎症扩散而延及全腹
恶心、呕吐	呕吐物多是胃内容物；若发生麻痹性肠梗阻，可吐出黄绿色胆汁，甚至棕褐色粪水样内容物
体温、脉搏	体温逐渐升高、脉搏逐渐加快；如脉搏快、体温反而下降，是病情恶化的征象
感染中毒症状	可出现高热、脉速、呼吸浅快、大汗、口干；随病情进展，可出现重度缺水、代谢性酸中毒及休克表现
腹部体征	腹部压痛、腹肌紧张和反跳痛（即腹膜刺激征）是腹膜炎的典型体征；腹式呼吸减弱或消失；腹胀加重是病情恶化的标志；可有移动性浊音、肠鸣音减弱等

4. 辅助检查

见表 8－12－2。

表 8－12－2　急性腹膜炎的辅助检查

检查项目	内容
血常规	白细胞计数及中性粒细胞占比升高；病情险恶或机体反应能力低下时仅中性粒细胞占比升高
立位腹部平片	小肠普遍胀气并有多个小气液平面是肠麻痹征象；胃肠穿孔时多可见膈下游离气体
B 超	可显出腹腔内有不等量的液体，超声引导下腹腔穿刺抽液或腹腔灌洗可诊断液体性质
CT	对腹腔内实质脏器病变（如急性胰腺炎）的诊断帮助较大，并有助于确定腹腔内液体量，诊断准确率高
直肠指检	若发现直肠前壁饱满、触痛，提示已形成盆腔脓肿

5. 治疗

（1）非手术治疗：①取半卧位，休克患者取平卧位或头、躯干和下肢各抬高约20°的体位。②禁食、胃肠减压。③纠正水、电解质紊乱。④应用抗生素。⑤补充热量和营养支持。⑥镇静、镇痛、吸氧。

（2）手术治疗：手术切口应根据原发病变的脏器所在部位而定。如不能确定原发病变源于哪个脏器，以右旁正中切口为好，开腹后可向上下延长。适应证：①经非手术治疗6~8小时后，腹膜炎症状及体征不缓解反而加重者。②腹腔内原发病严重。③腹腔内炎症较重，有大量积液，出现严重的肠麻痹、中毒症状甚至休克。④腹膜炎病因不明确，且无局限趋势者。

二、腹腔脓肿

1. 膈下脓肿 十二指肠溃疡穿孔、胆囊及胆管化脓性感染、阑尾炎穿孔，其脓液常积聚在右膈下；胃穿孔、脾切除术后感染，脓肿常发生在左膈下。

（1）临床表现：见图8-12-1。

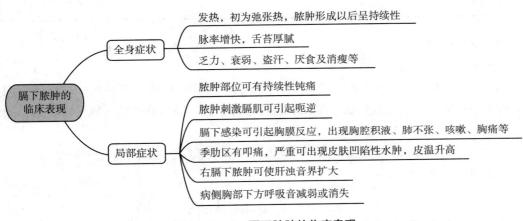

图8-12-1 膈下脓肿的临床表现

（2）辅助检查：见表8-12-3。

表8-12-3 膈下脓肿的辅助检查

检查项目	内容
X线透视	可见病侧膈肌升高，随呼吸活动受限或消失，肋膈角模糊、积液
X线摄片	显示胸膜反应、胸腔积液、肺下叶部分不张等；膈下可见占位阴影。左膈下脓肿，胃底可受压移位。可有气液平面
超声	可在超声引导下穿刺抽脓、冲洗脓腔并注入有效的抗生素治疗

（3）手术治疗

1）经皮穿刺置管引流术：适用于与体壁靠近的、局限性单房脓肿。

2）切开引流术：常采用经前腹壁肋缘下切口，适用于肝右叶上、肝右叶下间隙位置靠前及左膈下间隙靠前的脓肿。

2. 盆腔脓肿

（1）诊断

1）急性腹膜炎治疗过程中，如阑尾穿孔或结直肠手术后，出现体温升高，典型直肠或膀胱刺激征，里急后重，大便数频而量少，有黏液便，尿频，排尿困难等，应考虑盆腔脓肿可能。

2）腹部检查多无阳性发现。直肠指检可发现肛管括约肌松弛，在直肠前壁可触及向肠腔内膨出、有触痛、有时有波动感的肿物。下腹部、经直肠或经阴道超声有助于明确诊断。

（2）治疗：见表 8 – 12 – 4。

表 8 – 12 – 4　盆腔脓肿的治疗

治疗方式	内容
非手术治疗	脓肿较小或尚未形成时，可应用抗生素，辅以腹部热敷、温热盐水灌肠及物理透热等疗法
手术治疗	脓肿较大时，可用肛门镜显露直肠前壁，在波动处穿刺抽脓后切开排脓并放置橡皮管引流。已婚女患者可经后穹隆穿刺后切开引流

3. 肠间脓肿

（1）诊断

1）患者出现化脓性感染症状，并有腹胀、腹痛、腹部压痛或扪及肿块。如脓肿周围广泛粘连，可发生不同程度的粘连性肠梗阻。如脓肿自行穿破入肠腔或膀胱，则形成内瘘，脓液随大、小便排出。

2）腹部立位 X 线平片可见肠壁间距增宽及局部肠管积气，也可见小肠气液平面。

（2）治疗：见表 8 – 12 – 5。

表 8 – 12 – 5　肠间脓肿的治疗

方式	内容
非手术治疗	应用抗生素、物理透热及全身支持治疗
手术治疗	非手术治疗无效或发生肠梗阻者，考虑行剖腹探查术，解除梗阻，清除脓液并行引流术。如超声或 CT 检查提示脓肿较局限且为单房，并与腹壁贴靠，也可采用超声引导下经皮穿刺置管引流术

第十三节　肝脏疾病

考点直击

【病历摘要】

男，44岁，因"发现右肝肿物1个月"入院。

患者既往体健，1个月前体检时发现右肝占位，为进一步诊治，今日入院。平素无乏力、低热，无食欲缺乏、消瘦、皮肤巩膜黄染、尿色加深，无恶心、呕吐、发热、畏寒及肩背部放射痛等，偶有右中上腹轻微胀满不适，常无明显诱发因素。自发病以来，饮食、睡眠正常，大小便正常，无体重变化。既往有高血压史，药物控制可；有乙型肝炎病史，服用"恩替卡韦"治疗；无手术外伤史，无疫水疫区接触史。

查体：T 37.2℃，P 88 次/分，R 16 次/分，BP 145/85 mmHg。神志清晰，发育正常，自主体位，无贫血貌，无皮肤出血点及瘀斑、瘀点，无皮肤巩膜黄染，无浅表淋巴结肿大，心肺系统检查无阳性体征。腹膨隆，腹式呼吸存在，腹壁未见曲张静脉、未见胃肠蠕动波以及肠型；全腹软，未及压痛，未及反跳痛，未及明显肿块，肝、脾肋下未触及，Murphy征（－）；肠鸣音正常，3 次/分；肝区及肾区未及叩击痛，移动性浊音、肝掌、蜘蛛痣均（－）。神经系统检查无异常。

辅助检查：血常规未见异常，肝、肾功能检查指标均正常。甲胎蛋白（AFP）为450μg/L（正常 <25μg/L）。

【病例分析】

1. 诊断　①右肝癌。②乙型肝炎。③高血压。

2. 诊断依据

（1）右肝癌：①既往有乙型肝炎病史，体检发现右肝肿物1月。②腹部查体未发现阳性体征，未及肝掌及蜘蛛痣，未及皮肤巩膜黄染。③AFP明显升高。

（2）乙型肝炎：既往有乙型肝炎病史，服用恩替卡韦抗病毒治疗。

（3）高血压：既往有高血压史，药物控制可。

3. 鉴别诊断　①转移性肝癌。②肝血管瘤。③肝上皮样血管内皮瘤。

4. 进一步检查　①乙型肝炎病毒（HBV）标志物及 HBV - DNA。②腹部增强 CT 及MRI。③选择性肝动脉造影。④必要时肝穿刺活组织病理学检查。

5. 治疗原则　①手术治疗，目前肝癌仍以手术切除治疗为主。②介入治疗。③靶向药物治疗。④肝移植。⑤营养支持及对症治疗。

一、细菌性肝脓肿

1. 诊断

（1）临床表现

1）典型症状是<u>寒战、高热、肝区疼痛和肝大</u>。伴恶心、呕吐、食欲缺乏和周身乏力。肝区钝痛或胀痛多属持续性，可伴右肩放射痛，右下胸及肝区叩击痛，肿大的肝有压痛。严重时或并发胆道梗阻者，可出现<u>黄疸</u>。

2）巨大的肝脓肿可使右季肋呈现饱满状态，有时甚至可见<u>局限性隆起</u>，局部皮肤可出现红肿。

3）肝右叶脓肿可穿破肝包膜形成<u>膈下脓肿</u>，也可突破入右侧胸腔，左叶脓肿则偶可穿入心包。肝脓肿可穿破血管和胆管壁，表现为<u>上消化道出血</u>。

（2）实验室检查：可见白细胞计数和中性粒性细胞占比升高，转氨酶和碱性磷酸酶升高，C 反应蛋白（CRP）升高，红细胞沉降率（ESR）减慢，慢性病程患者可有贫血和低蛋白血症。

（3）影像学检查：见表 8-13-1。

表 8-13-1　细菌性肝脓肿的影像学检查

检查方式	内容
超声（首选）	脓肿部位有典型的液性回声暗区或脓肿内气液平面；可确定脓肿的最佳穿刺点和进针方向与深度
胸部 X 线摄片	可见右膈肌升高；肝阴影增大或有局限性隆起；有时出现右侧反应性胸膜炎或胸腔积液
CT	主要表现为肝内低密度区，边界多数不太清晰，注射对比剂后外围增强明显，边界更加清楚。增强扫描的典型表现是脓肿壁的环状增强（靶征），出现"靶征"则提示脓肿已形成
MRI	脓肿形成后，在 T_1 加权像上为低信号区；在 T_2 加权像上，脓肿和水肿的组织信号强度增高明显，在其间存在稍低信号强度的环状脓肿壁

2. 鉴别诊断　见表 8-13-2。

表 8-13-2　细菌性肝脓肿的鉴别诊断

疾病	鉴别要点
血管瘤	少数血管瘤平扫和增强均显示大片无强化区且内缘较光滑，而少数肝脓肿晚期或大量纤维肉芽肿形成的修复期，脓肿增强呈现由边缘向中央渐进性边缘强化，两者有时易混淆
肝囊肿感染	肝囊肿继发感染时，囊肿壁或其内分隔多光滑、增密度较均匀，强后可轻或中度强化
阿米巴肝脓肿	患者常有阿米巴性肠炎和脓血便病史。粪便中找到阿米巴滋养体，具有诊断意义
原发性肝癌	与肝脓肿超声上表现相似，但在 CT 增强动脉期肝癌多呈"<u>快进快出</u>"特征，必要时可选择肝活检
肝转移瘤	增强后转移瘤中央有斑点状更低密度区，周围多为稍低于邻近正常肝组织密度，类似"<u>牛眼</u>"

3. 治疗

（1）全身支持治疗：给予<u>充分营养支持</u>，必要时多次小剂量输血和血浆、纠正低蛋白血症，并纠正水和电解质平衡失调等。

（2）抗生素治疗：未确定病原菌以前，应经验性选用广谱抗生素，常为三代头孢联合应用甲硝唑，或者氨苄西林、氨基糖苷类联合应用甲硝唑，待脓腔脓液或血液细菌培养和药物敏感试验结果回报后选用敏感抗生素。抗生素应用应大剂量、足疗程。

（3）经皮肝穿刺脓肿置管引流术：对直径在 3~5cm 的单个脓肿，如在超声或 CT 下可见到液化区域，可在其引导下行穿刺抽尽脓液并冲洗，也可置管引流。

（4）手术治疗：适用于脓肿较大、分隔较多；已穿破胸腔或腹腔；胆源性肝脓肿；慢性肝脓肿。手术方式为切开引流，适用于多数患者。经腹腔镜切开引流已成为常规手术。

二、原发性肝癌

1. 浸润和转移　见表 8 - 13 - 3。

表 8 - 13 - 3　原发性肝癌的浸润和转移

转移方式	内容
肝内转移	肝癌细胞易侵犯门静脉及分支并形成瘤栓，脱落后在肝内引起多发性转移灶。若门静脉干支瘤栓阻塞，会引起或加重门静脉高压
肝外转移	①血行转移（肺转移多见）。②淋巴转移（肝门淋巴结转移多见）。③种植转移（少见）

2. 临床表现

（1）肝区疼痛：是肝癌最常见的症状，多呈右上腹持续性胀痛或钝痛。如病变侵犯膈，疼痛可牵涉右肩或右背部。肝表面的癌结节破裂时，可突然引起剧烈腹痛，从肝区开始迅速延至全腹。

（2）肝大：肝进行性增大，质地坚硬，表面凹凸不平，常有大小不等的结节，边缘钝而不整齐，常有不同程度的压痛。

（3）黄疸：一般出现在肝癌晚期，多为阻塞性黄疸，少数为肝细胞性黄疸。

（4）肝硬化征象：在失代偿期肝硬化基础上发病者，可表现为腹水迅速增加且难治，腹水多为漏出液。门静脉高压导致食管胃底静脉曲张出血。

（5）全身性表现：进行性消瘦、发热、食欲缺乏、乏力、营养不良和恶病质等。

（6）伴癌综合征：表现为自发性低血糖症、红细胞增多症等。

3. 辅助检查　见表 8 - 13 - 4。

表 8 - 13 - 4　原发性肝癌的辅助检查

检查方式	意义
CT	是肝癌诊断和鉴别诊断最重要的影像学检查方法
MRI	应用肝特异性 MRI 对比剂能够提高小肝癌检出率
超声	可确定肝内有无占位性病变，提示其性质，明确癌灶在肝内的具体位置及其与肝内重要血管的关系，以及肝癌在肝内播散与否等
甲胎蛋白（AFP）	是诊断肝癌的特异性最强的肿瘤标记物

4. 诊断标准 满足下列三项中的任一项，即可诊断肝癌。

（1）具有两种典型的肝癌影像学（超声、增强 CT、MRI 或选择性肝动脉造影）表现，病灶 >2cm。

（2）一项典型的肝癌影像学表现，病灶 >2cm，AFP >400μg/L。

（3）肝活检阳性。

5. 鉴别诊断 肝细胞癌主要应与肝硬化、继发性肝癌、肝良性肿瘤、肝脓肿、肝包虫病，以及与肝毗邻器官，如右肾、结肠肝曲、胃、胰腺等处的肿瘤相鉴别。

6. 肝功能 Child – Pugh 分级 见表 8 – 13 – 5。

表 8 – 13 – 5 肝功能 Child – Pugh 分级

指标	评分		
	1 分	2 分	3 分
肝性脑病	无	轻度	中度以上
腹腔积液	无	少量，易控制	中等量，难控制
白蛋白（g/L）	>35	28~35	<28
凝血酶原延长时间（秒）	1~3	4~6	>6
血清胆红素（μmol/L）	<34.2	34.2~51.3	>51.3

注：A 级为 5~6 分；B 级为 7~9 分；C 级为 10~15 分。

7. 肝切除术 部分肝切除是治疗肝癌首选和最有效的方法。手术安全性评估如下。

（1）患者一般情况：①较好，无明显心、肺、肾等重要脏器器质性病变。②Child – Pugh 肝功能分级属 A 级；或 B 级，经短期护肝治疗后肝功能恢复到 A 级。③有条件的医院，术前可以做吲哚氰绿血管造影（ICG）检测。④评估肝切除后残肝体积，手术后足够维持肝功能。

（2）肿瘤可切除性评估：没有肝外多处转移。①单发的微小肝癌和小肝癌。②单发的向肝外生长的大肝癌或巨大肝癌，受肿瘤破坏的肝组织少于 30%，肿瘤包膜完整，周围界限清楚。③多发肿瘤，但肿瘤结节少于 3 个，且局限在肝的一段或一叶内。

（3）技术条件允许，可行肝切除的情况

1）3~5 个多发性肿瘤，局限于相邻 2~3 个肝段或半肝内，影像学显示无瘤肝组织明显代偿性增大，达全肝的 50% 以上；如肿瘤分散，可分别作局限性切除。

2）左半肝或右半肝的大肝癌或巨大肝癌，边界较清楚，第一、二肝门未受侵犯，影像学显示无瘤侧肝代偿性增大明显，达全肝组织的 50% 以上。

3）位于肝中央区（肝中叶，或Ⅳ、Ⅴ、Ⅵ、Ⅷ段）的大或巨大肝癌，无瘤肝组织明显代偿性增大，达全肝的 50% 以上。

4）Ⅰ段大肝癌或巨大肝癌。

5）肝门部有淋巴结转移者，如原发肝肿瘤可切除，应做肿瘤切除，同时进行肝门部淋巴结清扫；淋巴结难以清扫者，术后可进行放射治疗。

6）周围脏器（结肠、胃、膈肌或右肾上腺等）受侵犯，如原发肿瘤可切除，应连同受侵犯脏器一并切除；远处脏器单发转移性肿瘤（如单发肺转移），可同时切除原发癌和转移癌。

8. 肝移植 原则上选择肝功能 C 级的小肝癌病例行肝移植。国际上多按照米兰标准选择肝癌患者行肝移植（米兰标准：单个肿瘤 <5cm；2 个或 3 个肿瘤，直径均 <3cm，无血管侵犯或肝外转移）。

9. 非手术治疗 见表 8 - 13 - 6。

表 8 - 13 - 6 原发性肝癌的非手术治疗

治疗方式	内容
肿瘤消融	适用于不宜手术的原发肝细胞癌，或者术后复发、转移性肝癌
经肝动脉和/或门静脉区域化疗或经肝动脉化疗栓塞（TACE）	用于治疗不可切除的肝癌或作为肝癌切除术后的辅助治疗。常用药物为氟尿嘧啶、卡铂、表柔比星等；常用栓塞剂为碘化油
系统性放化疗	仅作为姑息性治疗手段，以控制疼痛或缓解压迫等
分子靶向药物治疗	索拉菲尼与手术、肝动脉化疗栓塞或局部消融等联合应用

第十四节 门静脉高压症

1. 门静脉系统的主要侧支循环 ①胃底、食管下段交通支。②直肠下端、肛管交通支。③前腹壁交通支。④腹膜后交通支。

2. 病理生理 门静脉高压症按门静脉血流阻力增加的部位分为肝前型、肝内型和肝后型三型；肝内型分为窦前、窦后和窦型。门静脉高压持续存在后，可发生脾大和脾功能亢进、交通支扩张、腹水等病理变化。

3. 临床表现

（1）主要是脾大和脾功能亢进、呕血或黑便、腹水及非特异性全身表现，肝功能不良的表现如疲乏、嗜睡、厌食、肝病面容、蜘蛛痣、肝掌、男性乳房发育、睾丸萎缩等。

（2）曲张的食管、胃底静脉一旦破裂，立刻发生急性大出血，呕吐鲜红色血液。出血不易自止。大出血引起肝组织严重缺氧，容易导致肝性脑病。

（3）体检时如能触及脾，提示可能有门静脉高压症。如有黄疸、腹水和前腹壁静脉曲张等体征，表示门静脉高压症严重。如肝病属于早期，可触到质地较硬、边缘较钝而不规整的肝。

4. 辅助检查 见表 8 - 14 - 1。

表 8 - 14 - 1　门静脉高压症的辅助检查

检查方式	内容
食管 X 线吞钡检查	食管充盈时食管轮廓呈虫蚀状改变，排空时呈蚯蚓样或串珠状负影
内镜检查	可明确了解食管胃底静脉曲张的程度，还可进行镜下止血治疗
血常规	脾功能亢进时，血细胞计数降低，以白细胞计数降低至 $3 \times 10^9/L$ 以下和血小板计数降低至 $(70 \sim 80) \times 10^9/L$ 或以下最为多见
腹部超声	可显示腹水、肝密度及质地异常、门静脉扩张、血管开放情况、门静脉与肝动脉血流量，门静脉系统有无血栓等。门静脉高压症时门静脉内径 $\geqslant 1.3cm$
肝功能检查	常见血浆白蛋白降低，球蛋白增高，白球比例倒置；凝血因子减少

5. 食管胃底静脉曲张破裂出血的治疗

（1）非手术治疗：适用于一般状况不良，肝功能较差，难以耐受手术的患者；手术前准备。非手术治疗方式见表 8 - 14 - 2。

表 8 - 14 - 2　食管胃底静脉曲张破裂出血的非手术治疗

治疗方式	内容
补液、输血	发生急性出血时，尽快建立有效的静脉通道进行补液，监测生命体征。出血量较大、血红蛋白 $<70g/L$ 时应同时输血
药物治疗	①止血，急性出血时首选血管收缩药，常用垂体后叶激素。β 受体阻断药如普萘洛尔长期口服可预防出血。②预防感染，使用头孢类广谱抗生素。③使用质子泵抑制药抑制胃酸分泌、利尿、预防肝性脑病以及护肝治疗等
内镜治疗	①内镜下硬化治疗。②内镜下食管静脉曲张套扎术，是控制急性出血的首选方法
三腔管压迫止血	是紧急情况下暂时控制出血的有效方法，通常用于对药物治疗或内镜治疗无效或无条件及时行内镜治疗的患者。三腔管放置充气压迫一般不超过 24 小时
经颈静脉肝内门腔内支架分流术（TIPS）	用于治疗急性出血和预防再出血。适用于经药物和内镜治疗无效、外科手术后再出血，以及等待肝移植的患者。肝性脑病发生率高

（2）手术治疗：适用于曾经或现在发生消化道出血，或者静脉曲张明显和"红色征"出血风险较大，以及一般情况尚可、肝功能较好（Child A 级、B 级），估计能耐受手术者。肝功能 Child C 级患者一般不主张手术，尽量采取非手术治疗。手术治疗方式见表 8 - 14 - 3。

表 8 - 14 - 3　食管胃底静脉曲张破裂出血的手术治疗

治疗方式	内容
分流术	非选择性门体分流术，代表术式是门静脉与下腔静脉端侧分流术。选择性门体分流术，代表术式是远端脾 - 肾静脉分流术。限制性门体分流的代表术式是限制性门 - 腔静脉分流（侧侧吻合口控制在 10mm）和门 - 腔静脉"桥式"（H 形）分流（桥式人造血管口径为 8~10mm）
断流手术	以脾切除加贲门周围血管离断术最为常用
复合手术	—

6. 脾大、脾功能亢进的治疗　脾切除是治疗脾功能亢进最有效的方法。脾射频消融术、脾动脉栓塞术主要适用于不愿手术或不能耐受手术的患者。

7. 原发肝病的治疗　对肝硬化严重，肝功能差而药物治疗不能改善者，应做肝移植，是最根本的治疗方法。

第十五节　胆道系统疾病

考点直击

【病历摘要】

女，60岁。因"右上腹痛2天，伴发热"就诊。

患者入院前2天，进食油腻食物后出现右上腹疼痛，呈绞痛样，间歇性加剧，向右肩背部放射，伴恶心、呕吐，当天出现发热，体温最高达38.5℃，无畏寒，无皮肤巩膜黄染。自发病以来，患者食欲缺乏、睡眠欠佳、大小便可，体重无明显变化。5年前体检时发现胆囊结石。糖尿病史10年，空腹血糖控制良好，无手术外伤史。

查体：神清，精神萎靡，浅表淋巴结未及明显肿大，皮肤巩膜无黄染，全腹略膨隆，右上腹明显压痛，伴反跳痛，轻度肌紧张。Murphy征阳性，肝区叩击痛阳性，肠鸣音减弱。

辅助检查：血常规示 WBC $21 \times 10^9/L$，N 0.92。B超：肝周见少量积液，胆囊大小约 120mm×45mm，胆囊颈部见团块状强回声，直径约25mm，胆囊壁呈双层改变，局部可见密度降低。胆总管直径约5mm，下端显示不清。

【病例分析】

1. 诊断　①急性胆囊炎，胆囊结石。②糖尿病。

2. 诊断依据

（1）急性胆囊炎，胆囊结石：①老年女性，5年前体检B超发现胆囊结石。②入院前3天进食油腻食物后出现右上腹绞痛，向右肩背部放射。③右上腹明显压痛，伴反跳痛，轻度肌紧张，Murphy征阳性。④B超提示肝周见少量积液，胆囊大小约120mm×45mm，胆囊颈部见团块状结石，直径约25mm，胆囊壁呈双层改变，局部可见密度降低。

（2）糖尿病：患者有糖尿病史10年。

3. 鉴别诊断　①消化性溃疡穿孔。②肝脓肿。③结肠肝曲癌。④高位阑尾炎。

4. 进一步检查　①血常规、肝肾功能、电解质、凝血功能。②心电图和胸部X线摄片。③必要时行腹部CT。④必要时行CA19-9等血肿瘤标志物检查。

5. 治疗原则

（1）首选腹腔镜胆囊切除术，必要时开腹手术。

（2）术后予以补液、抗感染、营养支持等对症治疗。

（3）合理控制血糖。

一、胆囊结石

1. 概述 胆囊结石成因复杂，胆固醇结石的发生与胆汁中胆固醇过饱和、胆固醇成核过程异常，胆囊功能异常等有关。

2. 临床表现 部分患者为无症状性胆囊结石。

（1）胆绞痛：典型发作是在饱餐、进食油腻食物后或睡眠中体位改变时，疼痛位于右上腹或上腹部，呈阵发性，或者持续疼痛阵发性加剧，可向右肩胛部和背部放射，可伴恶心、呕吐。

（2）上腹隐痛：多数患者仅在进食过多、吃油腻食物、工作紧张或休息不好时感到上腹部或右上腹隐痛。

（3）胆囊积液：见于胆囊结石长期嵌顿或阻塞胆囊管但未合并感染时。积液呈透明无色，称为白胆汁。

（4）米里齐（Mirizzi）综合征：胆囊壶腹或胆囊管结石嵌顿，压迫肝总管或胆总管，引起胆管狭窄，反复炎症发作引起胆囊胆管瘘，表现为反复发作的胆囊炎、胆管炎及梗阻性黄疸。

3. 影像学检查 见表 8 – 15 – 1。

表 8 – 15 – 1　胆囊结石的影像学检查

检查方式	意义
超声	首选，是诊断胆囊结石的最为有效的影像学方法
腹部 CT	常用，诊断胆总管结石及胆道恶性肿瘤较超声灵敏
经内镜逆行胆胰管成像（ERCP）	可直接观察十二指肠乳头部情况，可收集十二指肠液、胆汁、胰液进行理化及脱落细胞学检查，可造影了解胆道及胰管情况
磁共振胆胰管成像（MRCP）	为非侵入性胆胰管成像技术，其诊断胆石症及胆道肿瘤的敏感性和特异性与 ERCP 相比无明显差异

4. 治疗 对于有症状和/或并发症的胆囊结石，首选胆囊切除术治疗。腹腔镜胆囊切除术已成为治疗胆囊良性疾病的首选术式。考虑手术治疗的情况：①结石数量多及结石直径≥2cm。②胆囊壁钙化或瓷性胆囊。③伴有胆囊息肉≥1cm。④胆囊壁增厚（>3mm）即伴有慢性胆囊炎。

二、急性胆囊炎

1. 概述 急性结石性胆囊炎是胆囊结石最常见的并发症，多由结石嵌顿及肠道细菌入侵所致。

2. 临床表现

（1）常在进脂肪餐后或夜间发作，表现为右上腹部的剧烈绞痛或胀痛，疼痛常放射至右肩或右背部，伴恶心、呕吐，合并感染化脓时伴高热。

（2）Murphy 征阳性是急性胆囊炎的典型体征。

（3）Mirizzi 综合征时表现为反复发作的胆囊炎、胆管炎和梗阻性黄疸。

3. 辅助检查　见表 8 - 15 - 2。

表 8 - 15 - 2　急性胆囊炎的辅助检查

检查项目	内容
血常规	血白细胞及中性粒细胞占比明显升高，提示胆囊化脓甚至坏疽
超声	是急性结石性胆囊炎的首选影像学诊断方法，可显示胆囊增大、囊壁增厚、胆囊周围有渗出液，并可探及胆囊内结石影像
腹部 CT	可显示胆囊的"双边征"，还可排除胆总管下段结石

4. 处理原则

（1）急性单纯性胆囊炎病情有缓解趋势者，可采取禁食、解痉、应用抗生素、补液等治疗措施，待病情缓解后择期手术治疗。

（2）急性化脓性或坏疽穿孔性胆囊炎，需急诊处理：①若胆囊未穿孔，且可耐受手术，可行胆囊切除术；不能耐受手术者，可行经皮经肝胆囊置管引流术或胆囊造瘘。②若胆囊已穿孔，应切除胆囊，充分清理腹腔并引流。

5. 手术方式　见表 8 - 15 - 3。

表 8 - 15 - 3　急性胆囊炎的手术方式

手术方式	意义
开腹胆囊切除术	是急性胆囊炎、胆囊结石的常规术式
腹腔镜下胆囊切除术	较开腹创伤小，可探查周围组织及器官情况
经皮经肝胆囊置管引流术	适用于一般情况差、高龄、合并心肺等重要器官功能障碍，诊断为急性化脓性胆囊炎的患者
胆囊造瘘术	适用于因医疗条件受限，无法行经皮经肝胆囊置管引流术的患者

第十六节　胰腺疾病

急性胰腺炎（AP）

1. 病因　基本原因与肝胰壶腹［法特（Vater）壶腹］阻塞引起胆汁反流入胰管和各种因素造成胰管内压力过高、胰管破裂、胰液外溢等有关。胆道疾病是最常见的病因。

2. 病理分型　见表 8 - 16 - 1。

表 8 – 16 – 1　急性胰腺炎的病理分型

病理分型	表现
急性水肿性胰腺炎	胰腺呈局限性或者弥漫性水肿，体积增大，质地变硬，被膜明显充血，部分可见被膜下脂肪散在坏死或有皂化斑
急性出血坏死性胰腺炎	胰腺除肿胀外，包膜下有淤血，腺体可见大片出血，坏死灶呈深红色或灰黑色。腹腔内可见皂化斑和脂肪坏死灶，腹膜后可出现广泛组织坏死。腹腔内或腹膜后有咖啡色或暗红色血性液体或血性混浊渗液

3. 临床表现

（1）腹痛是主要症状，常于饱餐和饮酒后突然发作，腹痛剧烈，多位于左上腹，向左肩及左腰背部放射。腹胀与腹痛同时存在。恶心、呕吐剧烈而频繁，呕吐后腹痛不缓解。

（2）重症急性胰腺炎腹部压痛明显，可伴有肌紧张和反跳痛，范围较广，可累及全腹。

（3）胰腺坏死伴感染，有持续性高热，可出现腰部皮肤水肿、发红和压痛。胆道结石嵌顿或肿大胰头压迫胆总管可出现黄疸。少数严重患者胰腺的出血可经腹膜后途径渗入皮下，在腰部、季肋部和下腹部皮肤出现大片青紫色瘀斑，称格雷·特纳（Grey – Turner）征；若出现在脐周，称卡伦（Cullen）征。

4. 辅助检查　见表 8 – 16 – 2。

表 8 – 16 – 2　急性胰腺炎的辅助检查

检查方式	内容
血尿淀粉酶	是诊断最常用和最重要的手段。血清淀粉酶在发病的 2 小时内升高，24 小时后达到高峰，4~5 天恢复正常；尿淀粉酶在发病 24 小时后开始上升，下降缓慢，持续 1~2 周。淀粉酶升高的幅度和病变严重程度不呈正相关
血清脂肪酶	明显升高，具有特异性，也是比较客观的诊断指标
CT 扫描	是急性胰腺炎的首选影像学检查手段
超声	可发现胰腺肿大和胰周液体积聚。胰腺水肿时显示为均匀低回声，出现粗大的强回声提示有出血、坏死的可能

5. 诊断标准　符合以下 3 项特征中的 2 项，即可诊断为急性胰腺炎：①与急性胰腺炎临床表现相符合的腹痛。②血清淀粉酶和/或脂肪酶活性至少高于正常上限值 3 倍。③符合急性胰腺炎的影像学改变。

6. 鉴别诊断　①消化性溃疡急性穿孔。②急性胆囊炎和胆石症。③心肌梗死。④急性肠梗阻。

7. 局部并发症　见表 8 – 16 – 3。

表 8 – 16 – 3　急性胰腺炎的局部并发症

并发症	表现
急性液体积聚	发生于胰腺炎病程的早期，位于胰腺内或胰周
胰腺及胰周组织坏死	指胰腺实质的弥漫性或局灶性坏死，伴有胰周脂肪坏死
假性囊肿	指急性胰腺炎后形成的由纤维组织或肉芽囊壁包裹的胰液积聚
胰腺脓肿	发生于急性胰腺炎胰腺周围的包裹性积脓，含少量或不含胰腺坏死组织

8. 非手术治疗　是急性胰腺炎治疗的基础。措施：①液体复苏、维持水电解质平衡和加强监护。②禁食、胃肠减压。③抑酸治疗和抑制胰液分泌。④诊断明确后可酌情使用镇痛药。⑤营养支持，早期以全肠外营养治疗为主；肠道功能恢复后，尽早予以肠内营养。⑥预防和治疗感染。

9. 手术治疗

（1）适应证：①急性腹膜炎不能排除其他急腹症时。②伴胆总管下端梗阻或胆道感染者。③合并肠穿孔、大出血或胰腺假性囊肿。④胰腺和胰周坏死组织继发感染。

（2）手术方式：最常用坏死组织清除加引流术。

第十七节　消化道大出血

一、上消化道大出血的诊断与处理

1. 常见病因　①胃、十二指肠溃疡（最常见）。②门静脉高压症。③应激性溃疡。④胃癌。⑤肝内局限性慢性感染、肝肿瘤、肝外伤。

2. 临床特点

（1）食管或胃底曲张静脉破裂引起出血：一次出血量常达 500~1000ml 以上，可引起休克；主要表现为呕血。

（2）溃疡、糜烂性胃炎、胃癌引起的胃或十二指肠球部出血：一次出血量一般不超过 500ml，较少发生休克；临床上以呕血或便血为主。

（3）胆道出血：量一般不多，一次为 200~300ml，很少引起休克，临床上以便血为主，常呈周期性复发，间隔期一般为 1~2 周。

3. 辅助检查　见表 8 – 17 – 1。

表 8 – 17 – 1　消化道大出血的辅助检查

检查方式	内容
三腔双囊管	放入胃内后，将胃气囊和食管气囊充气以压迫胃底和食管下段，用等渗盐水经第三管将胃内积血冲洗干净。若没有再出血，可证明为食管或胃底曲张静脉的破裂出血；若吸出的胃液仍含血液，可能为门静脉高压性胃病或胃、十二指肠溃疡出血

续表

检查方式	内容
X线钡餐检查	上消化道急性出血期内不宜施行。休克改善后，可做钡餐检查
内镜	有助于明确出血的部位和性质，可同时止血；应早期（出血后24小时内）进行，阳性率高
选择性腹腔动脉或肠系膜上动脉造影以及超选择性肝动脉造影	对确定出血部位尤有帮助，但每分钟至少要有0.5ml含有对比剂的血液自血管裂口溢出，才能显示出血部位。在有条件时应作为首选的诊断和急诊止血方法
^{99m}Tc标记红细胞的腹部γ-闪烁扫描	可发现出血（5ml出血量）部位的放射性浓集区，多可在扫描后1小时内获得阳性结果，特别对间歇性出血的定位，阳性率高
超声、CT或MRI	有助于发现肝、胆和胰腺结石、脓肿或肿瘤等病变或鉴别诊断；MRI门静脉、胆道重建成像，可帮助了解门静脉直径、有无血栓或癌栓以及胆道病变等

4. 处理

（1）一般处理

1）建立静脉通道，先静脉滴注平衡盐溶液或乳酸钠等渗盐水，同时行血型鉴定、交叉配血和血常规、红细胞压积等检查。已有休克者，留置导尿管，记录每小时尿量；有条件时，测定中心静脉压。

2）可静脉注射维生素K_1、纤维蛋白原、凝血酶等止血。通过胃管应用冰盐水（加去甲肾上腺素）或5% Monsel溶液反复灌洗。应用血管升压素（高血压和冠状血管供血不足者不宜用）。

（2）病因处理

1）胃、十二指肠溃疡大出血：急性溃疡经一般处理后，出血多可自止。慢性溃疡经一般处理，待血压、脉率有所恢复后，应早期行胃大部切除术。吻合口溃疡多发生在胃空肠吻合术后，应早期手术。

2）门静脉高压症：肝功能差者，首先采用三腔双囊管压迫止血，或者在纤维内镜下注射硬化剂或套扎止血，必要时急诊做经颈静脉肝内门体分流术。肝功能好者，积极采取手术止血，常用贲门周围血管离断术。

3）应激性溃疡或急性糜烂性胃炎：可用H_2受体阻断药雷尼替丁、质子泵抑制药、人工合成生长抑素；若仍然不能止血，可采用胃大部切除术，或者选择性胃迷走神经切断术加行幽门成形术。

4）胃癌：若未发生远处转移，实行根治性胃大部或全胃切除术。若为晚期胃癌，行姑息性胃癌切除术。

5）胆道出血：多可经抗感染和应用促凝血药而自止。若反复大量出血，可行超选择性肝动脉造影栓塞止血。如仍不能止血，积极手术。

6）诊断不明的上消化道大出血：经一般处理后，血压、脉率仍不稳定，早期剖腹探查。一般行上腹部正中切口或经右腹直肌切口施行剖腹探查。

二、下消化道大出血的诊断与处理

1. 常见病因　①肠道肿瘤。②肠息肉。③炎性肠病。④肠憩室。⑤肠壁血管性疾病。⑥其他如肠套叠、肠扭转等。

2. 诊断

（1）病史：如便血伴发热、腹痛等考虑感染性肠炎、肠伤寒等；大便习惯改变或不规则形血便，腹部隐痛、贫血或消瘦提示肠道恶性肿瘤。

（2）体征：关注腹部是否有胀气、是否扪及肿块、有无压痛、反跳痛，肠鸣音有无异常等；常规进行直肠指检。

（3）实验室检查：血常规、血清肿瘤标志物等。

（4）辅助检查：见表 8 – 17 – 2。

表 8 – 17 – 2　下消化道大出血的辅助检查

检查方式	内容
纤维结肠镜	可直视病灶，了解病灶的部位、数目、范围，并可钳取病灶组织进行病理学检查
小肠内镜	若怀疑出血来自小肠，可应用胶囊内镜进行检查，可观察病灶形态与范围，且不增加患者痛苦
结肠钡剂灌肠造影	有助于对结肠内肿瘤的形态、部位、数目、大小及其浸润范围进行评估
选择性动脉造影	对于严重的急性出血，尤其怀疑来自小肠时，选择肠系膜上动脉造影是较为可靠的诊断方法，有助于发现 Treitz 韧带以下小肠至结肠脾曲的出血灶；肠系膜下动脉造影可发现结肠脾曲至直肠的出血灶
放射性核素显像	小肠部位多次扫描可发现出血部位有放射性浓集显像

3. 治疗　见表 8 – 17 – 3。

表 8 – 17 – 3　下消化道大出血的治疗

治疗方式	内容
非手术治疗	①对于急性大出血者，可监测生命体征变化，纠正水、电解质与酸碱平衡紊乱，补充血容量，静脉注射促凝血药。②选择性动脉介入治疗。③经纤维结肠镜止血
急诊剖腹探查手术	适用于出血量较大，出血难以控制，需依赖输血维持血液循环稳定，或者未能明确出血部位与病变性质者
择期手术	适用于良性病变，出血部位明确，经非手术治疗效果不满意者。对于肠癌，争取行根治性手术；对于晚期肿瘤所致的大出血，争取姑息性切除原发癌灶

第十八节 外科重症监护室

1. 胸外心脏按压、人工呼吸、胸外电除颤 详见第三篇第六章第一节相应内容。

2. 动脉穿刺置管 在相对表浅的动脉内留置粗针，用以监测动脉血压情况；通过动脉穿刺置管留置动脉鞘，对动脉疾病进行血管腔内治疗。首选部位为桡动脉，穿刺前一般需做艾伦（Allen）试验。

3. 深静脉穿刺 属于介入治疗，主要是通过无菌穿刺术将导管置入深静脉中，进行诊断或治疗。穿刺部位通常为锁骨下静脉、颈内静脉与股静脉。

4. 脊柱损伤患者搬运 详见第二篇第五章第四节相应内容。

第十九节 基本技能操作

一、无菌术

1. 手术人员的术前准备 进入手术室后，先更换手术室准备的清洁鞋和衣裤，戴好帽子、口罩。外科手消毒，消毒方法有刷洗法（最常用）、冲洗法和免冲洗法。按无菌术要求穿无菌手术衣和戴无菌手套。

2. 患者手术区的准备

（1）术区皮肤消毒规范：①由术区中心向四周涂擦消毒剂；如为感染部位手术或肛门区手术，消毒剂从术区外周涂向感染处或会阴肛门处；接触污染部位的药液纱布，不可返擦清洁处。②消毒范围包括手术切口周围 15cm 的区域。

（2）铺设无菌布单：原则是先铺相对不洁区（如下腹部、会阴部），最后铺靠近操作者的一侧，并用布巾钳将交角夹住，以防移动。无菌巾铺设完成，不可随便移动。

3. 换药

（1）一般在术后第二天或第三天第一次更换敷料。用手移去外层敷料，将污染敷料内面向上，放在盛污物的治疗碗或弯盘内。一把镊子直接用于接触伤口，另一把镊子专用于传递换药碗中清洁物品。

（2）观察伤口处有无渗出物或皮肤红肿。70% 乙醇棉球由内向外消毒伤口及周围皮肤，沿切口方向，范围一般距切口 3~5cm，擦拭 2~3 遍。

（3）用无菌纱布遮盖伤口，距离切口边缘 3cm 以上，下层纱布光滑面向下，上层纱布光滑面向上，一般 8~12 层纱布。贴胶布固定敷料，贴胶布方向应与该处躯体运动方向垂直。

二、外科查体

1. 甲状腺检查

（1）视诊：观察甲状腺的大小和对称性；嘱被检查者做吞咽动作，可见甲状腺随吞咽动作而向上移动。

（2）触诊：见表 8 – 19 – 1。

表 8 – 19 – 1 甲状腺的触诊

位置	方法
甲状腺峡部	站于受检者前面用拇指或站于受检者后面用示指从胸骨上切迹向上触摸，判断有无增厚；请受检者吞咽，判断有无肿大或肿块
甲状腺侧叶	①前面触诊：一手拇指施压于一侧甲状软骨，将气管推向对侧，另一手示、中指在对侧胸锁乳突肌后缘向前推挤甲状腺侧叶，拇指在胸锁乳突肌前缘触诊，配合吞咽动作，重复检查。②后面触诊：一手示、中指施压于一侧甲状软骨，将气管推向对侧，另一手拇指在对侧胸锁乳突肌后缘向前推挤甲状腺，示、中指在其前缘触诊甲状腺，配合吞咽动作，重复检查

（3）听诊：触到甲状腺肿大时，用钟型听诊器直接放在肿大的甲状腺上。如听到低调的连续性静脉"嗡鸣"音，对诊断甲状腺功能亢进症有帮助。

2. 乳房检查

（1）视诊：包括对称性、皮肤改变、乳头、腋窝和锁骨上窝。

（2）触诊：先健侧，后患侧。检查者的手指和手掌应平置在乳房上，用指腹轻施压力，以旋转或来回滑动的方式进行触诊。左侧乳房从外上象限开始按顺时针方向，由浅入深触诊，右侧以同样方式沿逆时针方向进行。内容包括硬度和弹性、压痛、包块。

3. 淋巴结检查

（1）检查方法

1）视诊：注意局部征象（如皮肤是否隆起、有无皮疹等）和全身状态。

2）触诊（主要方法）：将示、中、环三指并拢，其指腹平放于被检查部位的皮肤上进行滑动触诊。

（2）检查顺序：①头颈部依次检查耳前、耳后、枕部、颌下、颏下、颈前、颈后、锁骨上淋巴结。②上肢依次检查腋窝、滑车上淋巴结。③腋窝依次检查腋尖群、中央群、胸肌群、肩胛下群和外侧群。④下肢依次检查腹股沟（先上群后下群）、腘窝淋巴结。

4. 乳头溢液的检查 观察乳头溢液的颜色、性质，溢液量多少，间隔时间，单侧还是双侧等。

5. 腹股沟斜疝和直疝的鉴别 详见第四篇第八章第五节相应内容。

6. 直肠指检

（1）检查者右手戴手套涂以润滑液，先进行肛门周围指诊，肛管有无肿块、压痛，皮肤有无疣状物，有无外痔等。

（2）测试肛管括约肌的松紧度，正常时直肠仅能伸入一指并感到肛门环缩。在肛管后方可触到肛管直肠环。检查肛管直肠壁有无触痛、波动感、肿块及狭窄，触及肿块时要确定大小、形状、位置、硬度及能否推动。直肠前壁距肛缘 4~5cm，男性可扪及直肠壁外的前列腺，女性可扪及宫颈。必要时做双合诊检查。

（3）抽出手指后，观察指套有无血迹或黏液，若有血迹而未触及病变，应行乙状结肠镜检查。

三、外科基本技能操作

1. 切开

（1）切口选择的原则

1）切口应在病变附近，便于显露和通过最短途径达到病变部位，但不盲目追求过小切口。

2）切口不应损伤重要的解剖结构，不影响生理功能，考虑到术中必要时延伸切口。

（2）操作要点

1）组织切开应逐层进行，切开皮肤时尽量与皮肤血管、神经径路平行，切开组织时顺着其本身纤维方向。

2）术者右手执刀，左手拇指和示指分开固定，使切口两侧的皮肤绷紧，执刀与皮肤呈垂直切开，避免多次切割。避免用力过猛、刺入过深。

3）电刀切开皮下组织及筋膜，电凝止血出血点，对较大的血管出血以结扎止血为主。

2. 缝合　见图 8-19-1。

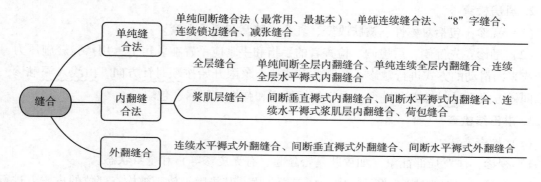

图 8-19-1　缝合

3. 打结　见图 8-19-2。

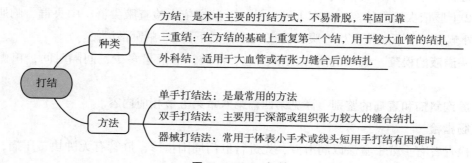

图 8-19-2　打结

4. 止血　常用方法有压迫、结扎、电凝、缝合和填塞等。

5. 拆线　一般拆线日期见表 8-19-2。老年人，有糖尿病、贫血、低蛋白血症、肝功能不全、腹水，以及应用糖皮质激素、免疫抑制药等情况，不宜过早拆线。

表 8 – 19 – 2　一般拆线日期

情况	拆线日期
头颈部切口	术后 4~5 天
腋下、下腹部、会阴部切口	术后 6~7 天
上腹部、胸部和臀部切口	术后 7~9 天
四肢近关节处切口	术后 10~12 天
跨关节切口、减张缝线	术后 14 天

6. 诊断性腹腔穿刺术

（1）操作

1）选择合适体位，患者可取平卧位、半卧位。

2）确定穿刺点，左下腹一般选左下腹脐与左髂前上棘连线中、外 1/3 交点；中下腹选脐与耻骨联合连线中点上方 1.0cm、偏左或偏右 1.5cm 处；侧卧位选脐水平线与腋前线或腋中线交点处，常用于诊断性穿刺。对少量或包裹性腹水，常须 B 超定位。

3）常规消毒铺巾，局部浸润麻醉。术者左手固定穿刺处皮肤，右手持腹腔穿刺针经麻醉点垂直刺入腹壁，待针锋抵抗感突然消失时，提示针尖已穿过壁腹膜，即可抽取腹水，并留样送检。术后嘱患者平卧休息 1~2 小时，避免朝穿刺侧卧位。

（2）注意事项

1）术中如发现患者头晕、恶心、心悸、气促、脉搏增快、面色苍白应立即停止操作，并做适当处理，卧床休息，给予补充血容量等。

2）腹腔放液不宜过快过多，治疗性放液，一般初次不宜超过 1000ml，以后一般每次放液在 3000~6000ml 以下。肝硬化患者一次放腹水一般不超过 3000ml。

四、体表肿物切除

1. 体表肿物切除　详见第三篇第七章第二节相应内容。

2. 体表肿物活检　见图 8 – 19 – 3。

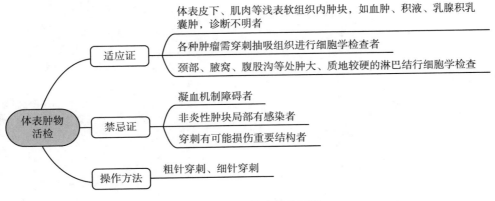

图 8 – 19 – 3　体表肿物活检

3. 脓肿切开引流 见图 8 - 19 - 4。

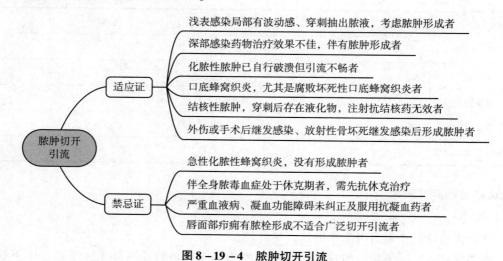

浅表感染局部有波动感、穿刺抽出脓液，考虑脓肿形成者

深部感染药物治疗效果不佳，伴有脓肿形成者

化脓性脓肿已自行破溃但引流不畅者

口底蜂窝织炎，尤其是腐败坏死性口底蜂窝织炎者

结核性脓肿，穿刺后存在液化物，注射抗结核药无效者

外伤或手术后继发感染、放射性骨坏死继发感染后形成脓肿者

脓肿切开引流

适应证

禁忌证

急性化脓性蜂窝织炎，没有形成脓肿者

伴全身脓毒血症处于休克期者，需先抗休克治疗

严重血液病、凝血功能障碍未纠正及服用抗凝血药者

唇面部疖痈有脓栓形成不适合广泛切开引流者

图 8 - 19 - 4 脓肿切开引流

第九章　泌尿外科

第一节　肿瘤

一、肾细胞癌

1. 概述　肾细胞癌简称肾癌，起源于肾小管上皮细胞，以透明细胞癌占多数。

2. 临床表现

（1）间歇无痛肉眼血尿、腰痛和腹部肿块：被称为肾癌的"三联征"。

（2）副瘤综合征：常有发热、高血压、红细胞沉降率增快等。其他表现有高钙血症、高血糖、红细胞增多症、肝功能异常、贫血、体重减轻、消瘦及恶病质等。

（3）转移性肿瘤症状：如骨等转移部位出现的疼痛、持续性咳嗽、咯血、神经麻痹等。男性患者发现同侧阴囊内精索静脉曲张且平卧位不消失，提示肾静脉或下腔静脉内癌栓形成可能。

3. 辅助检查　见表9-1-1。

表9-1-1　肾细胞癌的辅助检查

检查方式	内容
超声	可作为常规筛查，典型表现为不均质的中低回声实性肿块。部分囊性肾癌可表现为无回声的囊性肿块，合并钙化时可伴局部强回声
X线检查	尿路平片可见肾外形增大，偶见肿瘤散在钙化。静脉尿路造影可见肾盏、肾盂因肿瘤挤压或侵犯出现不规则变形、拉长、移位、狭窄或充盈缺损，甚至患肾不显影
CT	确诊率高，可发现0.5cm以上的病变，同时显示肿瘤部位、大小、有无累及邻近器官等，是目前诊断肾癌最可靠的影像学方法。表现为肾实质内不均质肿块
MRI	准确性与CT相仿。绝大多数肾癌在T_1加权像上呈低信号或等信号，T_2加权像上为高信号；少数肾癌的信号强度恰好相反

4. 治疗

（1）根治性肾切除术：是公认的治愈肾癌的方法。切除病侧肾周筋膜、肾周脂肪、病肾、同侧肾上腺、从膈肌脚到腹主动脉分叉处主动脉或下腔静脉旁淋巴结及髂血管分叉处以上输尿管，如合并肾静脉或下腔静脉内癌栓应同时取出。适用于不适合行保留肾单位手术的T_1期肾癌，以及T_2~T_4期肾癌。

（2）保留肾单位手术：完整切除肿瘤及肿瘤周围肾周脂肪组织。适用于T_1期肾癌、肾癌发生于解剖性或功能性的孤立肾，根治性肾切除术将会导致肾功能不全或尿毒症的患者。

（3）转移性肾癌（临床Ⅳ期）的治疗：手术可切除肾原发病灶（减瘤手术），孤立的转移灶也可选择外科手术切除。其他治疗包括细胞因子治疗、靶向治疗、化疗、放疗。

二、膀胱癌

1. 概述　膀胱癌多见于中老年人，肿瘤分布在膀胱侧壁及后壁多见。吸烟是最重要的危险因素。

2. 临床表现　首发症状多是无痛性全程肉眼血尿，多为间歇性出现，常能自行停止或减轻。如肿瘤位于膀胱三角或其附近，血尿常为终末加重。严重者因血块阻塞尿道内口可引起尿潴留。肿瘤坏死、溃疡、合并炎症以及形成感染时，可出现膀胱刺激症状。

3. 辅助检查　见表9-1-2。

表9-1-2　膀胱癌的辅助检查

检查方式	内容
尿液检查	反复尿沉渣中红细胞计数＞5个/高倍视野，应警惕膀胱癌可能。新鲜尿液中易发现脱落的肿瘤细胞，尿细胞学检查是膀胱癌诊断和术后随诊的主要方法之一
超声	能发现直径＞0.5cm的肿瘤，可作为初筛
肾、输尿管及膀胱（KUB）平片	可了解有无结石
静脉尿路造影（IVU）	较大的膀胱肿瘤可见膀胱内的充盈缺损
CT和MRI	可判断肿瘤浸润膀胱壁深度、淋巴结以及内脏转移的情况
膀胱镜检查	可直接观察到肿瘤的部位、大小、数目、形态，初步估计浸润程度等，并可对肿瘤和可疑病变进行活检
膀胱双合诊	常用于术前对于肿瘤浸润范围和深度的评估

4. 治疗

（1）非肌层浸润性膀胱癌（T_{is}、T_a、T_1）：经尿道膀胱肿瘤电切术（TURBT）是主要的治疗手段。术后应辅助膀胱灌注化疗药物或免疫制剂，常用药物有丝裂霉素、表柔比星和吉西他滨等，卡介苗是最有效的膀胱内免疫治疗制剂。

（2）肌层浸润性膀胱癌（T_2～T_4）

1）根治性膀胱切除术联合盆腔淋巴结清扫术：是标准治疗方式；手术范围包括膀胱及周围脂肪组织、输尿管远端，男性包括前列腺、精囊（必要时全尿道），女性应包括子宫、附件及阴道前壁，以及盆腔淋巴结。术后需行尿流改道和重建术。

2）化疗：是重要的辅助治疗手段，包括术前新辅助化疗和术后辅助化疗，药物有顺铂、吉西他滨、紫杉醇和多柔比星等。

3）综合治疗：身体条件不耐受或不接受根治性膀胱切除术的患者，可考虑行保留膀胱的综合治疗。

4）其他：无法手术治愈的转移性膀胱癌的首选治疗是全身化疗。

（3）膀胱鳞癌和腺癌：根治性膀胱切除术联合盆腔淋巴结清扫术是主要治疗方式。

三、前列腺癌

1. 概述　前列腺癌多发生于腺体外周带或后叶的腺泡腺管上皮，病理类型以腺癌为主。

2. 临床表现

（1）早期多无明显症状，可出现排尿困难，尿路刺激症状。随病情发展，可出现明显的排尿困难及血尿。若肿瘤累及膀胱三角和输尿管开口，可出现双肾输尿管扩张积水。

（2）最常见的转移部位是淋巴结和骨骼，其他部位包括肺、肝、脑和肾上腺等。前列腺癌出现骨骼转移时，可引起骨痛、脊髓压迫症状及病理性骨折等。

（3）其他晚期症状包括贫血、衰弱、下肢水肿、排便困难等。

（4）直肠指检可发现前列腺癌结节，质地多较正常腺体坚硬，当肿瘤处于早期或原发于前列腺移行带等区域时，直肠指检常无异常发现。

3. 辅助检查　见表9–1–3。

表 9 – 1 – 3　前列腺癌的辅助检查

检查方式	内容
实验室检查	前列腺特异性抗原（PSA）是前列腺癌最具特异性的肿瘤标记物，正常参考值为0~4μg/L
影像学检查	多参数 MRI 敏感性和特异性较高，可初步评估肿瘤局部侵犯程度及有无盆腔淋巴结转移。发生骨转移时可通过 X 线平片或全身放射性核素显像而发现
前列腺穿刺活检	是病理确诊前列腺癌的主要方法，多在经直肠超声引导下进行

4. 治疗　早期（器官局限性，即肿瘤仅位于前列腺内部）前列腺癌可通过根治性手术或根治性放疗等方式达到良好的治疗效果，甚至得以治愈。根治性前列腺切除术是治疗前列腺癌最有效的方法。局部进展期（肿瘤突破前列腺包膜但未发生转移）和转移性前列腺癌一般选择雄激素去除治疗为主的姑息性治疗。

第二节　结石

考点直击

【病历摘要】

男，31 岁。突发右腰部绞痛伴血尿 3 小时。

患者 3 小时前剧烈活动后突然出现右腰部绞痛，疼痛呈持续性，阵发性加重，向右侧会阴区放射，坐立不安，伴大汗、恶心，呕吐胃内容物 2 次。排尿时可见尿呈粉红色，每次尿量约 200ml。既往体健。吸烟 8 年，10 支/天。

查体：T 37.5℃，P 90 次/分，R 18 次/分，BP 130/70mmHg。神志清楚，辗转不安。睑结膜无苍白，双肺呼吸音清。心率 90 次/分，律齐。腹部平坦，未见胃肠型、蠕动波，全腹无压痛，无反跳痛、肌紧张，肠鸣音 6 次/分，右肾区叩击痛（+）。

辅助检查：血常规示 Hb 135g/L，WBC 11.2×10^9/L，N 0.82，PLT 247×10^9/L。泌尿系统 B 超：右侧肾盂和近段输尿管扩张，距离肾门 4cm 处可见一强回声光团，大小约 8mm，后伴声影，远段输尿管显示不清。

【病例分析】

1. 诊断 右侧输尿管结石

2. 诊断依据

（1）剧烈活动后，突然出现右腰部绞痛伴肉眼血尿。

（2）疼痛向会阴区放射，右侧肾区叩击痛（+）。

（3）泌尿系统 B 超：右侧肾盂和近段输尿管扩张，距离肾门 4cm 处可见一强回声光团，大小约 7mm，后伴声影。远段输尿管显示不清。

3. 鉴别诊断 ①膀胱结石。②急性尿路感染。③急性阑尾炎。④急性胆囊炎或胰腺炎。

4. 进一步检查 ①尿常规。②泌尿系统 X 线摄片。③尿路造影或 CT。④腹部 B 超。

5. 治疗原则

（1）解痉、镇痛治疗，应用抗生素。

（2）体外冲击波治疗等解除尿路梗阻，必要时手术。

（3）预防结石复发。

肾、输尿管结石

1. 临床表现 见表 9-2-1。

表 9-2-1 肾、输尿管结石的临床表现

表现	具体特点
疼痛	（1）肾结石可引起肾区疼痛伴肋脊角叩击痛 （2）肾盂内大结石及肾盏结石可无明显症状，或者活动后上腹或腰部钝痛 （3）输尿管结石可引起肾绞痛或输尿管绞痛，阵发性发作，可放射至同侧腹股沟、同侧睾丸或阴唇 （4）输尿管膀胱壁段结石可伴有尿道和阴茎头部放射痛
血尿	常为镜下血尿，少数患者可见肉眼血尿
恶心、呕吐	常与肾绞痛伴发
膀胱刺激症状	结石伴感染或输尿管膀胱壁段结石时，可有尿频、尿急、尿痛

2. 辅助检查

（1）实验室检查：血液、尿液及结石成分分析。

（2）影像学检查：①超声。②肾、输尿管及膀胱（KUB）平片，可发现 90% 左右的 X 线阳性结石。③静脉尿路造影（IVU），可评价结石所致的肾结构和功能改变，发现 KUB 平片不

能显示的 X 线阴性结石。④CT，可发现 1mm 的结石。⑤经皮肾镜、输尿管硬、软镜和膀胱镜检查等。

3. 治疗

（1）病因治疗：如甲状旁腺功能亢进时切除腺瘤。

（2）药物治疗：适用于结石 <0.6cm、表面光滑、结石以下尿路无梗阻时。合并感染需控制感染。肾绞痛的治疗以解痉镇痛为主。

（3）体外冲击波碎石术（ESWL）：适用于直径≤2cm 的肾结石及输尿管上段结石。

（4）经皮肾镜取石术（PCNL）：适用于所有需手术干预的肾结石，包括完全性和不完全性鹿角结石，≥2cm 的肾结石，有症状的肾盏或憩室内结石，体外冲击波难以粉碎及治疗失败的结石，以及部分 L₄ 以上较大的输尿管上段结石。

（5）输尿管镜碎石取石术（URL）：适用于中、下段输尿管结石，体外冲击波碎石失败的输尿管上段结石，X 线阴性的输尿管结石，停留时间长的嵌顿性结石，也用于体外冲击波碎石治疗所致的"石街"。

（6）腹腔镜输尿管切开取石：适用于 >2cm 输尿管结石，或者经体外冲击波碎石、输尿管镜手术治疗失败者；一般不作为首选。

（7）开放手术

1）主要术式：①肾盂切开取石术，主要适用于肾盂输尿管处梗阻合并肾盂结石，可在取石的同时解除梗阻。②肾实质切开取石术，根据结石所在部位，沿肾前后段段间线切开或于肾后侧做放射状切口取石。③肾部分切除术，适用于结石在肾一极或结石所在肾盏有明显扩张、实质萎缩和有明显复发因素者。④肾切除术，因结石导致肾结构严重破坏，功能丧失，或者合并肾积脓，而对侧肾功能良好，可将患肾切除。⑤输尿管切开取石术，适用于嵌顿较久或其他的方法治疗失败的结石。

2）手术原则：①双侧输尿管结石，应尽可能同时解除梗阻，可采用双侧输尿管镜碎石取石术，如不能成功，可行输尿管逆行插管或行经皮肾穿刺造瘘术，条件许可也可行经皮肾镜取石术。②一侧肾结石，另一侧输尿管结石时，先处理输尿管结石。③双侧肾结石时，在尽可能保留肾的前提下，先处理容易取出且安全的一侧。若肾功能极差，梗阻严重，全身情况不良，宜先行经皮肾造瘘。患者情况改善后再处理结石。④孤立肾上尿路结石或双侧上尿路结石引起急性完全性梗阻无尿时，全身情况许可，应及时手术。若病情严重不能耐受手术，应试行输尿管插管，通过结石后留置导管引流；不能通过结石，则改行经皮肾造瘘。

4. 预防　见表 9 - 2 - 2。

表 9 - 2 - 2　肾、输尿管结石的预防

预防方式	内容
大量饮水	日间多饮水，每夜加饮水 1 次，保持夜间尿液呈稀释状态
调节饮食	①草酸盐结石患者应限制浓茶、菠菜、番茄、芦笋、花生等摄入。②高尿酸患者应避免高嘌呤食物如动物内脏。③预防尿酸和胱氨酸结石时尿 pH 保持在 6.5 以上。④限制钠盐、蛋白质的过量摄入，增加水果、蔬菜、粗粮及纤维素摄入

续表

预防方式	内容
特殊性预防	草酸盐结石患者可口服维生素 B_6；口服氧化镁可增加尿中草酸溶解度。尿酸结石患者可口服别嘌呤醇和碳酸氢钠

第三节　前列腺及排尿功能障碍

一、良性前列腺增生

1. 概述　良性前列腺增生（BPH）也称前列腺增生症，是引起中老年男性排尿障碍最为常见的一种良性疾病。

2. 临床表现

（1）尿频：是最常见的早期症状，夜间更为明显。梗阻诱发逼尿肌功能改变，膀胱顺应性降低或逼尿肌不稳定，尿频更为明显，并出现急迫性尿失禁等症状。

（2）排尿困难：是最重要的症状，表现为排尿迟缓、断续、尿流细而无力、射程短、终末滴沥、排尿时间延长。梗阻严重，残余尿量较多时，常需用力并增加腹压以帮助排尿，排尿终末常有尿不尽感。

（3）合并感染或结石时，可出现明显尿频、尿急、尿痛症状。增生腺体表面黏膜较大的血管破裂，可发生无痛性肉眼血尿。长期排尿困难导致腹压增高，可引起腹股沟疝、内痔与脱肛等。

3. 国际前列腺症状评分（IPSS）　是量化 BPH 下尿路症状的方法，是目前国际公认的判断 BPH 患者症状严重程度的最佳手段。总分 0~35 分，轻度症状 0~7 分；中度症状 8~19 分，重度症状 20~35 分。

4. 辅助检查　见表 9-3-1。

表 9-3-1　良性前列腺增生的辅助检查

检查方式	内容
直肠指检	是常规检查。多数患者可触到增大的前列腺，表面光滑，质韧、有弹性，边缘清楚，中间沟变浅或消失
超声	①经腹壁超声检查时膀胱需充盈，可清晰显示前列腺体积大小，增生腺体是否突入膀胱，有无膀胱结石及上尿路继发积水等。②经直肠超声检查对前列腺内部结构显示更清晰
尿流率检查	排尿量在 150~400ml 时，如最大尿流率 <15m/s 表明排尿不畅；如 <10ml/s 则表明梗阻较严重。必要时行尿流动力学检查
血清 PSA 测定	对排除前列腺癌，尤其前列腺有结节时十分必要。但年龄、前列腺增生、炎症、前列腺按摩及经尿道的操作等均可使 PSA 增高

注：PSA，前列腺特异性抗原。

5. 鉴别诊断　见表9-3-2。

表9-3-2　良性前列腺增生的鉴别诊断

疾病	鉴别要点
前列腺癌	若前列腺有结节，质地硬，或血清 PSA 升高，应行 MRI 和前列腺穿刺活检等检查
膀胱颈挛缩	多为慢性炎症、结核或手术后瘢痕形成所致，多在 40~50 岁出现排尿不畅症状，但前列腺体积不增大，膀胱镜检查可确诊
尿道狭窄	多有尿道损伤及感染病史，行尿道膀胱造影与尿道镜检查可确诊
神经源性膀胱功能障碍	①可有排尿困难、残余尿量较多、肾积水和肾功能不全，但前列腺不增大，为动力性梗阻。②常有中枢或周围神经系统损害表现，如下肢感觉和运动障碍，会阴皮肤感觉减退、肛门括约肌松弛或反射消失等。③静脉尿路造影常显示上尿路有扩张积水，膀胱常呈"圣诞树"形。尿流动力学检查可确诊

6. 治疗

（1）等待观察：适用于轻度下尿路症状或中度以上症状但生活质量尚未受到明显影响的患者。

（2）药物治疗：常用5α还原酶抑制药，如非那雄胺、度他雄胺，以及α受体阻断药等。

（3）急性尿潴留的处理：及时引流尿液，首选置入导尿管，置入失败者可行耻骨上膀胱造瘘。

（4）手术治疗：金标准是经尿道前列腺电切术，主要适用于治疗前列腺体积在 80ml 以下的患者。指征：①伴中、重度下尿路症状，药物治疗效果不佳或不愿长期用药者。②反复尿潴留。③反复肉眼血尿，5α还原酶抑制药治疗无效。④反复尿路感染。⑤膀胱结石。⑥继发性上尿路积水（伴或不伴肾功能损害）。⑦合并膀胱大憩室、腹股沟疝、严重的痔疮或脱肛，临床判断不解除下尿路梗阻难以达到治疗效果者。

二、女性压力性尿失禁

1. 诊断

（1）病史：典型表现是增加腹压出现尿液自尿道外口不自主漏出。应注意有无以下情况：①服用引起尿失禁的药物，如可乐定、酚苄明、特拉唑嗪等。②引起膀胱和括约肌功能障碍疾病，如多发性硬化、脊髓损伤、糖尿病、脊髓发育不良、脑卒中及帕金森病。③妇科手术史、放疗史等。

（2）查体：①观察阴道有无萎缩、盆底肌自主收缩力、是否存在盆底器官脱垂、有无膀胱阴道瘘和尿道阴道瘘等。②压力诱发试验：仰卧或站立位，咳嗽时可见尿道口尿液漏出，停止咳嗽时消失则为阳性。③直肠指检了解括约肌张力、盆底肌收缩力。④膀胱抬举试验、棉签试验。

（3）排尿日记：连续记录72 小时排尿情况。

（4）其他检查：①尿常规，可排除尿路感染引起的急迫性尿失禁。②超声残余尿量测定，可排除充溢性尿失禁。③尿动力学检查或影像尿动力学检查，可了解膀胱和括约肌功能。

2. 鉴别诊断　见表 9 - 3 - 3。

表 9 - 3 - 3　女性压力性尿失禁的鉴别诊断

疾病	鉴别要点
真性尿失禁	主要是尿道括约肌损伤引起尿液持续从尿道流出，膀胱常呈空虚状态。常见于外伤、手术或先天性疾病
急迫性尿失禁	由突发的、不可抑制的逼尿肌收缩导致强烈的排尿欲望并发生漏尿。常见于急性膀胱炎
充溢性尿失禁	指膀胱功能完全失代偿，膀胱过度充盈而造成尿液溢出，常见于各种原因所致的慢性尿潴留

3. 治疗　见表 9 - 3 - 4。

表 9 - 3 - 4　女性压力性尿失禁的治疗

治疗方式	内容
非手术治疗	减少刺激性食物，控制体重。盆底肌训练、盆底肌生物反馈电刺激治疗。药物治疗，包括胆碱受体阻断药、肾上腺素受体激动药和雌激素等
手术治疗	目前最常见且有效的方法有无张力尿道中段悬吊术（首选）和腹腔镜下 Burch 术

第四节　尿路感染

考点直击

【病历摘要】

女性，35 岁。尿频、尿急 5 天，发热 1 天。

患者 5 天前劳累后出现尿频、尿急，不伴尿痛，未诊治。1 天前出现畏寒、发热，体温高达 38.2℃，同时感左侧腰部酸胀不适，伴乏力，无恶心、呕吐、腹痛、腹泻。既往 1 年前曾有尿频、尿急、尿痛症状发作，自服"左氧氟沙星"2 天后好转。半个月前因意外妊娠行人工流产术。

查体：体温 38.0℃，脉搏 96 次/分，呼吸 20 次/分，血压 125/80mmHg。皮肤未见出血点和皮疹。浅表淋巴结未触及肿大。睑结膜无苍白，巩膜无黄染。双肺未闻及干、湿啰音。心界不大，心率 96 次/分，心律整齐，各瓣膜区未闻及杂音。腹平软，无压痛，肝、脾肋下未触及，Murphy 征（－），麦氏点无压痛。左肾区叩痛（＋）。双下肢无水肿。

实验室检查：血常规示血红蛋白 120g/L，白细胞 12.5×10^9/L，中性粒细胞 0.95，血小板 258×10^9/L。尿常规：蛋白（＋），沉渣检查红细胞 8~10 个/高倍视野，白细胞 50~60 个/高倍视野，葡萄糖（－），亚硝酸盐（＋）。大便常规（－）。

【病例分析】

1. 初步诊断　急性肾盂肾炎。

2. 诊断依据

（1）青年女性，急性病程。

（2）尿频、尿急伴发热。

（3）发病前有人工流产术及劳累诱因。

（4）体温高、左肾区叩痛（+）。

（5）血白细胞总数及中性粒细胞占比升高，尿白细胞增多，亚硝酸盐（+），尿蛋白（+）。

3. 鉴别诊断

（1）急性膀胱炎。

（2）慢性肾盂肾炎急性发作。

（3）泌尿系统结核。

（4）尿道综合征。

4. 进一步检查

（1）清洁中段尿沉渣涂片革兰染色、细菌培养+药物敏感试验。

（2）肾功能、尿渗透压及尿 β_2 微球蛋白检测。

（3）泌尿系统B超检查。

（4）尿沉渣抗酸染色，结核菌素试验（PPD试验）。

（5）血培养+药物敏感试验。

5. 治疗原则

（1）休息，多饮水，避免憋尿。

（2）抗生素治疗2周，首选针对革兰阴性杆菌有效的抗生素，根据药物敏感试验结果调整。

一、急性肾盂肾炎

1. 概述　急性肾盂肾炎的主要致病菌大肠埃希菌、变形杆菌、粪链球菌、葡萄球菌等。多由尿道进入膀胱，上行感染经输尿管达肾，或者由血行感染播散到肾。

2. 诊断

（1）临床表现：突发寒战、高热，伴有头痛、全身痛及恶心、呕吐等。单侧或双侧腰痛，有明显的肾区压痛、肋脊角叩痛。膀胱刺激症状。

（2）尿液检查：有白细胞、红细胞、蛋白、管型和细菌，尿细菌培养菌落计数 $\geqslant 10^5$ CFU/ml。

（3）血常规：可出现以中性粒细胞增多为主的白细胞升高。

3. 治疗 见表 9 - 4 - 1。

表 9 - 4 - 1 急性肾盂肾炎的治疗

方式	内容
全身治疗	卧床休息，输液、退热、多饮水，维持每天尿量达 1.5L 以上。注意饮食易消化、富含热量和维生素
抗生素治疗	在药物敏感试验结果出来前，以广谱抗生素治疗为主。宜个体化，疗程 7~14 天，静脉用药者可在体温正常，临床症状改善，尿细菌培养转阴后改口服维持
对症治疗	应用碱性药物如碳酸氢钠。钙通道阻滞药维拉帕米或盐酸黄酮哌酯可解除膀胱痉挛和缓解刺激症状

二、膀胱炎

1. 概述 膀胱炎是泌尿系统最常见的疾病，主要由特异性和非特异性细菌感染引起；一般膀胱炎多指非特异性膀胱炎，常由大肠埃希菌、金黄色葡萄球菌等感染所致，分为急性和慢性。急性膀胱炎忌行膀胱镜检查。

2. 临床表现

（1）急性膀胱炎：可见多种局部症状，通常包括膀胱刺激征和耻骨上区疼痛等，也可出现血尿或尿中带有臭味。

（2）慢性膀胱炎：表现为反复发作或持续存在膀胱刺激征及耻骨上膀胱区不适，膀胱镜下可见膀胱黏膜苍白、变薄或肥厚，有时呈颗粒或小囊状，偶见溃疡。

3. 辅助检查 见表 9 - 4 - 2。

表 9 - 4 - 2 膀胱炎的辅助检查

检查方式	内容
尿液镜检	每高倍视野白细胞≥5 个，提示白细胞尿
细菌培养	中段尿培养菌落计数≥10^5 CFU/ml，提示有意义菌尿
影像学检查	泌尿系统彩超、腹部平片、静脉尿路造影或 CT 等

4. 治疗

（1）单纯性膀胱炎：3 日短程疗法与对症支持治疗（如饮水、碱化尿液、减轻膀胱刺激症状等）。

（2）复发性膀胱炎或复杂性膀胱炎：选择敏感抗生素，去除诱因，适当延长抗生素治疗时间。

第五节　泌尿系统损伤

一、肾损伤

1. 病理　见表 9 – 5 – 1。

表 9 – 5 – 1　肾损伤的病理及表现

病理	表现
肾挫伤	外伤仅局限于部分肾实质，形成肾瘀斑和/或包膜下血肿，肾包膜及肾盏肾盂黏膜完整
肾部分裂伤	肾近包膜部位裂伤伴有肾包膜破裂，可致肾周血肿
肾全层裂伤	肾实质深度裂伤，外及肾包膜，内达肾盏肾盂黏膜，常引起广泛的肾周血肿、血尿和尿外渗
肾蒂血管外伤	比较少见。肾蒂或肾段血管的部分或全部撕裂，可引起大出血、休克

2. 临床表现　见表 9 – 5 – 2。

表 9 – 5 – 2　肾损伤的临床表现

表现	内容
休克	严重肾裂伤、肾蒂血管破裂或合并其他脏器外伤时，因外伤和失血常发生休克，可危及生命
血尿	①肾挫伤涉及肾集合系统时可出现镜下血尿或轻度肉眼血尿。②若肾近集合系统部位裂伤伴有肾盏肾盂黏膜破裂，可有明显血尿。③肾全层裂伤则呈大量全程肉眼血尿。④血块阻塞尿路或肾蒂断裂、肾动脉血栓形成、肾盂输尿管断裂等只有轻微血尿或无血尿
疼痛	肾包膜下血肿、肾周围软组织外伤、出血或尿外渗可引起病侧腰、腹部疼痛。血液、尿液进入腹腔或合并腹内脏器损伤时，可出现全腹疼痛和腹膜刺激症状。血块通过输尿管时可有肾绞痛
腰腹部肿块	血液、尿液进入肾周围组织可使局部肿胀，形成肿块，有明显触痛和肌强直
发热	肾外伤所致肾周血肿、尿外渗易继发感染，甚至造成肾周脓肿或化脓性腹膜炎，伴全身中毒症状

3. 处理

（1）急诊处理：有大出血、休克者迅速抢救，进行输血、补液等抗休克治疗，明确有无合并其他器官外伤，做好手术探查准备。

（2）保守治疗：①绝对卧床休息 2~4 周，病情稳定、血尿消失后可允许患者离床活动。②密切观察生命体征等。③补充血容量和能量，维持水、电解质平衡，保持足够尿量，必要时输血。④应用抗生素。⑤合理使用镇痛、镇静药和促凝血药物。

（3）手术治疗

1）几乎所有开放性肾外伤患者都要施行手术探查，需经腹部切口进行手术，包括清创、缝合及引流，并探查腹部脏器有无外伤。

2）闭合性肾外伤，确定为严重肾部分裂伤、肾全层裂伤及肾蒂血管外伤，需尽早进行手术。

二、膀胱破裂

1. 临床表现

（1）骨盆骨折所致剧痛、大出血常发生休克。

（2）腹膜外破裂时，尿外渗及血肿可引起下腹部疼痛，压痛及肌紧张，直肠指检可触及直肠前壁饱满并有触痛。腹膜内破裂时，尿液流入腹腔常引起急性腹膜炎症状；腹腔内尿液较多时，可有移动性浊音。

（3）膀胱破裂后，尿液流入腹腔和膀胱周围时，患者有尿意，但不能排出尿液或仅排出少量血尿。

（4）开放性外伤可有体表伤口漏尿；如与直肠、阴道相通，则经肛门、阴道漏尿。闭合性外伤在尿外渗感染后破溃，可形成尿瘘。闭合性外伤时，常有体表皮肤肿胀、血肿和瘀斑。

2. 处理原则　闭合膀胱壁伤口；保持通畅的尿液引流，或者完全的尿流改道；充分引流膀胱周围及其他部位的尿外渗。

三、尿道损伤

1. 前尿道外伤　多发生于尿道球部。

（1）临床表现：①尿道出血（最常见），外伤后即有鲜血自尿道外口滴出或溢出。②局部常有疼痛及压痛，常见排尿痛，并向阴茎头部及会阴部放射。③尿道骑跨伤可引起会阴部、阴囊处肿胀、瘀斑及蝶形血肿。④排尿困难。⑤尿外渗。

（2）处理：见表9-5-3。

表9-5-3　前尿道损伤的处理

项目	内容
紧急处理	尿道球部海绵体严重出血可致休克，立即压迫会阴部止血，抗休克治疗，尽早手术
尿道挫伤	无须特殊治疗，可止血、镇痛，应用抗生素，必要时插入导尿管引流尿液1周
尿道裂伤	如导尿管插入顺利，留置导尿管引流2周左右。如插入失败，可能有尿道部分裂伤，立即行经会阴尿道修补术，留置导尿管2~3周
尿道断裂	球部远端和阴茎部的尿道完全性断裂，会阴、阴茎、阴囊内会形成大血肿，应及时经会阴切口予以清除，行尿道端端吻合术，留置导尿管3周；条件不允许可仅做耻骨上膀胱造瘘术

（3）并发症：尿外渗、尿道狭窄、尿瘘。

2. 后尿道外伤　多发生于尿道膜部。

（1）临床表现：①常因骨盆骨折合并大出血，引起休克。②下腹部痛，局部肌紧张，并有压痛，可出现腹胀及肠鸣音减弱。③排尿困难。④尿道外口无流血或仅有少量血液流出。⑤尿外渗及血肿。

（2）处理：见图9-5-1。

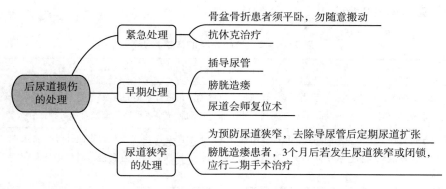

图9-5-1 后尿道损伤的处理

第六节 泌尿外科基本技能

一、泌尿外科检查

1. 常见症状体征 见表9-6-1。

表9-6-1 泌尿外科的常见症状体征

症状体征	病因
发热	(1) 急性发热最常见于急性肾盂肾炎、急性前列腺炎和急性附睾睾丸炎 (2) 慢性反复低热可见于慢性尿路感染、泌尿生殖道特异性感染、泌尿系统肿瘤等
血尿	常见于泌尿生殖系统疾病,如炎症、损伤、结石等;出血性疾病等
脓尿	多见于尿路感染
乳糜尿	常见于丝虫病及肾周围淋巴管梗阻;脂肪挤压损伤、骨折和肾病综合征等
尿量异常	(1) 多尿,常见于急性肾后性肾功能不全的多尿期 (2) 少尿,突发性少尿是急性肾衰竭的重要标志 (3) 无尿,持续性无尿见于器质性肾衰竭
排尿异常	(1) 尿频见于膀胱炎症、结石、异物、肿瘤或周围器官病变引起的膀胱激惹等 (2) 尿急见于下尿路炎症(如急性膀胱炎)、膀胱过度活动症等 (3) 排尿初痛见于尿道炎;排尿中或排尿后痛见于膀胱炎。男性排尿困难多见于前列腺增生症和尿道狭窄
疼痛	肾区绞痛多见于结石、血块、肿瘤等引起的上尿路急性梗阻。输尿管绞痛多由结石或血块堵塞输尿管所致;钝痛多由慢性尿路梗阻引起。膀胱颈口或后尿道结石引起急性梗阻时可出现耻骨上、阴茎头及会阴部放射性剧烈疼痛

2. 体格检查 见表9-6-2。

表9-6-2 泌尿外科的体格检查

位置	体格检查
肾脏	观察两侧肾区是否对称，有无隆起，脊柱是否侧弯等。正常肾常不能触及，偶可触及右肾下极；当肾肿大、下垂或异位时，可被触及。了解有无肾区叩击痛。肾动脉狭窄者可在腹部或背部听到血管杂音
输尿管	由于位置深，于体表不能触及，很少有阳性发现。上输尿管压痛点位于腹直肌外缘平脐水平；中输尿管点位于髂前上棘与脐连线中外1/3交界内下1.5cm处；下输尿管点，直肠指检时位于直肠前壁、前列腺外上方处
膀胱	患者取仰卧位，下腹正中见明显隆起常提示膀胱容量已超过500ml。双合诊了解膀胱肿瘤或盆腔肿瘤大小、浸润范围、膀胱活动度，以及判断手术切除病灶的可能性。膀胱叩诊应从紧邻耻骨联合上缘开始，逐渐向上，直到叩诊音由浊音变为鼓音为止，此时为膀胱上缘

二、泌尿外科操作

1. 直肠指检 详见第四篇第八章第十九节相应内容。

2. 导尿

（1）适应证：①尿潴留导尿减压。②留尿做细菌培养。③泌尿系统手术后及急性肾衰竭记录尿量。④不明原因的少尿、无尿并可疑尿路梗阻者。⑤膀胱病变，如神经源性膀胱、膀胱颈狭窄时用以测定残余尿量以及膀胱容量和膀胱压力。⑥膀胱病变诊断不明时，注入对比剂、膀胱冲洗、探测尿道有无狭窄。⑦盆腔器官术前准备等。

（2）禁忌证：急性下尿路感染；尿道狭窄或先天性畸形无法留置尿管。相对禁忌证为女性月经期，严重的全身出血性疾病。

（3）操作方法

1）清洁外阴：患者仰卧，两腿屈膝外展，臀下垫油布或塑料布。用肥皂液清洗外阴，男性翻开包皮清洗。

2）消毒尿道口：女性由内向外、自上而下消毒外阴，每个棉球只用一次，外阴部盖无菌孔巾。男性用消毒液自尿道口向外消毒阴茎前部，用无菌巾裹住阴茎，露出尿道口。

3）插入导尿管：①术者戴无菌手套站于患者右侧，以左手拇、示二指扶持阴茎，用黏膜消毒剂，自尿道口向外旋转擦拭消毒数次。②将男性阴茎提起使其与腹壁成钝角，右手将涂有无菌润滑油的导尿管慢慢插入尿道，进入15~20cm，导尿管外端用止血钳夹闭，将其开口置于消毒弯盘中。③女性分开小阴唇露出尿道口，再次用新洁尔灭棉球，自上而下消毒尿道口与小阴唇，分开小阴唇后，从尿道口插入6~8cm，松开止血钳，尿液即可流出。④需做细菌培养或做尿液镜检者，留取中段尿于无菌试管中送检。

4）拔出导尿管：夹闭导尿管后慢慢拔出。如需留置导尿，以胶布固定尿管；外端以止血钳夹闭，管口以无菌纱布包好；或者接上留尿无菌塑料袋，挂于床侧。

3. 包皮环切术

（1）适应证

1）包茎，或者嵌顿包茎经整复术后，炎症水肿已消退，感染得到控制者。

2）包皮过长，包皮口较小，虽能反转，但易造成嵌顿包茎者。

3）包皮过长，反复发生包皮龟头炎，急性感染控制以后。

4）包皮局部良性肿瘤。

5）包皮过长，反复或多发性尖锐湿疣。

（2）禁忌证：急性包皮龟头感染；尿道下裂；严重出血倾向。

（3）操作要点

1）成人采用阴茎根部注射阻滞麻醉，小儿可用在局部涂抹5%利多卡因乳膏行表面浸润麻醉。

2）检查包皮粘连情况，如有包皮内板粘连可用手法将包皮向后翻转，直到完全暴露龟头和冠状沟，如手法翻转困难可用血管钳辅助剥离包皮内外板间的粘连，包茎患者可先用血管钳将包皮口扩开，必要时可先行包皮背侧切开。

3）纵行切开背侧的包皮，环切包皮。充分止血，切口缝合。将凡士林纱布剪成长条状，环绕切口边缘，用灭菌纱布沿冠状沟环形稍加压包扎，如阴茎回缩明显可用胶布固定于下腹部或大腿内侧。

4. 腹腔镜囊肿去顶术

（1）适应证：影像学检查肾囊肿直径大于5cm；对肾实质及集合系统有相关压迫症状，或者影响肾功能者；合并有高血压、血尿及伴有发热、腰痛者；肾盂旁囊肿压迫肾盂、肾盏或向外突出引起肾盂输尿管梗阻者；多囊肾直径大于3cm，伴有腰痛或腹痛者。

（2）禁忌证：心、肺有严重疾病不能耐受手术者；有未经纠正的全身出血性疾病者；肾囊肿合并有严重感染者；怀疑囊肿恶性变或囊肿与肾盂相通者；多囊肾肾功能严重受损者。

（3）操作要点

1）常规采用健侧90°卧位，腰部垫枕，升高腰桥。头部和健侧肩下腋窝区气垫或软枕，防止臂丛神经受压。健侧下肢屈曲90°，患侧下肢伸直，中间垫以软枕。肘、踝关节部位垫软垫。用约束带在骨盆和膝关节处固定体位。

2）在腋后线第12肋缘下纵行切开皮肤约2cm，长弯血管钳钝性分离肌层及腰背筋膜，用示指尖分出一腔隙，手指扩张腹膜后腔，将腹膜向腹侧推开。将自制扩张球囊放入后腹腔，充气600~800ml，3~5分钟后排气拔除，在示指引导下，在腋前线肋缘下和腋中线髂嵴上2cm处分别放置5mm和10mm套管针，在腋后线肋缘下放置10mm套管针，并缝合防止漏气。注入CO_2，气腹压力12~15mmHg。

3）显露肾囊肿，距离肾实质边界约0.5cm处环形切除囊肿壁。观察术野无活动性出血后，取出切除囊肿壁，经腋中线处切口留置腹膜后引流管一根，退出套管针，关闭皮肤切口。

5. 腹腔镜精索静脉高位结扎术

（1）适应证：①双侧精索静脉曲张。②经腹股沟精索静脉曲张高位结扎或经皮静脉栓塞治疗失败者。③肥胖患者。④有过腹股沟管深环部位手术史的患者。

（2）禁忌证：①腹膜后途径开放手术后复发者。②有过腹部手术史的患者是相对禁忌证。

（3）操作要点

1）采用气管插管全身麻醉，也可用连续硬膜外麻醉。取平卧位，患者两手臂最好紧贴其体侧并固定好。

2）制备气腹和放置套管。于腹股沟管深环处找到精索内血管，多数清晰可辨呈蓝色。距内环口约3cm在精索血管外侧将后腹膜切开一长1.5~2.0cm的小切口，显露曲张的精索内静脉。

3）将精索内动、静脉分开，并游离所有扩张的静脉，避免损伤动脉。经动脉与血管束之间的间隙将线尾的一端拉过，使丝线仅包绕静脉束，结扎丝线。剪除尾线后，再用一段丝线结扎游离血管束的近侧。一般两道结扎后，可完全阻断血流，血管束不需要剪断。

4）将气腹压下降至5mmHg，检查有无出血，一般后腹膜切口无须处理。腹腔内无须放置引流管。

5）如为双侧病变则同法处理对侧。结束手术时先在直视下拔除2个套管，排出腹腔内气体，拔除脐部套管，检查无肠内容物带至切口后，缝合切口筋膜皮肤。

6. 睾丸鞘膜翻转术

（1）取平卧位，采用阴囊切口。用手握紧睾丸拉紧阴囊皮肤，在阴囊前方选择无血管的位置做一小切口，切开各层组织达鞘膜壁层之外用血管钳沿平行的方向撑大切口。

（2）用弯钳沿鞘膜壁层表面游离，并将其挤出切口之外并做广泛游离，在精索部位游离一小段精索。

（3）用血管钳切开鞘膜壁层，放出积液，纵行切开鞘膜敞开囊腔。注意有无未闭的鞘突，如鞘突与腹腔相通，应另做腹股沟切口，行鞘突高位结扎。距睾丸1~2cm剪去多余的鞘膜，彻底止血，将修剪的鞘膜壁层向后转，在睾丸后方缝合。

（4）将睾丸下方的残余鞘膜缝一针丝线，固定在后方的筋膜处防止精索扭转。当鞘膜壁层明显增厚时，不宜翻转，应靠近睾丸及附睾将鞘膜切除，用丝线将鞘膜创面扣锁缝合确保止血。

（5）仔细创面止血，还纳睾丸于阴囊内。在切口下端或阴囊底部做小切口放置橡皮引流条。逐层缝合提睾肌膜、肉膜及皮肤。

7. 睾丸切除术

（1）手术指征：①睾丸、附睾、精索的恶性肿瘤。②睾丸扭转所致的睾丸坏死。③严重的睾丸外伤。④成人高位隐睾。⑤前列腺癌患者要求行双侧睾丸切除。⑥严重的睾丸结核睾丸广泛受累，附睾结核累及精索。

（2）经腹股沟切口睾丸切除术

1）沿腹股沟韧带上方1~2cm处做皮肤切口，长度从耻骨结节外上方至腹股沟管深环外侧，切开腹外斜肌腱膜。睾丸体积较大者切口可向同侧阴囊延长。

2）游离精索，于腹股沟管深环处钳夹精索，精索近端结扎和缝扎各一道，输精管及其动脉分别切断结扎。提起远端精索和输精管将睾丸拉出，勿损伤鞘膜，钳夹并离断睾丸引带，睾丸完全游离切除，创面彻底止血。

3）阴囊内放置引流条，腹内斜肌和联合腱间断缝合在腹股沟韧带上，间断缝合腹外斜肌肌腱使腹股沟管浅环完全封闭，缝合切口。

（3）经阴囊切口睾丸切除术：阴囊横切口（双侧睾丸切除可取阴囊正中切口），切开睾丸肉膜，将睾丸、附睾连同鞘膜一起挤出切口，直接游离精索。将精索分成2~3束用止血钳钳夹离断，精索近侧断端结扎和缝扎各一道，切断睾丸引带并结扎取出睾丸。创面彻底止血。阴囊内放置橡皮引流条，缝合切口。

8. 膀胱造瘘

（1）适应证：见图9-6-1。

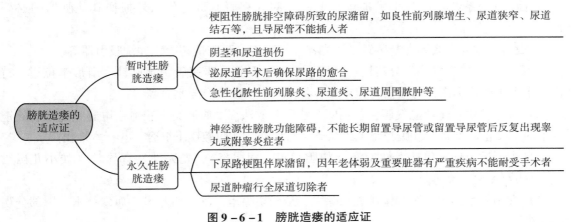

图 9 - 6 - 1　膀胱造瘘的适应证

（2）手术步骤

1）取平卧位，会阴部常规消毒铺巾。膀胱充盈后，在膀胱膨胀最明显处（一般为耻骨联合上2~3横指）的正中线上行局部麻醉。

2）在正中线上，用注射器边回抽，边垂直刺入膀胱，抽出尿液记录刺入深度。

3）铺洞巾，在刺入处做0.5~1.0cm皮肤切口，钝性分离皮下脂肪组织，暴露腹直肌腱膜；将医用套针在切开部位垂直竖起，前端放在腹直肌腱膜上。

4）以抽出尿液的深度为标准，边用双手固定医用套针，边垂直进行穿刺；贯穿腹直肌腱膜时有一定的抵抗（若膀胱充盈，可无抵抗），进入膀胱后，抵抗感消失；将医用套针向深插入1.0~2.0cm。

5）拔出医用套针时，外鞘再向深进一些，确认大量尿液流出后，造瘘管留置于膀胱内，气囊注水10ml，接集尿袋。缝合固定。

9. 体外冲击波碎石术

（1）主要设备：包括冲击波波源和定位系统。

（2）术前用药：对尿路感染者，术前给予足量有效抗生素。一般无须镇痛。对个别疼痛敏感者常用哌替啶和曲马多。儿童常用氯胺酮进行基础麻醉。碎石过程中静脉输入生理盐水及呋塞米。

（3）定位技术

1）X线定位技术判断结石粉碎程度：①结石分裂成小的碎块。②结石的X线密度不断降低。③结石几何形状的改变或结石体积增大。④结石击碎后有的在原位不动，有的一部分碎块分布到其他部位。同时有以上四种改变或前三种改变时，碎石效果良好。仅有结石密度改变时碎石效果一般，无结石密度改变则碎石效果不理想。

2）B超定位技术判断结石粉碎程度：①良好，可见结石被震动，结石分裂，形态完全改变。②一般，可见震动，但形态改变不明显。③差，结石震动不明显也无形态改变。

10. 腔镜基本操作

（1）腹腔镜设备、器械

1）图像显示与存储系统：由腹腔镜镜头、微型摄像头、数模转换器、显示器、全自动冷光源、录像机与图像存储系统等组成。

2）CO_2 气腹系统：可为手术提供足够的空间和视野，是避免意外损伤其他脏器的<u>必要</u><u>条件</u>。

3）设备：主要有高频电凝装置、激光器、超声刀、腹腔镜超声、冲洗吸引器等。

4）器械：主要有电钩、分离钳、抓钳、持钳、肠钳、吸引管、穿刺针、扇形牵拉钳、持针钳、术中胆道造影钳、打结器、施夹器、各类腔内切割缝合与吻合器等。

（2）基本技术：①建立气腹，包括闭合法和开放法。②腹腔镜下止血，电凝止血是腹腔镜手术中的<u>主要止血方式</u>。③腹腔镜下组织分离与切开。④腹腔镜下缝合。⑤标本取出。

（3）主要适应证：包括炎性疾病（如胆囊炎、阑尾炎）、先天性发育异常（如小儿巨结肠）、外伤及良性肿瘤等。

（4）常用手术：包括腹腔镜胆囊切除术、结肠切除术、阑尾切除术、疝修补术、胃部分切除术、小肠切除术等。

第十章　胸心外科

第一节　胸部损伤

考点直击

【病历摘要】

男，18 岁。外伤后胸痛、呼吸困难 2 小时。

患者 2 小时前骑自行车与逆行的货车迎面相撞，左胸与货车左前侧发生碰撞后倒地。当时即感左侧胸痛，以呼吸和活动时加重，伴有呼吸困难和少量血痰；无昏迷、无呕吐。遂被送入医院。既往体健，无烟酒嗜好。

查体：血压 80/50mmHg，脉搏 148 次/分，呼吸 40 次/分。神志清楚、对答合理、呼吸急促、痛苦表情。吸氧下呼吸急促反而加重，伴口唇发绀，颈静脉怒张不明显。气管移向右侧，左胸廓饱满，呼吸运动较右胸弱；左胸壁有骨擦音（第 4~6 肋骨），局部压痛明显。上自颈部、胸部直至上腹部均可触及皮下气肿。左胸叩诊鼓音，呼吸音消失，未闻及啰音，右肺呼吸音较粗，未闻及啰音。左心界叩诊不清，心率 148 次/分，心律整齐，心音较弱，未闻及杂音。腹部平软，无压痛或肌紧张，肠鸣音正常，肝脾肋下未触及。下肢无水肿，四肢活动正常，病理反射未引出。

【病例分析】

1. 诊断　张力性气胸，休克，多根肋骨骨折。

2. 诊断依据

（1）患者外伤后胸痛，伴呼吸困难。

（2）血压 80/50mmHg，脉搏 148 次/分，呼吸 40 次/分。

（3）口唇发绀，气管移向右侧，上自颈部、胸部直至上腹部均可触及皮下气肿，左胸叩诊鼓音，呼吸音消失。

（4）左胸壁有骨擦音（第 4~6 肋骨），局部压痛明显。

3. 鉴别诊断　①闭合性气胸。②心脏压塞。③血胸。

4. 进一步检查

（1）立即胸腔穿刺，闭式引流。

（2）摄胸部正、侧位 X 线片。

（3）血压持续监测，做心电图、血常规、血气分析检查。

5. 治疗原则

（1）纠正休克，输血补液，保持呼吸道通畅，吸氧。

（2）胸腔穿刺，闭式引流，密切观察病情，必要时开胸探查。

（3）应用抗生素防治感染，同时行镇痛、固定胸廓等对症处理。

一、肋骨骨折

1. 概述

（1）第 1~3 肋骨粗短，且有锁骨、肩胛骨保护，不易发生骨折。

（2）第 4~7 肋骨较长而纤薄，易发生骨折。

（3）第 8~10 肋骨前端肋软骨形成肋弓与胸骨相连，第 11~12 肋骨前端游离，弹性都较大，不易骨折。

2. 诊断

（1）局部疼痛最常见，疼痛可于深呼吸、体位变动时加重。患者可因疼痛而致呼吸表浅、咳痰无力，引起不同程度的呼吸困难。

（2）肋骨骨折可能损伤肋间血管，断端尖锐，可能刺破胸膜，损伤邻近肺组织，造成咯血和严重的胸闷、憋气等症状。胸廓挤压试验阳性。

（3）多根多处肋骨骨折时，骨折处胸壁肋骨两端及上下均缺乏有效肋骨支撑，而导致胸壁软化，出现吸气时软化胸壁向内陷而呼气时向外突出的反常呼吸运动，称为连枷胸，造成呼吸困难。

（4）胸部 X 线检查可见骨折线及骨折断端，裂缝骨折及肋软骨处骨折较难发现；还可提示有无血、气胸等并发症。

3. 处理

（1）基本原则：镇痛、清除呼吸道分泌物、固定胸廓、预防和处理并发症。

（2）肋骨骨折的分类及处理：见表 10 – 1 – 1。

表 10 – 1 – 1　肋骨骨折的分类及处理

分类	处理
单纯肋骨骨折	若疼痛较轻，且骨折断端无明显移位，多无须特殊处理，或者给予非甾体抗炎药，胸带固定；若疼痛剧烈，可给予相应镇痛药或行肋间神经阻滞或硬膜外置管
开放性肋骨骨折	需行彻底的清创术，切除锐利的骨折断端，并予以妥善内固定。若肋间血管出血，应确切结扎止血。胸膜破裂者需行胸腔闭式引流术
多根多处肋骨骨折	给予有效镇痛，若软化胸壁范围较小，可在软化胸壁处垫以厚敷料后胸带加压固定。若存在较大范围胸壁反常运动，需采用牵引固定术。需手术探查时，可行手术内固定

二、气胸

1. 概述　胸膜腔内积气，称为气胸，一般分为闭合性气胸、开放性气胸和张力性气胸。

2. 闭合性气胸

（1）诊断

1）根据胸膜腔内积气的量与速度，轻者可无症状，重者有明显呼吸困难。

2）体检可发现<u>伤侧胸廓饱满</u>，呼吸活动度降低，<u>气管向健侧移位</u>，伤侧胸部叩诊呈鼓音，呼吸音降低。

3）胸部 X 线检查可显示不同程度的肺萎陷和胸膜腔积气，有时可伴有少量胸腔积液。

（2）治疗：见表 10 - 1 - 2。

表 10 - 1 - 2 闭合性气胸的分类及治疗

分类	治疗
少量气胸	肺萎陷小于30%，影响呼吸循环功能较小，多无明显症状，可不予以处理，<u>1~2 周内自行吸收</u>
大量气胸	患者出现胸闷、胸痛、气促症状，<u>气管向健侧移位</u>，应进行胸膜腔穿刺或胸腔闭式引流术，促使肺及早膨胀

3. 开放性气胸

（1）诊断

1）伤员出现明显呼吸困难、鼻翼扇动、口唇发绀、颈静脉怒张。伤侧胸壁可见伴有气体进出胸腔发出吸吮样声音的伤口，称为<u>胸部吸吮性伤口</u>。

2）气管向健侧移位，伤侧胸部叩诊鼓音，呼吸音消失，严重者可发生休克。

3）胸部 X 线检查可见伤侧胸腔大量积气，肺萎陷，<u>纵隔移向健侧</u>。

（2）处理：见表 10 - 1 - 3。

表 10 - 1 - 3 开放性气胸的处理

项目	内容
急救处理	使用无菌敷料或清洁器材制作不透气敷料和压迫物，在伤员<u>用力呼气末</u>封盖吸吮性伤口，并加压包扎。如伤员呼吸困难加重或有张力性气胸表现，应在伤员呼气时开放密闭敷料，排出高压气体
进一步处理	给氧、补充血容量，纠正休克；清创、缝合胸壁伤口，并作胸腔闭式引流；给予抗生素，鼓励患者咳嗽排痰。疑有胸腔内脏器损伤或<u>进行性出血</u>，需行开胸探查手术

4. 张力性气胸

（1）诊断

1）患者<u>呼吸极度困难</u>，<u>端坐呼吸</u>；缺氧严重者，大汗淋漓，发绀、烦躁不安、昏迷，甚至窒息。可有脉搏细快，血压降低等循环障碍表现。

2）体格检查可见气管<u>明显移向健侧</u>，颈静脉怒张，多有皮下气肿。伤侧胸部饱胀，肋间隙增宽，呼吸幅度减低，叩诊呈高度鼓音，听诊呼吸音消失。

（2）处理：见表 10 - 1 - 4。

表 10 - 1 - 4　张力性气胸的处理

项目	内容
紧急处理	入院前或院内急救迅速使用粗针头穿刺胸膜腔减压并外接单向活瓣装置；紧急时可在针柄部外接剪有小口的外科手套、柔软塑料袋或气球等
进一步处理	安置胸腔闭式引流，抗生素预防感染。闭式引流装置可连接负压引流瓶。漏气停止 24 小时后，X 线检查证实肺已膨胀，可拔除引流管。持续漏气而肺难以膨胀时需考虑开胸或电视胸腔镜探查手术

三、血胸

1. 诊断

（1）在成人伤员，血胸量≤500ml 为少量血胸，500~1000ml 为中量血胸，>1000ml 为大量血胸。

（2）少量血胸多无明显症状。中、大量血胸和/或出血速度快者，可出现面色苍白、脉搏快而弱、呼吸急促、血压下降等低血容量休克症状，胸膜腔大量积血压迫肺和纵隔引起呼吸困难和缺氧等。

（3）胸部 X 线检查：少量血胸可见肋膈角变浅，在膈肌顶平面以下。中量血胸可见积血上缘达肩胛角平面或膈顶上 5cm。大量血胸可见胸腔积液超过肺门平面甚至全血胸。中大量血胸还可见肋间隙增宽，气管纵隔向健侧移位等；合并气胸可出现气液平面。

（4）提示存在进行性血胸的征象

1）持续脉搏加快、血压降低，或虽经补充血容量血压仍不稳定。

2）胸腔闭式引流量每小时超过 200ml，持续 3 小时。

3）血红蛋白量、红细胞计数和红细胞压积进行性降低，引流胸腔内积血的血红蛋白量和红细胞计数与周围血相接近，且迅速凝固。

（5）考虑感染性血胸的情况

1）有畏寒、高热等感染的全身表现。

2）抽出胸腔内积血 1ml，加入 5ml 蒸馏水，无感染呈淡红透明状，出现混浊或絮状物提示感染。

3）感染时白细胞计数明显增加，红细胞与白细胞比例达 100:1 可确定为感染性血胸。

4）积血涂片和细菌培养发现致病菌有助于诊断，并可依此选择有效的抗生素。

2. 治疗

（1）非进行性血胸，胸腔内积血量少，可采用胸腔穿刺及时排出积血。中等量以上血胸、血胸持续存在会增加发生凝固性或感染性血胸的可能者，应积极安置胸腔闭式引流，并使用抗生素预防感染。进行性血胸应及时开胸探查手术。

（2）凝固性血胸应待伤员情况稳定后尽早手术，清除血块，并剥除胸膜表面血凝块和机化形成的纤维包膜；开胸手术可提早到伤后 2~3 天，更为积极地开胸引流则无益，但明显推迟手术时间可能使清除肺表面纤维蛋白膜变得困难。

（3）感染性血胸应及时改善胸腔引流，排尽感染性积血积脓；若效果不佳或肺复张不良，应尽早手术清除感染性积血，剥离脓性纤维膜。

第二节　肺部疾病

一、肺癌

1. 概述　肺癌的全称为原发性支气管肺癌，是指源于支气管黏膜上皮或肺泡上皮的恶性肿瘤，发病年龄多在 40 岁以上，男性居多。长期大量吸烟是肺癌的最重要风险因素。

2. 常见病理类型　见表 10 – 2 – 1。

表 10 – 2 – 1　肺癌的常见病理类型

类型	特点
鳞状细胞癌	与吸烟关系密切，男性占多数。常为中心型肺癌。分化程度不一，生长速度较缓慢，病程较长，肿块较大时可发生中心坏死，形成厚壁空洞。通常先经淋巴转移，血行转移发生相对较晚
腺癌	最常见。发病年龄普遍低于鳞癌和小细胞肺癌，多为周围型，一般生长较慢，有时早期即发生血行转移，淋巴转移相对较晚
小细胞癌	与吸烟关系密切。老年男性、中心型多见。小细胞癌为神经内分泌起源，恶性程度高，生长快，很早可出现淋巴和血行转移。对放射和化学治疗较敏感，但可迅速耐药，预后差

3. 转移途径　①直接扩散。②淋巴转移，是常见的扩散途径，小细胞癌和鳞癌较多见。③血行转移，小细胞癌和腺癌的血行转移，较鳞癌常见。肺癌最常见的远处转移部位是肺、骨、脑、肝、肾上腺。

4. 临床表现

（1）一般表现：早期肺癌特别是周围型肺癌常无任何症状。

1）咳嗽是最常见的症状，常出现刺激性咳嗽。

2）血痰常见于中心型肺癌，通常为痰中带血点、血丝或断续地少量咯血。

（2）局部晚期肺癌压迫或侵犯邻近器官的表现

1）压迫或侵犯膈神经，引起同侧膈肌麻痹。

2）压迫或侵犯喉返神经，引起声带麻痹，声音嘶哑。

3）压迫上腔静脉，引起上腔静脉阻塞综合征，表现为面部、颈部、上肢和上胸部静脉怒张，皮下组织水肿。

4）胸膜腔种植，可引起胸腔积液，常为血性积液，导致气促；癌肿侵犯胸膜及胸壁，可引起持续性剧烈胸痛。

5）癌肿侵入纵隔，压迫食管，可引起吞咽困难。

6）肺上沟瘤（Pancoast 瘤），侵入纵隔和压迫位于胸廓入口的器官或组织，产生剧烈胸肩痛、上肢静脉怒张、水肿、臂痛和上肢运动障碍，也可引起同侧上睑下垂、瞳孔缩小、眼球内陷、面部无汗等颈交感神经综合征（Horner 综合征）。

（3）远处转移表现

1）脑转移：头痛、恶心或其他的神经系统症状和体征。

2）骨转移：骨痛、血液碱性磷酸酶或血钙升高。

3）肝转移：肝大、碱性磷酸酶、谷草转氨酶、乳酸脱氢酶或胆红素升高等。

4）皮下转移：皮下触及结节。

（4）副瘤综合征：由于肿瘤产生内分泌物质，呈现非转移性的全身症状，如骨关节病综合征（杵状指、骨关节痛、骨膜增生等）、库欣（Cushing）综合征、兰伯特-伊顿（Lambert - Eaton）综合征等。症状在切除肺癌后可消失。

5. 辅助检查 见表10-2-2。

表10-2-2 肺癌的辅助检查

检查方式	意义
胸部正侧位X线摄片	中心型肺癌早期可无异常征象。癌肿阻塞支气管，受累肺段或肺叶出现肺炎征象。支气管管腔被癌肿完全阻塞，可产生相应肺叶或一侧全肺不张。癌肿转移到肺门及纵隔淋巴结可出现肺门阴影或纵隔阴影增宽，不张的上叶肺与肺门肿块联合可形成"反S征"影像
CT	可显示病灶的局部影像特征，评估肿瘤范围、肿瘤与邻近器官关系、淋巴结转移状况，帮助制定治疗方案。低剂量胸部CT是目前肺癌筛查最有效的手段
痰细胞学检查	找到癌细胞可确诊。临床可疑肺癌者，应连续送检痰液3次或3次以上做细胞学检查
支气管镜检查	临床怀疑的肺癌病例应常规行该检查
支气管内超声引导针吸活检术	用于肺癌病理获取和淋巴结分期
纵隔镜检查	直视下对气管周围、隆突下区域淋巴结做组织活检，明确有无淋巴结转移

6. 治疗

（1）手术治疗

1）适应证：Ⅰ、Ⅱ期和部分经过选择的ⅢA期（如$T_3N_1M_0$）的非小细胞肺癌。已明确纵隔淋巴结转移（N_2）者，手术可考虑在（新辅助）化疗/放化疗后进行。ⅢB、Ⅳ期肺癌，除个别情况外，手术不应列为主要治疗手段。

2）手术方式：首选解剖性肺叶切除和淋巴结清扫，包括扩大切除和局部切除。

（2）放射治疗

1）对有纵隔淋巴结转移的肺癌，全剂量放射治疗联合化疗是主要治疗模式。

2）对有远处转移的肺癌，放射治疗一般用于对症治疗，是姑息治疗方法。

3）早期肺癌，因高龄或心肺等重要器官不能耐受手术者，放射治疗可作为局部治疗手段。

4）手术后放射治疗用于处理术后的切缘残留或局部晚期的病例。

（3）化学治疗：标准化疗方案是包含铂类药（顺铂或卡铂）的两药联合方案。辅助化疗疗程一般是4个周期。

（4）靶向治疗：是针对肿瘤特有的和依赖的驱动基因异常进行的治疗。

（5）免疫治疗：可使少数晚期患者获得远期生存。

二、支气管扩张

1. 诊断

（1）临床表现：主要为咳痰、咯血，反复发作呼吸道和肺部感染。患者排痰量较多，呈黄绿色脓性黏液，甚至有恶臭。体位改变，尤其是清晨起床时可能诱发剧烈咳嗽、咳痰。病程久者可有贫血、营养不良或杵状指（趾）。

（2）辅助检查：见表 10－2－3。

表 10－2－3　支气管扩张的辅助检查

检查方式	意义
X 线摄片	轻度者可无明显异常，随病情发展可出现肺纹理增多、紊乱或呈网格、蜂窝状改变
CT	表现为局限性炎症浸润，肺容积减小，支气管远端呈现柱状或囊状扩张。高分辨 CT 薄层扫描是目前对支气管扩张最重要的检查手段

2. 手术治疗

（1）适应证：①一般情况较好，心、肝、肾等重要器官功能可耐受手术。②经内科治疗症状无明显减轻，存在大量脓痰、反复或大量咯血等症状。③病变相对局限。

（2）禁忌证：①一般情况差，心、肺、肝、肾功能不全，合并肺气肿、哮喘或肺源性心脏病等不能耐受手术者。②双肺弥漫性病变。

（3）手术方法

1）一侧病变，病变局限于一叶肺、一段或多段者，可做肺叶或肺段切除术；病变累及多叶甚至全肺，而对侧肺的功能良好者，可做多叶甚至一侧全肺切除术。

2）双侧病变，若一侧肺的肺段或肺叶病变显著，估计痰或血主要来自病重的一侧，可做病重一侧的肺段或肺叶切除术，也可根据情况同期或分期做双侧手术。

3）双侧病变，范围广泛，一般不宜手术治疗；若反复大咯血不止，积极内科治疗无效，能明确出血部位，可考虑切除出血的病肺以抢救生命；弥散性病变和多肺段切除患者，可考虑肺移植手术。

三、食管癌

1. 概述
食管癌发病年龄多在 40 岁以上，男性多于女性。吸烟和重度饮酒是重要致病原因。

2. 食管的分段
食管癌发生在胸中段较多，下段次之，上段较少。食管的分段及位置见表 10－2－4。

表 10 – 2 – 4　食管的分段及位置

分段	位置
颈段	自食管入口（环状软骨水平）至胸骨切迹，距门齿约 20cm
胸段	从胸骨切迹至食管裂孔上缘，长度约 25cm
胸上段	从胸骨切迹至奇静脉弓下缘，距门齿约 25cm
胸中段	从奇静脉弓下缘至下肺静脉下缘，距门齿约 30cm
胸下段	从下肺静脉下缘至食管裂孔上缘，距门齿约 40cm
腹段	为食管裂孔上缘至胃食管交界处，距门齿约 42cm

3. 临床表现

（1）早期可有胸骨后不适、吞咽时一过性轻度哽噎感、异物感、闷胀感、烧灼感。进展期可表现为进行性吞咽困难，先是进食固体食物困难，渐至不能下咽半流质及流质饮食。

（2）特殊表现：具体如下。①穿透食管壁侵犯后纵隔：持续性的胸背痛。②压迫气管：刺激性咳嗽和呼吸困难，食管气管瘘产生的肺炎、肺脓肿。③侵犯喉返神经：声嘶。④侵犯膈神经导致膈神经麻痹：呼吸困难和膈肌反常运动。⑤肿瘤溃破或侵犯大血管：纵隔感染和致命性的大呕血。⑥锁骨上淋巴结转移：局部肿块等。

4. 辅助检查　见表 10 – 2 – 5。

表 10 – 2 – 5　食管癌的辅助检查

检查方式	意义
胃镜	是首选检查，对于定性定位和手术方案的选择起重要作用。病变活检可以确诊
食管内镜超声	是评价食管癌临床分期最重要的手段
钡餐	是诊断食管癌最常用，最简单和无创的检查方法，可确定病灶的部位和长度
胸部增强 CT	对食管癌临床分期、可切除性评价、手术径路选择和术后随访均有较高价值
超声	用于检查双锁骨上、腹部重要器官及腹腔淋巴结有无转移，必要时可结合穿刺获取细胞或组织诊断

5. 治疗

（1）内镜下治疗：适用于早期食管癌及癌前病变，包括射频消融、冷冻治疗、内镜下黏膜切除术（EMR）或内镜黏膜下剥离术（ESD）治疗。

（2）手术治疗：是可切除食管癌的首选治疗方法。手术方式是肿瘤完全性切除（切除的长度应在距癌瘤上、下缘 5~8cm 以上）、消化道重建和胸、腹两野或颈、胸、腹三野淋巴结清扫。姑息性减状手术适用于晚期食管癌无法手术者。

1）适应证：①Ⅰ、Ⅱ期和部分Ⅲ期食管癌（$T_3N_1M_0$ 和部分 $T_4N_1M_0$）。②放疗后复发，无远处转移，一般情况能耐受手术者。③全身情况良好，有较好的心肺功能储备。④对较长的鳞癌估计切除可能性不大而患者全身情况良好者，可先采用术前放化疗，待瘤体缩小后再做手术。

2）禁忌证：①Ⅳ期及部分Ⅲ期食管癌（侵及主动脉及气管的 T_4 病变）。②心肺功能差或合并其他重要器官系统严重疾病，不能耐受手术者。

（3）放射治疗：见表 10 – 2 – 6。

表 10 – 2 – 6　食管癌的放射治疗

方式	特点
术前放疗	可增加手术切除率，提高远期生存率。一般放疗结束 2~3 周后再做手术
术后放疗	对术中切除不完全的残留癌组织在术后 3~6 周开始术后放疗
根治性放疗	多用于颈段或胸上段食管癌；也可用于有手术禁忌证且尚可耐受放疗者

第三节　纵隔及膈肌疾病

原发性纵隔肿瘤

1. 临床上常以胸骨角与第 4 胸椎下缘的水平连线为界，把纵隔分成上、下两部。下纵隔再以心包前后界分为前、中、后三部分。

2. 常见的纵隔肿瘤有神经源性肿瘤、畸胎瘤与皮样囊肿、胸腺瘤、纵隔囊肿等。常见胸痛、胸闷、刺激或压迫呼吸系统、神经系统、大血管、食管的症状。

3. 胸部影像学检查是诊断纵隔肿瘤的重要手段。

4. 除恶性淋巴源性肿瘤适用放射治疗外，绝大多数原发性纵隔肿瘤只要无禁忌证，均应外科治疗。

第四节　先天性心脏病

一、房间隔缺损

1. 概述　房间隔缺损（ASD）可分为原发孔型和继发孔型，是先天性心脏病中最常见的类型之一，仅次于室间隔缺损。

2. 临床表现

（1）单纯房间隔缺损除在婴儿期易患感冒外，多无明显症状，仅在查体时发现心脏杂音。极少数在婴幼儿期会出现呼吸急促、多汗、活动受限，充血性心力衰竭罕见。

（2）房间隔缺损大者可见心前区隆起，心脏搏动增强。听诊发现胸骨左缘第 2~3 肋间柔和的收缩期杂音，其响度一般不超过 3/6 级，以及肺动脉瓣听诊区第二心音固定分裂为房间隔缺损的典型杂音。

（3）肺动脉压力增高者可有肺动脉瓣听诊区第二心音亢进，缺损较大者可有相对性三尖瓣狭窄所致的舒张期隆隆样杂音。

3. 辅助检查 见表 10 – 4 – 1。

表 10 – 4 – 1 房间隔缺损的辅助检查

检查方式	意义
心电图	继发孔型电轴右偏，不完全性或完全性右束支传导阻滞，右心室肥大。原发孔型电轴左偏，PR 间期延长，左心室肥大。晚期常出现心房颤动、心房扑动
X 线检查	右心房、右心室增大，肺动脉段突出，主动脉结小，呈典型"梨形心"。肺血增多，透视下可见"肺门舞蹈征"。原发孔型显示左心室扩大
超声心动图	显示缺损位置、大小和房间隔水平分流信号，以及缺损与上腔静脉、下腔静脉及二尖瓣、三尖瓣的位置关系；原发孔型可有右心、左心扩大和二尖瓣裂缺、反流
右心导管	主要用于测定肺动脉压力并计算肺血管阻力，右心房血氧含量超过上腔静脉、下腔静脉血氧含量 1.9vol%，或者右心导管进入左心房，提示存在房间隔缺损

4. 手术治疗

（1）指征：无症状但存在右心房、右心室扩大的患者应手术治疗。合并肺动脉高压时应尽早手术，50 岁以上成人、合并心房颤动或内科治疗能控制的心力衰竭患者也应考虑手术。手术禁忌证是艾森门格综合征。

（2）方法：建立体外循环，切开右心房，根据缺损大小选择直接缝合或使用补片材料修补。介入封堵和经胸封堵在 X 线或食管超声引导下植入封堵器封闭房间隔缺损，无须体外循环，适用于继发孔型且房间隔缺损大小、位置适宜的患者。

二、室间隔缺损

1. 概述 单纯性室间隔缺损（VSD）是最常见的先天性心脏病。根据缺损位置不同，分为膜部缺损、漏斗部缺损和肌部缺损，以膜部缺损最为常见。

2. 临床表现

（1）缺损小、分流量少者，一般无明显症状。分流量大者出生后即反复呼吸道感染、充血性心力衰竭、喂养困难和发育迟缓。度过婴幼儿期的较大缺损者，表现为活动耐量差、劳累后心悸、气促，逐渐出现发绀和右心衰竭。患者易并发感染性心内膜炎。

（2）听诊可在胸骨左缘第 2~4 肋间闻及Ⅲ级以上粗糙、响亮的全收缩期杂音，常伴收缩期震颤。分流量大者因二尖瓣相对性狭窄在心尖部可闻及柔和的舒张期杂音。肺动脉高压时心前区杂音柔和、短促且强度降低，肺动脉瓣听诊区第二心音亢进，可伴有肺动脉瓣关闭不全的舒张期杂音。

3. 辅助检查　见表 10 - 4 - 2。

表 10 - 4 - 2　室间隔缺损的辅助检查

检查方式	内容
心电图	①缺损小者多正常。②缺损大者常有左心室高电压。③肺动脉高压时表现为双心室肥大、右心室肥大伴劳损
X 线检查	①缺损小者肺充血及心影改变轻。②缺损较大者左心室增大，肺动脉段突出，肺血增多。③阻力性肺动脉高压时，左、右心室扩张程度反而减轻，伴肺血管影 "残根征"
超声心动图	①可显示缺损大小、位置和分流方向、合并畸形，初步了解肺动脉压力。②室间隔缺损时左心房、左心室扩大或双室扩大

4. 手术治疗

（1）适应证

1）大室间隔缺损（缺损直径大于主动脉瓣环直径的 2/3）：①新生儿或婴幼儿喂养困难、反复肺部感染、充血性心力衰竭时，尽早手术。②大龄儿童和成人出现肺/体循环血流量 >2、心脏杂音明显、X 线检查示肺充血、超声示左向右分流为主时，积极手术。

2）中等室间隔缺损（缺损直径为主动脉瓣环直径的 1/3~2/3）：出现反复肺部感染、发育迟缓等症状，且伴心脏扩大、肺充血、肺动脉高压时，尽早手术。

3）小室间隔缺损（缺损直径小于主动脉瓣环直径的 1/3）：超声心动图、X 线检查或心电图显示心脏扩大、肺充血，尤其合并感染性心内膜炎时，积极手术。

4）其他：肺动脉瓣下（干下型）缺损易并发主动脉瓣脱垂导致主动脉瓣关闭不全，应尽早手术。

（2）禁忌证：艾森门格综合征。

（3）手术方法：心内直视手术是主要方法。介入封堵和经胸封堵是在 X 线或食管超声引导下治疗室间隔缺损的方法，仅适用于室间隔缺损大小、位置适宜患者。

三、动脉导管未闭

1. 概述　多数婴儿在出生 2 个月内动脉导管完成闭合，如未能如期闭合，即称为动脉导管未闭。

2. 临床表现

（1）导管直径细、分流量小者常无明显症状。直径粗、分流量大者常并发充血性心力衰竭，表现为易激惹、气促、乏力、多汗以及喂养困难、发育不良等。病情发展为严重肺动脉高压且出现右向左分流时，表现为下半身发绀和杵状指/趾，称为 "差异性发绀"。

（2）可在胸骨左缘第 2 肋间闻及粗糙的连续性机器样杂音，以收缩末期最为响亮，向颈背部传导，常扪及连续性震颤。肺动脉高压时，表现为收缩期杂音或杂音消失，肺动脉瓣听诊区第二心音亢进。左向右分流量大者，可因相对性二尖瓣狭窄而闻及心尖部舒张中期隆隆样杂音。有甲床毛细血管搏动、水冲脉、股动脉枪击音等周围血管征。

3. 辅助检查 见表 10 – 4 – 3。

表 10 – 4 – 3 动脉导管未闭的辅助检查

检查方式	内容
心电图	正常或左心室肥大，肺动脉高压时则左、右心室肥大
X 线检查	心影增大，主动脉结突出，左心室扩大，肺血增多，透视下可见肺门区动脉搏动增强，称为"肺门舞蹈征"。严重肺动脉高压时，心影较原来缩小，肺门血管增粗，肺野外带血管变细，即"残根征"
超声	左心房、左心室增大。可显示未闭动脉导管及血流信号异常

4. 手术治疗

（1）适应证：①早产儿、婴幼儿反复发生肺炎、呼吸窘迫、心力衰竭、喂养困难或发育不良者。②无明显症状伴有肺充血、心影增大者。

（2）禁忌证：①艾森门格综合征。②某些复杂先天性心脏病中，动脉导管未闭是患者赖以生存的代偿通道，如主动脉弓离断、完全性大动脉转位、肺动脉闭锁等，不可单独结扎动脉导管，需同期进行心脏畸形矫治。

（3）手术方法：见表 10 – 4 – 4。

表 10 – 4 – 4 动脉导管未闭的手术方法

手术方法	内容
结扎/钳闭、切断缝合术	最常用，经左后外侧第 4 肋间切口或电视胸腔镜技术进入左侧胸腔，解剖动脉导管三角区纵隔胸膜，保护迷走神经、喉返神经，游离动脉导管，控制性降压后粗丝线双重结扎或钽钉钳闭动脉导管
导管封堵术	介入封堵适用于年龄稍大的病例；外科经胸封堵适用于全部年龄段病例
体外循环下结扎导管或内口缝闭术	适用于合并其他心脏畸形需同期手术，导管粗短、钙化、瘤样变伴有严重肺动脉高压、感染性心内膜炎，或者结扎术后再通的病例

四、法洛四联症

1. 概述 法洛四联症是一组以对位异常的室间隔缺损和包括漏斗部狭窄在内的右心室流出道阻塞为主要的病理基础，同时合并主动脉骑跨及继发性右心室肥厚等 4 种心血管畸形的先天性心脏病。

2. 临床表现

（1）多数患者出生即有呼吸困难，生后 3~6 个月出现发绀，并随年龄增长逐渐加重。体力和活动耐量均较同龄人差，伴喂养困难、发育迟缓。

（2）蹲踞是特征性姿态，多见于儿童期，蹲踞时发绀和呼吸困难有所减轻。

（3）缺氧发作多见于单纯漏斗部狭窄的婴幼儿，常发生在清晨和活动后，表现为骤然呼吸困难，发绀加重，甚至晕厥、抽搐死亡。

（4）生长发育迟缓，口唇、眼结膜和肢端发绀，杵状指/趾。胸骨左缘第 2~4 肋间可闻及Ⅱ~Ⅲ级喷射性收缩期杂音，肺动脉瓣听诊区第二心音减弱或消失。严重肺动脉狭窄者，杂音很轻或无杂音。

3. 辅助检查 见表 10 - 4 - 5。

表 10 - 4 - 5 法洛四联症的辅助检查

检查方式	内容
实验室检查	血红细胞计数、红细胞压积与血红蛋白含量升高，动脉血氧饱和度降低。重度发绀者血小板计数和全血纤维蛋白原含量明显减少，血小板功能差，凝血时间和凝血酶原时间延长
心电图	电轴右偏和右心室肥厚，常伴右心房肥大，可出现不完全右束支传导阻滞
X线检查	①胸部后前位显示"靴形心"和肺部血管纹理细小。②心腰凹陷提示肺动脉窄小。③心影近乎正常和左心肺动脉段突出者多为单纯漏斗部狭窄，且右心室流出道较大和肺动脉发育良好。④两侧肺门和肺部血管纹理不对称，提示伴有一侧肺动脉缺如或一侧肺动脉起源于主动脉或其分支
超声心动图	①右心室流出道、肺动脉瓣或肺动脉主干狭窄。②右心室增大，右心室壁肥厚。③室间隔连续性中断；升主动脉内径增宽，骑跨于室间隔上方；室间隔水平右向左分流信号

4. 手术治疗

（1）适应证

1）根治手术的必备条件：①左心室发育正常，左心室舒张末期容量指数≥30ml/m²。②肺动脉发育良好，McGoon 比值≥1.2 或肺动脉指数（Nakata 指数）≥150mm²/m²。

2）不具备根治手术条件，或者冠状动脉畸形影响右心室流出道疏通的患者，应先行姑息手术。

3）有症状的新生儿和婴儿应早期手术，符合根治手术条件者应实施一期根治。无症状或症状轻者，倾向于1岁左右行择期根治术。

（2）禁忌证：①有顽固性心力衰竭和/或呼吸衰竭的老人，经洋地黄、利尿药等治疗无效。②有广泛的肺动脉及其分支严重狭窄，无法进行体 - 肺动脉分流术。③有严重肝肾功能损害者。

（3）姑息手术：最常用有体循环 - 肺循环分流术，右心室流出道疏通术。术后需密切随访，一旦条件具备，应考虑实施根治手术。

第五节 获得性瓣膜疾病

一、二尖瓣狭窄

1. 临床表现

（1）症状：瓣口面积缩小至 2.5cm² 左右，心脏听诊虽有二尖瓣狭窄的杂音，静息时可无症状。瓣口面积小于 1.5cm² 时，可出现气促、咳嗽、咯血、发绀等。常有心悸、心前区闷痛、乏力等症状。

1）气促常在活动时出现。剧烈体力活动、情绪激动、呼吸道感染、妊娠、心房颤动等情况下，可诱发端坐呼吸或急性肺水肿。

2）咳嗽多在活动后和夜间入睡后，肺淤血加重时出现。肺淤血引起的咯血，为痰中带血；急性肺水肿引起的咯血，为<u>血性泡沫痰液</u>。

（2）体征

1）慢性肺淤血者，常有面颊与口唇轻度发绀，即<u>二尖瓣面容</u>。并发心房颤动者，脉律不齐。右心室肥大者心前区可扪及<u>收缩期抬举性搏动</u>。多数病例在心尖区能扪及<u>舒张期震颤</u>。

2）典型杂音为心尖区闻及第一心音亢进和舒张中期隆隆样杂音。胸骨左缘第3~4肋间常可听到二尖瓣开瓣音。瓣叶高度硬化，尤其并有关闭不全者，心尖区第一音则不脆，二尖瓣开瓣音常消失，肺动脉瓣听诊区第二心音常增强，有时轻度分裂。

3）重度肺动脉高压伴肺动脉瓣功能性关闭不全者，胸骨左缘第2~4肋间可听到舒张早期<u>高音调吹风样杂音</u>，吸气末增强，呼气末减弱。右心衰竭患者可呈现肝大、腹水、<u>颈静脉怒张、踝部水肿</u>等。

2. 辅助检查　见表10-5-1。

表10-5-1　二尖瓣狭窄的辅助检查

检查方式	内容
超声心动图	是确诊<u>首选检查</u>，可见二尖瓣前后瓣叶呈同向运动和城墙样改变
心电图	轻度者可正常。左房肥大时可出现<u>二尖瓣P波</u>（P波幅度增大有切迹）。肺动脉高压者呈电轴右偏及右心室肥厚
X线检查	①轻度者可无明显异常。②中度或重度狭窄，常见<u>左心房扩大</u>；食管吞钡检查可发现左心房向后压迫食管，心影左缘呈现左、右心房重叠的双心房阴影。肺间质性水肿者肺野下部可见横向线条状阴影，即<u>克利（Kerley）B线</u>。长期肺淤血者，可见致密粟粒形或网形阴影

3. 手术治疗

（1）适应证：无症状或心脏功能属于Ⅰ级者，不主张施行手术。有症状且心功能Ⅱ级以上者均应手术治疗。

（2）术前准备：重度二尖瓣狭窄伴有心力衰竭或心房颤动者，术前给予适量洋地黄、利尿药和少量β受体阻断药，待全身情况和心脏功能改善后进行手术。术前可给予镇静药，防止情绪紧张诱发急性肺水肿。

（3）术式：①经皮球囊导管二尖瓣交界扩张分离术。②闭式二尖瓣交界分离术。③二尖瓣直视成形手术。④二尖瓣置换术。⑤微创二尖瓣置换术。

二、二尖瓣关闭不全

1. 临床表现

（1）病变轻、心脏功能代偿良好者可无明显症状。病变较重或历时较久者可出现乏力、心悸，劳累后气促等症状。急性肺水肿和咯血出现后，病情可在较短时间内迅速恶化。

（2）主要体征是心尖搏动增强并向<u>左向下移位</u>。心尖区可听到全收缩期杂音，常向左侧腋中线传导。肺动脉瓣听诊区第二心音亢进，第一心音减弱或消失。晚期可呈现右心衰竭及肝大、腹水等体征。

2. 辅助检查 见表 10 - 5 - 2。

表 10 - 5 - 2 二尖瓣关闭不全的辅助检查

检查方式	内容
超声心动图	M 型超声检查显示二尖瓣大瓣曲线呈双峰或单峰型，上升及下降速率均增快。左心室和左心房前后径明显增大。左房后壁出现明显凹陷波。合并狭窄的病例可显示城墙垛样长方波
心电图	①轻度二尖瓣关闭不全者可正常。②严重二尖瓣关闭不全者可有左心室肥大和劳损；肺动脉高压时可见左、右心室肥大。③慢性二尖瓣关闭不全伴左心房增大者多有心房颤动。④窦性心律者 P 波增宽、呈双峰形，提示左心房增大
X 线检查	①轻度可无明显异常。②严重者左心房和左心室明显增大，增大的左心房可推移和压迫食道。③肺动脉高压或右心衰竭时，右心室增大。④可见肺静脉淤血，肺间质水肿和 Kerley B 线。⑤常有二尖瓣叶和瓣环的钙化。⑥左心室造影可对二尖瓣反流进行定量
冠状动脉造影	可明确有无冠状动脉病变，排除因心肌缺血致乳头肌断裂，造成二尖瓣关闭不全
放射性核素检查	放射性核素血池显像示左心房和左心室扩大，左心室舒张末期容积增加，用于判断左室收缩功能。肺动脉高压时，可见肺动脉主干和右心室扩大
右心导管检查	为定量分析二尖瓣反流的金指标

3. 手术治疗

（1）适应证：①急性二尖瓣关闭不全。②重度二尖瓣关闭不全伴心功能 NYHA Ⅲ级/Ⅳ级，经内科积极治疗后。③无明显临床症状或心功能 NYHA Ⅱ级/Ⅱ级以下，左心室收缩末期容量指数（LVESVI）>30ml/m² 。④重度二尖瓣关闭不全，左心室射血分数减低，左室收缩期末内径达 50mm 或舒张期末内径达 70mm，射血分数≤50% 时。

（2）禁忌证：患者出现不可逆的肺动脉高压；脑梗死急性期；其他不宜行外科手术治疗的并发疾病等。

（3）术式

1）二尖瓣修复术，适用于二尖瓣松弛所致的脱垂，腱索过长或断裂的患者。

2）二尖瓣置换术。

三、主动脉瓣狭窄

1. 概述 主动脉瓣狭窄有先天性病变、炎症后瘢痕形成和退行性改变三种病因。风湿热是主动脉瓣狭窄常见病因。

2. 临床表现

（1）轻度狭窄者无明显症状。中度和重度狭窄者可有乏力、眩晕或昏厥、心绞痛、劳累后气促、端坐呼吸、急性肺水肿等，并可并发细菌性心内膜炎或猝死。

（2）胸骨右缘第 2 肋间能扪到收缩期震颤。主动脉瓣区有粗糙喷射性收缩期杂音，向颈部传导，主动脉瓣听诊区第二音延迟并减弱。重度狭窄者常呈现脉搏细小、血压偏低和脉压小。

3. 辅助检查　见表 10 - 5 - 3。

表 10 - 5 - 3　主动脉瓣狭窄的辅助检查

检查方式	表现
心电图	①主要表现为电轴左偏及左心室肥厚伴有 ST 段及 T 波改变。②部分有左心房增大表现。③可并发心房颤动或房室传导阻滞
X 线检查	可表现为左心室扩大，肺间质水肿，瓣膜钙化
超声心动图	①M 型及二维超声可见瓣膜增厚，开放幅度下降。②多普勒超声可准确的测定跨瓣压差。③部分患者可见升主动脉扩张
心导管检查	左心室导管检查可测定左心室和主动脉之间的压差，了解主动脉瓣狭窄程度及升主动脉增宽程度，同时明确冠状动脉血管有无狭窄病变

4. 手术治疗

（1）适应证

1）有症状者跨瓣压差大于 50mmHg，有效开口面积在 1.0cm² 以下。

2）无明显症状或症状较轻者，瓣口狭窄明显，跨瓣压差超过 75mmHg 以上者。

3）跨瓣压差在 40~50mmHg，瓣口面积≤0.75cm²，心电图示左心室进行性肥厚或劳损，主动脉瓣严重钙化者。

4）左心室严重肥厚劳损，并伴有肺静脉高压或左心衰竭者。

5）晕厥或心绞痛明显并频繁发作者，有发生猝死的可能，应尽早手术。

6）主动脉瓣口中度狭窄合并严重冠心病者，同时行主动脉瓣替换术和冠状动脉旁路移植术。

（2）禁忌证：①主动脉瓣狭窄晚期，伴有冠心病引起的严重左心室收缩功能低下，合并中度右心衰竭，内科药物治疗无效，心功能Ⅳ级者。②年龄较大，75 岁以上，合并有冠心病，全心衰竭者，行主动脉瓣置换手术应慎重考虑。

（3）术式：①主动脉瓣置换术。②主动脉瓣成形或交界切开术。③经皮或经升主动脉/心尖介入行瓣膜置换术。

四、主动脉瓣关闭不全

1. 临床表现

（1）轻度关闭不全者，心脏代偿功能较好，无明显症状。早期症状为心悸、心前区不适、头部强烈搏动感。重度关闭不全者常有心绞痛发作、气促，并可出现阵发性呼吸困难、端坐呼吸或急性肺水肿。

（2）查体见心界向左下方增大，心尖部可见抬举性搏动。在胸骨左缘第 3、4 肋间和主动脉瓣区有叹息样舒张早、中期或全舒张期杂音，向心尖区传导。重度关闭不全者呈现水冲脉、动脉枪击音、毛细血管搏动等征象。

2. 辅助检查 见表 10 – 5 – 4。

表 10 – 5 – 4 主动脉瓣关闭不全的辅助检查

检查方式	表现
心电图	①轻度关闭不全无明显改变。②早期 $V_5 \sim V_6$ 导联 QRS 波高电压和 ST 段改变，电轴正常或稍左偏。③重症者出现左室肥厚劳损图形，可有心肌缺血改变
X 线检查	①可见左心缘延长，左心室扩大，呈"靴形心"改变。②可见主动脉根部或升主动脉扩张。③部分可见主动脉瓣叶钙化
超声心动图	可明确诊断，是最常用的非创伤性诊断手段

3. 手术治疗 临床上出现症状，如呈现心绞痛或左心室衰竭症状，可在数年内病情恶化或发生猝死，应争取尽早施行人工瓣膜替换或者瓣膜修复术。

第六节 冠状动脉粥样硬化性心脏病及并发症的外科治疗

1. 冠状动脉粥样硬化性心脏病的外科治疗

（1）概述：冠状动脉粥样硬化性心脏病的外科治疗主要是应用冠状动脉旁路移植手术（简称"搭桥"）为缺血心肌重建血运通道，改善心肌的供血和供氧。

（2）冠状动脉旁路移植术

1）主要适应证：心绞痛经内科治疗不能缓解，影响工作和生活，经冠状动脉造影发现冠状动脉主干或主要分支明显狭窄，其狭窄的远端血流通畅的病例。左冠状动脉主干狭窄和前降支狭窄应及早手术。冠状动脉如前降支近端狭窄，同时合并有回旋支和右冠状动脉有两支以上明显狭窄者，功能性检查显示有心肌缺血征象，或者左心功能不全、合并有糖尿病等都是手术治疗首选适应证。

2）重建血运方式：①胸廓内动脉与狭窄段远端的冠状动脉分支行端侧吻合。②采取一段自体的大隐静脉，将静脉的近心端和远心端分别与狭窄段远端的冠状动脉分支和升主动脉做端侧吻合术。③单根大隐静脉或桡动脉等与邻近的数处狭窄血管做序贯或蛇形端侧与侧侧吻合术。

2. 心肌梗死并发症的外科处理

（1）心脏破裂：见表 10 – 6 – 1。

表 10 – 6 – 1 心脏破裂的外科处理

病变	外科处理
心脏游离壁破裂	怀疑亚急性心脏游离壁破裂、心脏压塞时可行心包穿刺引流术。若近期未行冠状动脉造影，在病情允许时尽早完成冠脉造影，以决定进一步的血运重建和外科修补手术
室间隔破裂穿孔	手术修补室间隔破裂口是目前最有效的治疗手段
乳头肌功能失调或断裂	血流动力学稳定者可先行内科治疗，择期手术；病情不稳或恶化者尽快行外科手术，包括瓣膜置换（成形）术和冠状动脉旁路移植术

（2）心室膨胀瘤（室壁瘤）：ST 段抬高型心肌梗死患者出现室壁瘤，若伴有顽固性室性心动过速和/或对药物治疗和导管治疗无反应的泵衰竭，可考虑行左室室壁瘤切除和冠脉搭桥术。

第七节　胸主动脉疾病

主动脉夹层

1. 概述　主动脉夹层是指主动脉内膜撕裂后，腔内的血液通过内膜破口进入动脉壁中层形成夹层血肿，并沿血管长轴方向扩展，形成动脉真、假腔病理改变的严重主动脉疾病。

2. 临床表现

（1）疼痛：是最主要和常见的表现。多数患者有突发前胸或胸背部持续性、撕裂样或刀割样剧痛，疼痛剧烈难以忍受，起病后即达高峰，可放射到肩背部，亦可沿肩胛间区向胸、腹部及下肢等处放射。

（2）血压变化：多数患者合并高血压，且两上肢或上下肢血压相差较大。若出现心脏压塞、血胸或冠状动脉供血受阻而引起心肌梗死，则可能出现低血压。

（3）心血管系统：①主动脉瓣关闭不全和心力衰竭。②心肌梗死。③心脏压塞。

（4）脏器或者肢体缺血

1）神经系统缺血症状：患者可有头晕、一过性晕厥、精神失常，严重者发生缺血性脑卒中。夹层压迫颈交感神经节常出现 Horner 综合征，压迫左侧喉返神经出现声音嘶哑。

2）四肢缺血症状：累及腹主动脉或髂动脉可表现为急性下肢缺血。常发现脉搏减弱、消失，肢体发凉和发绀等表现。

3）内脏缺血：肾动脉供血受累时，可出现腰痛、血尿、少尿/无尿及其他肾功能损害症状。肠系膜上动脉受累可引起肠坏死。

（5）夹层动脉瘤破裂：主动脉夹层动脉瘤可破入左侧胸膜腔引起胸腔积液；也可破入食管、气管内或腹腔，出现休克及呕血、咯血等表现。

3. 分型　见表 10-7-1。

表 10-7-1　主动脉夹层的分型

标准		分型
DeBakey 分型	Ⅰ 型	夹层起于升主动脉，并累及主动脉弓，延伸至胸降主动脉或腹主动脉（或二者均被累及）
	Ⅱ 型	夹层起于并局限于升主动脉
	Ⅲa 型	夹层起于并局限于胸降主动脉
	Ⅲb 型	夹层累及胸降主动脉和不同程度的腹主动脉
Stanford 分型	A 型	夹层起于升主动脉，包括 DeBakey Ⅰ 型和 Ⅱ 型夹层
	B 型	夹层起于左锁骨下以远的降主动脉，包括 DeBakey Ⅲa 型和 Ⅲb 型

4. 分期 ①急性期：发病 2 周以内。②亚急性期：发病 2 周至 2 个月。③慢性期：超过 2 个月。

5. 治疗

（1）药物：无论何种类型的主动脉夹层均应首先以药物控制血压、心率和疼痛。

（2）手术

1）主动脉覆膜支架腔内修复手术是 Stanford B 型主动脉夹层的首选治疗。

2）急性 Stanford B 型主动脉夹层应在药物控制血压、心率稳定后，限期行血管腔内修复术。

3）Stanford A 型主动脉夹层原则上应按急诊手术治疗，开胸，在体外循环支持下行病损段血管的置换。

6. Stanford B 型主动脉夹层的手术指征 见图 10 – 7 – 1。

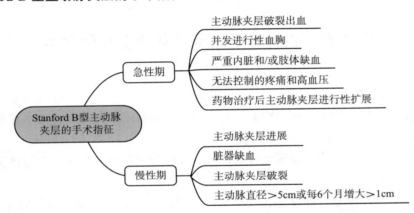

图 10 – 7 – 1 **Stanford B 型主动脉夹层的手术指征**

第八节 心脏肿瘤

心脏黏液瘤

1. 概述 心脏各房室均可发生心脏黏液瘤，以左心房最常见，其次为右心房，心室较少见。患者年龄多在 30~50 岁。

2. 临床表现

（1）血流阻塞现象：左心房黏液瘤最常见由于房室瓣血流受阻引起心悸、气急等，心尖区可听到舒张期或收缩期杂音，肺动脉瓣区第二心音增强。

（2）全身反应：常有发热、消瘦、贫血、食欲缺乏、关节痛、荨麻疹、无力、红细胞沉降率增快，血清蛋白的电泳改变等表现。

（3）动脉栓塞：少数患者出现栓塞现象，如偏瘫、失语、昏迷；急性腹痛（肠系膜动脉栓塞）；肢体疼痛、缺血（肢体动脉栓塞）等。

（4）其他：左心房黏液瘤胸部 X 线检查常显示左心房、右心室增大、肺淤血等征象。

3. 辅助检查 见表 10 - 8 - 1。

表 10 - 8 - 1 心脏黏液瘤的辅助检查

检查方式	表现
心电图	左心房黏液瘤表现与二尖瓣病变相似，但很少出现心房颤动
胸部 X 线摄片	左心房黏液瘤常显示左心房、右心室增大、肺淤血等与二尖瓣病变相类似的征象
超声	诊断准确率极高，可看到黏液瘤呈现的能移动的云雾状光团回声波，左心房黏液瘤在左室收缩期时光团位于心房腔内，舒张期时移位到二尖瓣瓣口

4. 治疗 确诊后尽早施行手术摘除肿瘤，恢复心脏功能。施行黏液瘤摘除术需应用体外循环，目前常用经右房 - 房间隔切口对摘除肿瘤最为有利。

第九节 心血管手术后常见并发症的防治

1. 出血与心包压塞

（1）原因主要为外科因素和凝血机制异常；易患因素有术前抗凝和抗血小板治疗、肝肾功能不全、长时间体外循环、高血压和低温等。

（2）常见出血部位包括冠状动脉血管吻合口、乳内动脉蒂及血管床、大隐静脉分支、胸骨骨膜或穿钢丝肋间等。

（3）心包压塞是严重急性并发症，一旦发现，及时再次开胸止血，必要时床旁开胸减压，然后再回手术室处理出血部位。

2. 心律失常 以心房颤动最常见，其次是室性心律失常。

（1）术后房颤的原因包括手术创伤、术后交感神经兴奋、电解质失调、体外循环时间过长和术前停用 β 受体阻断药等。

（2）快速心房颤动对血流动力学有一定影响，尤其对左心功能差者，应用胺碘酮可控制。

第十节　胸心外科基本技能

一、胸腔穿刺术

1. 适应证　见图 10 – 10 – 1。

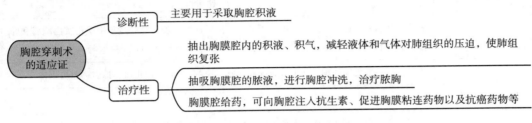

图 10 – 10 – 1　胸腔穿刺术的适应证

2. 禁忌证

（1）体质衰弱、病情危重难以耐受穿刺术者。

（2）对麻醉药物过敏者。

（3）凝血功能障碍，严重出血倾向者，在未纠正前不宜穿刺。

（4）有精神疾病或不合作者。

（5）疑为胸腔棘球蚴病患者，穿刺可引起感染扩散，不宜穿刺。

（6）穿刺部位或附近有感染者。

3. 操作步骤　见表 10 – 10 – 1。

表 10 – 10 – 1　胸腔穿刺术的操作步骤

步骤	内容
体位准备	患者取坐位面向椅背，两前臂置于椅背上，前额伏于前臂上；不能起床者可取半卧位，患侧前臂上举抱于枕部
选择穿刺点	应选择胸部叩诊实音最明显部位，穿刺前结合 X 线或超声检查定位。胸腔积液量多时一般选择肩胛线或腋后线第 7~8 肋间
消毒麻醉	常规消毒铺巾，用 2% 利多卡因在下一肋骨上缘的穿刺点自表皮至胸膜壁层进行局部浸润麻醉
穿刺	术者以左手示指与中指固定穿刺部位皮肤，右手将穿刺针后的胶皮管用血管钳夹住，然后进行穿刺。穿刺时先将穿刺针沿局部麻醉处缓缓刺入
抽液	当穿刺针锋抵抗感突然消失时，再接上注射器，松开止血钳，抽吸胸腔内积液，抽满后再次用血管钳夹闭胶管，取下注射器，将液体注入容器中，以计量、送检。助手用止血钳协助固定穿刺针
术后操作	抽液完毕拔出穿刺针，覆盖无菌纱布，稍用力压迫穿刺部位片刻，胶布固定后嘱患者静卧

4. 注意事项

（1）操作中患者如有胸膜过敏反应或出现连续性咳嗽、气短、咳泡沫痰等现象时，立即停止抽液，并皮下注射 0.1% 肾上腺素 0.3~0.5ml，或者进行其他对症处理。

（2）一次抽液不宜过多、过快，诊断性抽液 50~100ml 即可；减压抽液，首次不超过 600ml，以后每次不超过 1000ml；如为脓胸，每次尽量抽尽。疑为化脓性感染时，助手用无菌试管留取标本行涂片革兰染色镜检、细菌培养及药物敏感试验。

5. 并发症及处理 见表 10-10-2。

表 10-10-2 胸腔穿刺术的并发症及处理

并发症	处理
气胸	若为气体从外界进入所致，一般无须处理，预后良好。若为穿刺过程中误伤脏层胸膜和肺脏所致，无症状者应严密观察，摄片随访；如有症状，需行胸腔闭式引流术
出血	少量出血一般无须处理。如形成胸膜腔积血（血胸），需立即止血，抽出胸腔内积血
膈肌及腹腔脏器损伤	—
胸膜反应	患者穿刺过程中出现头昏、面色苍白、出汗、心悸、胸部压迫感或剧痛、昏厥等症状，应停止穿刺，嘱患者平卧、吸氧，必要时皮下注射肾上腺素
胸腔内感染	应全身使用抗菌药物，并进行胸腔局部处理，形成脓胸者应行胸腔闭式引流术，必要时外科处理
复张性肺水肿	纠正低氧血症，稳定血流动力学，必要时给予机械通气

二、胸腔闭式引流术

1. 适应证 ①中等量以上气胸或张力性气胸。②外伤性中等量血胸。③持续渗出的胸腔积液。④脓胸，支气管胸膜瘘或食管瘘。⑤开胸手术后。

2. 禁忌证 ①凝血功能障碍有出血倾向者。②肝性胸腔积液。③结核性脓胸。

3. 分类

（1）肋间细管插管法，一般用于排出胸内积液、积气或抢救时。

（2）肋间粗管插管法。

（3）经肋床插管法，适用于脓液较黏稠的具有感染分隔病例，并可长时间带管。

4. 操作方法

（1）患者取半卧位，气胸引流位置选第 2 肋间锁骨中线，引流液体选第 7~8 肋间腋中线附近，局限性积液可根据 B 超等定位。

（2）局部浸润麻醉，麻醉至壁层胸膜后，再稍进针试验性抽吸，待抽出液体或气体后即可确诊。

（3）沿肋间做 2~3cm 切口，交替钝性分离胸壁肌层，于肋骨上缘穿破壁层胸膜进入胸腔。此时有明显的突破感，同时切口中有液体溢出或气体喷出。

（4）止血钳撑开扩大创口，用另一把血管钳沿长轴夹住引流管前端，顺着撑开的血管钳将引流管送入胸腔，其侧孔应在胸内 3cm 左右，引流管伸入胸腔深度合理。

（5）缝合胸壁切口，结扎固定引流管，覆盖无菌纱布，引流管远端接水封瓶或胸腔闭式引流袋，观察水柱波动情况，必要时调整引流管位置；检查各接口情况。

（6）如需经肋床置管引流，切口应定在脓腔底部。2~3周后如脓腔仍未闭合，可将引流管剪断改为开放引流。胸腔闭式引流瓶平面应低于胸腔引流口平面至少60cm。引流管不要过长，以防折叠。

5. 拔管指征　术后48~72小时，观察引流液少于50ml/24h，无气体溢出，胸部X线片呈肺膨胀或无漏气，无呼吸困难或气促时，可考虑拔管。拔管时指导患者深吸一口气，吸气末迅速拔管，用凡士林纱布封住伤口，包扎固定。

三、心脏外科治疗操作与常见手术操作

1. 心包穿刺术　见表10-10-3。

表10-10-3　心包穿刺术

项目	内容
目的	①解除心脏压塞。②减少心包积液量，缓解症状。③获取心包积液，用于诊断
适应证	①心脏压塞。②需心包内注入药物治疗。③心包积液经特殊治疗后仍进行性增长或持续不缓解。④化脓性心包炎。⑤原因不明的心包积液，需获取积液进行诊断
禁忌证	绝对禁忌证：主动脉夹层。相对禁忌证：①患者不能配合，不能保证安全操作。②未纠正的凝血障碍、正在接受抗凝治疗、血小板计数<50000/mm³。③积液量少，位于心脏后部，已被分隔的心包积液。④无心胸外科后备支持
常用穿刺途径	①心尖途径：胸骨左缘第5肋间，心浊音界内1~2cm，针尖指向后内侧脊柱方向。注意避开肋骨下缘，以免损伤肋间动脉。②剑突下途径：胸骨剑突下与左肋缘夹角处，肋缘下1.0~1.5cm，穿刺针与皮肤呈30°~40°角，进针方向指向左肩
并发症	①心包积血或压塞加重。②血管迷走反射。③心律失常。④气胸或血气胸、腹腔脏器损伤。⑤急性肺水肿。⑥气体栓塞

2. 体外循环

（1）概述：体外循环（CPB）是利用特殊装置将回心静脉血引出体外，进行气体交换、调节温度和过滤后，输回体内动脉的生命支持技术，又称心肺转流术。目的是暂时取代心肺功能，维持全身组织器官的血液供应和气体交换，为施行心内直视手术提供无血或少血的手术野。

（2）基本装置：主要由人工心肺机和配件组成，包括血泵（人工心）、氧合器（人工肺）、变温器、变温水箱、回收血贮血器、滤器、管道和动静脉插管等。

（3）准备：连接好静脉引流管、氧合器、血泵和动脉管道，转流前先充满液体，并充分排尽动脉管道内空气的过程，称为预充。

1）预充液应根据患者情况选择晶体溶液、胶体溶液、血浆、白蛋白或血液等，维持水、电解质和酸碱平衡，并适当的血液稀释。

2）转流后预充液对血液有稀释作用，现多采取中度稀释，红细胞压积为22%~25%。如果用晶体溶液预充，需加肝素10mg/L；用血制品预充，应加肝素40mg/L。

（4）实施方式：见表10-10-4。

表10-10-4　体外循环的实施

方式	内容
建立体外循环	由中心静脉注射肝素300~350U/kg，维持全血活化凝血时间（ACT）≥480~600秒。顺序插入升主动脉导管、上-下腔静脉引流管或腔静脉-右心房引流管，并与预充好的人工心肺机管道连接
体外循环与低温	根据需要实施低温技术，一般以浅中低温常用，深低温多用于需暂时停循环手术患者
体外循环转流	成人常温灌注流量一般为2.2~2.8L/（m²·min）。心肺转流开始，心内直视术常需束紧腔静脉阻断带，钳闭升主动脉并在心脏停搏下进行
体外循环撤除	①停止转流的指标包括心电图基本恢复正常，心脏充盈适度，心肌收缩有力，平均动脉压60~80mmHg，鼻咽温度36~37℃，血红蛋白浓度成人≥80g/L，儿童≥90g/L，婴幼儿≥110g/L，血气、电解质结果正常。②转流结束后，静脉注射适量鱼精蛋白中和肝素的抗凝作用，鱼精蛋白与肝素用量为1.5:1，按顺序拔除上腔、下腔静脉和主动脉插管
体外循环中监测	严密监测体温与血温、尿量与尿色、中心静脉压（CVP）等指标

3. 先天性心脏病的外科治疗　详见第四篇第十章第四节相应内容。

第十一章　神经外科

第一节　脑病理生理学

一、高颅压

1. 概述　成人正常颅内压为 $70\sim200mmH_2O$，儿童为 $50\sim100mmH_2O$。脑组织短时间很难被压缩，脑血流是保持脑灌注的前提条件，颅内压增高主要依靠脑脊液的分布和分泌的变化来调节。

2. 临床表现

（1）头痛：是最常见症状之一，以早晨或夜间较重，部位多在额部及颞部。用力、咳嗽、弯腰或低头活动时常使头痛加重。头痛剧烈时可伴有恶心和呕吐，呕吐可呈喷射性。

（2）视神经盘水肿：表现为视神经乳头充血，边缘模糊不清，中央凹陷消失，视神经盘隆起，静脉怒张。视神经盘水肿长期存在，可见视神经盘颜色苍白，视力减退，视野向心性缩小，称为视神经继发性萎缩。头痛、呕吐和视神经盘水肿，称为颅内压增高"三主征"。

（3）初期可有嗜睡，反应迟钝；严重者昏睡、昏迷，伴有瞳孔散大、对光反射消失、发生脑疝，去脑强直。生命体征变化包括血压升高、脉搏徐缓、呼吸减缓、体温升高等，脑疝晚期因呼吸循环衰竭而死亡。

（4）小儿患者可有头颅增大、头皮和额眶部浅静脉扩张、颅缝增宽或分离、前囟饱满隆起。头颅叩诊时呈破罐音，即麦克尤恩（Macewen）征。

3. 辅助检查　见表 11 - 1 - 1。

表 11 - 1 - 1　高颅压的辅助检查

检查方式	意义
CT	是诊断颅内病变的首选检查
MRI	是无创伤性检查，检查所需时间较长，对颅骨骨质显现差
数字减影血管造影（DSA）	用于诊断脑血管性疾病和血供丰富的颅脑肿瘤
X 线摄片	颅内压增高时可见颅骨骨缝分离，指状压迹增多，鞍背骨质稀疏及蝶鞍扩大等
腰椎穿刺	对颅内压增高患者有一定危险，可诱发脑疝，故应慎重
颅内压监测	可指导药物治疗和手术时机

4. 治疗

（1）一般处理：密切观察生命体征变化、颅内压监测，频繁呕吐者暂禁食。补液应量出为入。疏通大便，**禁忌高位灌肠**。对昏迷者及咳痰困难者考虑作气管切开术。

（2）病因治疗：无手术禁忌的颅内占位性病变，**首先考虑做病变切除术**。有脑积水者，可行脑脊液分流术。引起急性脑疝者，紧急抢救或手术处理。

（3）药物治疗：适用于颅内压增高但暂时尚未查明原因，或者虽已查明原因，但仍需非手术治疗的患者。

1）意识清楚，颅内压增高较轻者，**首选口服药物**，常用氢氯噻嗪、乙酰唑胺、氨苯蝶啶、呋塞米（速尿）、50% 甘油盐水溶液。

2）意识障碍或颅内压增高症状较重者，选用静脉或肌内注射药物。常用注射制剂有 20% 甘露醇、20% 尿素转化糖或尿素山梨醇溶液、呋塞米、20% 人血清白蛋白。

（4）**激素**：如地塞米松、氢化可的松、泼尼松，可减轻脑水肿、缓解颅内压增高，但对颅脑创伤所致的脑水肿无明确疗效。

（5）**脑脊液体外引流**：可有效缓解颅内压增高。

（6）巴比妥治疗：大剂量异戊巴比妥钠或硫喷妥钠注射，可使颅内压降低。

（7）过度换气：动脉血 CO_2 分压适当降低，可使颅内压下降。

（8）对症治疗：酌情镇痛（**忌用**吗啡和哌替啶等）、抗癫痫、镇静（排除颅内高压进展、气道梗阻、排便困难等）。

二、脑疝

1. 临床表现

（1）小脑幕切迹疝：见表 11 – 1 – 2。

表 11 – 1 – 2　小脑幕切迹疝的临床表现

病情改变	表现
颅内压增高	表现为剧烈头痛，与进食无关的频繁呕吐。头痛进行性加重伴烦躁不安。可无视神经盘水肿
瞳孔改变	①病初因病侧动眼神经受刺激导致病侧瞳孔变小，对光反射迟钝，随病情进展病侧动眼神经麻痹，病侧瞳孔逐渐散大，直接和间接对光反射均消失，并有病侧上睑下垂、眼球外斜。②如脑疝进行性恶化，影响脑干血供，由于脑干内动眼神经核功能丧失可致双侧瞳孔散大，对光反射消失，此时患者多处于濒死状态
运动障碍	病变对侧肢体的肌力减弱或麻痹，病理征阳性。严重时可出现去脑强直发作，提示脑干严重受损
意识改变	由于脑干内网状上行激动系统受累，随脑疝进展可出现嗜睡、浅昏迷至深昏迷
生命体征紊乱	心率减慢或不规则，血压忽高忽低，呼吸不规则、大汗淋漓或汗闭，面色潮红或苍白。体温可高达 41℃ 以上或体温不升。最终因呼吸循环衰竭而致呼吸停止，血压下降，心脏停搏

（2）枕骨大孔疝：由于脑脊液循环通路被堵塞，颅内压增高，患者剧烈头痛，频繁呕吐，颈项强直，强迫头位。生命体征紊乱出现较早，意识障碍出现较晚。因脑干缺氧，瞳孔可忽大忽小。由于位于延髓的呼吸中枢受损严重，早期可突发呼吸骤停而死亡。

2. 治疗

（1）在作出脑疝诊断的同时，按颅内压增高的处理原则快速静脉输注高渗降颅内压药物，以缓解病情，争取时间。

（2）确诊后，根据病情迅速完成开颅术前准备，着重去除病因，如梗阻性脑积水，立即行脑室穿刺外引流术等。

（3）如难以确诊或虽确诊而病因无法去除时，可选用侧脑室体外引流术、脑脊液分流术及减压术等姑息性手术。

第二节　颅脑及脊髓损伤

一、颅脑损伤

1. 损伤方式

（1）直接损伤：见表 11 - 2 - 1。

表 11 - 2 - 1　颅脑直接损伤的分类

分类	内容
加速性损伤	是相对静止的头部突然受到外力打击，头部沿外力的作用方向呈加速运动而造成的损伤，如钝器击伤。损伤部位主要发生在头部着力点，即着力伤
减速性损伤	是运动着的头部，突然撞在静止的物体后引起的损伤，如坠落或跌倒时头部被物体阻挡停止运动。发生于着力部位，以及着力部位对侧的脑组织及血管，即对冲伤
挤压性损伤	是两个或两个以上不同方向的外力同时作用于头部，颅骨变形造成的损伤，如车轮压轧和新生儿头颅产伤等

（2）间接损伤

1）患者坠落：双下肢或臀部着地，外力经脊柱传导至颅底引起颅底骨折和脑损伤。

2）外力作用于躯干：引起躯干突然加速运动，由于惯性作用，头颅的运动落后于躯干，运动的躯干再快速带动相对静止的头颅，在颅颈之间发生强烈的过伸或过屈，头颅运动有如挥动鞭子末端的运动，造成颅颈交界处延髓与脊髓连接部的损伤，即挥鞭伤。

3）胸部突然遭受挤压：胸腔压力突然升高，血液经上腔静脉逆行，使上胸、肩颈、头面部的皮肤和黏膜以及脑组织出现弥散点状出血灶，称为创伤性窒息。

2. 急诊救治原则

（1）危重昏迷患者需及时就地抢救并迅速转运至有救治条件的创伤或脑外科中心。

（2）合并复合伤特别是大出血造成休克者，应抗休克治疗。

（3）若有头皮外伤出血，需先止血包扎再转送。保持呼吸道通畅，必要时行气管插管。

（4）接诊后，询问病情并查体，确定格拉斯哥昏迷量表（GCS）评分并分级。监测生命体征，评价意识状态。全身系统检查，确定有无多发伤、复合伤。及时行头颅 CT 检查。

（5）抢救生命，解除脑疝，重视复合伤的治疗。

二、脊髓损伤

详见第二篇第五章第四节相应内容。

第三节 脑和脊髓血管性疾病

一、高血压脑出血

1. 临床表现

（1）高血压脑出血多见于长期高血压或血压控制不佳的中老年人。情绪激动或用力多为诱因。起病急骤，病情轻重与出血部位和出血量密切相关。基底核区为脑出血的最好发部位。

（2）出血量少者意识可保持清醒，表现为突然剧烈头痛、头晕、呕吐、语言含糊不清，一侧肢体无力，半身麻木感，优势半球侧出血出现失语。

（3）出血量多者可很快出现意识障碍、偏瘫、失语，以及大小便失禁，有的患者出现癫痫发作。

（4）患者呼吸深而有鼾声，脉搏慢而有力，血压升高。出血破入脑室者有体温升高。如出血量大而迅速，可短时间内发生脑疝而死亡。

2. 辅助检查　CT 是目前脑出血的首选检查方法。

3. 手术治疗　见图 11 - 3 - 1。

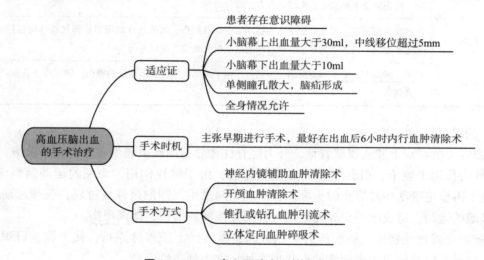

图 11 - 3 - 1　高血压脑出血的手术治疗

二、颅内动脉瘤

1. 临床表现

（1）中、小型动脉瘤：未破裂出血的患者多无症状，一旦破裂表现为蛛网膜下腔出血，患者突发剧烈头痛，伴有恶心、呕吐、面色苍白、全身冷汗，眩晕、项背痛或下肢疼痛，可出现一过性意识障碍。

（2）动眼神经麻痹：常见于颈内动脉 - 后交通动脉瘤和大脑后动脉瘤，病侧眼睑下垂、瞳孔散大，内收、上视、下视不能，直接、间接光反应消失。

（3）大脑中动脉瘤出血：形成血肿，可出现偏瘫和/或失语。

（4）巨型动脉瘤压迫视路：可有视力视野障碍。

2. 辅助检查　包括 CT、CT 血管造影（首选无创检查）、MRI、数字减影血管造影和腰椎穿刺。

3. 治疗　见图 11 - 3 - 2。

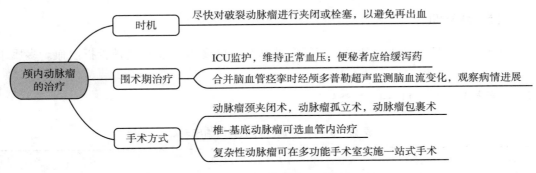

图 11 - 3 - 2　颅内动脉瘤的治疗

三、脑动静脉畸形（CAVM）

1. 临床表现　主要包括脑出血（最常见）、癫痫、头痛、局灶性神经功能缺损，婴幼儿可伴有心力衰竭。

2. 辅助检查　见表 11 - 3 - 1。

表 11 - 3 - 1　脑动静脉畸形的辅助检查

检查方式	意义
CT	增强扫描表现为混杂密度区，大脑半球中线结构无移位；出血急性期可确定出血量、部位以及脑积水
MRI	表现为流空现象，可显示畸形血管团与脑的解剖关系
全脑血管造影	可了解畸形血管团大小、范围、供血动脉、引流静脉及血流速度
脑电图	大脑半球 CAVM 可见慢波或棘波

3. 治疗　手术切除是根治 CAVM 最佳方法。

（1）位于脑深部重要功能区如脑干、间脑等部位的 CAVM：不宜手术切除。

（2）手术后残存或尺寸 <3cm 的 CAVM：可考虑血管内治疗或立体放射治疗。

第四节　颅脑外伤

一、硬脑膜外血肿

1. 概述　硬脑膜外血肿主要源于脑膜中动脉和静脉窦破裂以及颅骨骨折出血。多属于急性型。

2. 临床表现　见表 11 – 4 – 1。

表 11 – 4 – 1　硬脑膜外血肿的临床表现

表现	具体特点
意识障碍	进行性意识障碍为硬脑膜外血肿的主要症状。常见情况：①原发脑损伤轻，清醒→昏迷。②原发脑损伤略重，昏迷→中间清醒或好转→昏迷。③原发脑损伤较重，伤后昏迷进行性加重或持续昏迷
颅内压增高	患者在昏迷前或中间清醒期常有头痛、恶心、呕吐等症状，伴有血压升高、呼吸和脉搏变慢等
瞳孔改变	小脑幕上血肿大多先形成小脑幕切迹疝，早期因动眼神经受到刺激，病侧瞳孔缩小；随即由于动眼神经受压，病侧瞳孔散大；脑疝继续发展，脑干严重受压，中脑动眼神经核受损，则双侧瞳孔散大
神经系统体征	①伤后立即出现局灶神经功能障碍的症状和体征，为原发性脑损伤的表现。②当血肿增大引起小脑幕切迹疝时，可出现对侧锥体束征。③脑疝进一步发展，脑干受压可导致去大脑强直

3. 辅助检查　CT 检查可直接显示硬脑膜外血肿，表现为颅骨内板与硬脑膜之间的双凸镜形或弓形高密度影。还可了解脑室受压和中线结构移位的程度及并存的脑挫裂伤、脑水肿等情况。

4. 治疗　见图 11 – 4 – 1。

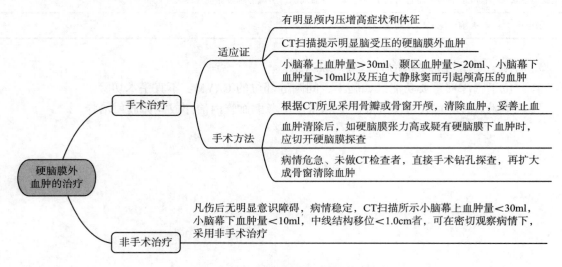

图 11 – 4 – 1　硬脑膜外血肿的治疗

二、慢性硬脑膜下血肿

1. 临床表现　多发于老年人，大多数有轻微头部外伤史。进展缓慢，病程较长，多为1个月左右，可为数月。临床表现差异很大，大致分为三种类型。

（1）以颅内压增高症状为主，缺乏定位症状。

（2）以病灶症状为主，如偏瘫、失语、局限性癫痫等。

（3）以智力和精神症状为主，表现为头昏、耳鸣、记忆力减退、精神迟钝或失常。

2. 诊断　凡老年人出现慢性颅内压增高症状、智力和精神异常，或者病灶症状，特别近期有过轻度头部受伤史者，应考虑慢性硬脑膜下血肿可能，CT或MRI检查可确诊。

（1）CT显示脑表面新月形或半月形低密度或等密度影。

（2）MRI显示新月形或半月形的短T_1、长T_2信号影。

3. 治疗　凡有明显症状者，应手术治疗，首选钻孔置管引流术。

三、凹陷骨折

1. 诊断

（1）范围较大、凹陷明显、头皮软组织出血不多时，此类骨折触诊可确定。

（2）凹陷不深的骨折，易与边缘较硬的头皮下血肿混淆，需经CT检查鉴别。

（3）凹陷骨折的骨片陷入颅内时，其下方的局部脑组织受压或产生挫裂伤、颅内血肿，临床上可出现相应病灶的神经功能障碍、颅高压和/或癫痫。如凹陷的骨折片刺破静脉窦可引起致命的大出血。

2. 治疗

（1）手术指征：①凹陷深度>1cm。②位于脑重要功能区。③骨折片刺入脑内。④骨折引起瘫痪、失语等神经功能障碍或癫痫者。

（2）手术方法：将骨折片撬起复位，或者摘除碎骨片后做颅骨成形术。

四、头皮裂伤

1. 表现　①锐器致伤：伤口创缘整齐，多数裂伤仅限于头皮，可深达骨膜，一般颅骨完整。少数锐器可插入颅内，穿透颅骨和硬脑膜造成开放性脑损伤。②钝器致伤：裂伤多不规则，创缘有挫伤痕迹，常伴着力点的颅骨骨折或脑损伤。

2. 治疗

（1）尽早行清创缝合术，如受伤时间达24小时，只要无明显感染征象，彻底清创后行一期缝合。

（2）术中将伤口内异物彻底清除，明显坏死污染的头皮应切除，但不可切除过多。清创时如发现脑脊液或脑组织外溢，按开放性脑损伤处理。

（3）术后给予抗生素。

第五节　神经外科常用操作

一、神经系统查体

神经系统查体见图 11 – 5 – 1。

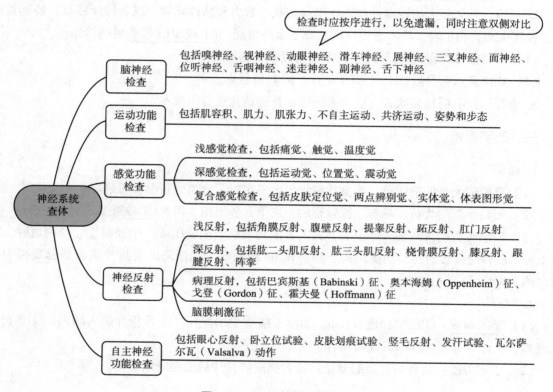

检查时应按序进行，以免遗漏，同时注意双侧对比

脑神经检查　包括嗅神经、视神经、动眼神经、滑车神经、展神经、三叉神经、面神经、位听神经、舌咽神经、迷走神经、副神经、舌下神经

运动功能检查　包括肌容积、肌力、肌张力、不自主运动、共济运动、姿势和步态

感觉功能检查
浅感觉检查，包括痛觉、触觉、温度觉
深感觉检查，包括运动觉、位置觉、震动觉
复合感觉检查，包括皮肤定位觉、两点辨别觉、实体觉、体表图形觉

神经反射检查
浅反射，包括角膜反射、腹壁反射、提睾反射、跖反射、肛门反射
深反射，包括肱二头肌反射、肱三头肌反射、桡骨膜反射、膝反射、跟腱反射、阵挛
病理反射，包括巴宾斯基（Babinski）征、奥本海姆（Oppenheim）征、戈登（Gordon）征、霍夫曼（Hoffmann）征
脑膜刺激征

自主神经功能检查　包括眼心反射、卧立位试验、皮肤划痕试验、竖毛反射、发汗试验、瓦尔萨尔瓦（Valsalva）动作

神经系统查体

图 11 – 5 – 1　神经系统查体

二、腰椎穿刺

1. 方法

（1）患者侧卧于硬板床上，背部与床面垂直，头部尽量向前胸屈曲，两手抱膝紧贴腹部，使躯干尽可能弯曲呈弓形；或者由助手在术者对面用一手挽患者头部，另一手挽双下肢腘窝处并用力抱紧，使脊柱尽量后凸以增宽椎间隙，便于进针。

（2）通常以双侧髂嵴最高点连线与后正中线的交会处为穿刺点，相当于第 3～4 腰椎棘突间隙。

（3）常规消毒皮肤后戴无菌手套、盖洞巾，用2%利多卡因自皮肤到椎间韧带做逐层局部麻醉。

（4）术者用左手固定穿刺点皮肤，右手持穿刺针，以垂直背部、针尖稍斜向头部的方向缓慢刺入。成人一般进针 4~6cm，即可有落空感，表明针头已穿过韧带与硬脑膜。此时将腰椎穿刺针针芯慢慢拔出，可见脑脊液流出。

（5）放液前先接上测压管测量压力。测定压力时须嘱患者放松，并缓慢将双下肢伸直，以免因患者腹压增高而导致脑脊液压力测量值高于真实水平。正常侧卧位脑脊液压力一般为 80~180mmH$_2$O。

（6）撤去测压管，用试管收集适量脑脊液送检。如需做培养时，应用无菌试管留标本。

（7）术后患者去枕平卧休息 4~6 小时，以免引起低颅压性头痛。

2. 注意事项 严格掌握禁忌证。凡疑有颅内压增高者必须先做眼底检查，如有明显视神经盘水肿或有脑疝先兆者，禁忌穿刺。凡患者处于休克、衰竭或濒危状态以及局部皮肤有炎症、穿刺点附近脊柱有结核病灶或颅后窝有占位性病变者均列为禁忌。